Reiner Bartl · Christoph Bartl   **OSTEOPOROSE-MANUAL**

Springer

Berlin
Heidelberg
New York
Hongkong
London
Mailand
Paris
Tokio

Reiner Bartl · Christoph Bartl

OSTEOPOROSE-MANUAL

Diagnostik, Prävention und Therapie

Mit 77 Abbildungen und 20 Tabellen

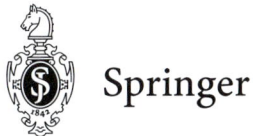 Springer

ISBN 3-540-20892-5
Springer-Verlag Berlin Heidelberg New York

Bibliografische Information Der Deutschen Bibliothek
Die Deutsche Bibliothek verzeichnet diese Publikation in der Deutschen National-
bibliografie; detaillierte bibliografische Daten sind im Internet über
<http://dnb.ddb.de> abrufbar.

Springer-Verlag ist ein Unternehmen von Springer Science + Business Media

springer.de

© Springer-Verlag Berlin Heidelberg 2004
Printed in Germany

Illustrationen: R. Henkel, Heidelberg
Einbandgestaltung: E. Kirchner, Heidelberg
Herstellung und Gestaltung: B. Wieland, Heidelberg
Satzarbeiten: AM-production, Wiesloch
Druck- und Bindearbeiten: Appl, Wemding

24/3150 – 5 4 3 2 1 0
Gedruckt auf säurefreiem Papier

Autoren

BARTL, REINER, PROF. DR. MED.
Leiter des Bayerischen Osteoporosezentrums
der Universität München
Medizinische Klinik III, Klinikum Großhadern
(Direktor: Prof. Dr. W. Hiddemann)
Universität München

BARTL, CHRISTOPH, DR. MED.
Abteilung für Unfall-, Hand-
und Wiederherstellungschirurgie
(Direktor: Prof. Dr. L. Kinzl)
Universität Ulm

Knochen- und Gelenkkrankheiten sind heute weltweit die Hauptursache für lang anhaltende Schmerzen und körperliche Beeinträchtigungen. Diese Erkenntnis führte dazu, dass die Weltgesundheitsorganisation in Genf am 13. Januar 2000 das erste Jahrzehnt des neuen Jahrtausends als „The Bone and Joint Decade 2000–2010" ausgerufen hat. In den nächsten 20 Jahren wird sich die Zahl der Kranken verdoppeln. Damit ist sowohl in den Industrie- als auch Entwicklungsländern mit einem erheblichen Anstieg der Kosten im Gesundheitswesen zu rechnen. Allein in Deutschland werden jährlich ungefähr 25 Milliarden EUR für Krankheiten des Skelettes ausgegeben. Dies ist der zweitgrößte Ausgabenbereich im Gesundheitswesen. Die stetige Zunahme der Älteren in der Gesellschaft führt zu einer weiteren deutlichen Steigerung der Kosten, Operationen und pflegerischen Aufgaben.

Es besteht aber auch kein Zweifel, dass der enorme Zuwachs an wissenschaftlichen Erkenntnissen auf dem Gebiet der Knochenkrankheiten zu einem besseren Verständnis ihrer Ursachen beigetragen hat. Das Skelett wird heute in einem neuen Licht gesehen: als ein dynamisches, sensibles Organ, das lebenslang einem ständigen und gezielten Umbau unterliegt – und es ist auch klar geworden, dass das Skelett bei allen Veränderungen und Krankheiten des Körpers auf irgendeine Weise mit reagiert. Dies gilt besonders für den Knochenschwund, der heute in Form der *Osteoporose als eine frühdiagnostizierbare und gut behandelbare Krankheit* einzustufen ist. Mehrere Umstände rechtfertigen diese positive Einschätzung:

▶ Die Mechanismen und Faktoren des Knochenumbaus sind heute weitgehend erforscht.
▶ Standardisierte, zuverlässige und nichtinvasive Methoden zur Knochendichtemessung stehen zur Verfügung.

▶ Die Risikofaktoren für die Entstehung der Osteoporose sind bekannt.

▶ Effektive Medikamente zur Prävention und Therapie der Osteoporose stehen weltweit zur Verfügung.

Die Wirksamkeit von *Raloxifen, Bisphosphonaten und Parathormon* wurde in großen multizentrischen Studien nachgewiesen. Diese A-klassifizierten Medikamente wurden bereits an Millionen von Patienten erfolgreich eingesetzt. Zusätzlich können einfache Maßnahmen wie gesunder Lebensstil, knochenbewusste Ernährung, körperliche Aktivität, Vitamin D- und Kalziumsubstitution zur Knochengesundheit beitragen. Die Umsetzung dieses Knochenbewusstseins bedarf aber einer zunehmenden Akzeptanz in der Gesellschaft. Die Erkenntnis, dass jeder Mensch für die Integrität und Gesundheit seiner Knochen selbst verantwortlich ist, muss noch eindringlicher realisiert werden: *„Jeder ist seines Skelettes Schmied"*.

Diese Eigenverantwortung für die Gesundheit des Skelettes ist in der Gesellschaft und selbst unter Ärzten noch zu wenig bewusst und bedarf einer geduldigen Aufklärungsarbeit. Heute, zu Beginn des neuen Jahrtausends, in der Information und Wissen frei und schnell zu bekommen sind, ist dieses Informationsdefizit nicht mehr zu tolerieren. Erprobte diagnostische Techniken und effektive Medikamente – sowohl antiresorptiv wie osteoanabol – stehen uns heute zur Verfügung. Behandlungsstrategien, die in diesem Buch vorgestellt werden, beruhen auf großen randomisierten Studien („evidence based medicine"), entsprechende Literaturhinweise sind am Ende des Buches zu finden.

Knochenschwund ist keine „erfundene Krankheit, um der Pharmaindustrie neue Märkte zu eröffnen", wie es derzeit einseitig in einigen Medien dargestellt wird. Osteoporose ist vielmehr eine real existierende, kostspielige, schmerzvolle und unterschätzte Volkskrankheit. Ein *standardisiertes und evidenzbasiertes Management* dieser Erkrankung ist inzwischen weltweit erarbeitet und auch in Deutschland vom Dachverband Osteologie (DVO) formuliert worden. Dessen praktische Umsetzung ist jetzt unsere Aufgabe.

Die Gründung des *„Bayerischen Osteoporosezentrums der Universität München"*, die wir dem engagierten Einsatz von Frau Karin Stoiber, Gattin des bayerischen Ministerpräsidenten, als Schirmherrin verdanken, wird dazu beitragen, sowohl die Ausbildung der Studenten als auch die Fortbildung der Ärzte auf dem Gebiet der Osteoporose zu verbessern und zu standardisieren. Die erzielten Fortschritte auf dem Gebiete von Lehre und Forschung werden allen Osteoporosepatienten unmittelbar zugute kommen.

Das Ziel dieses Buches ist zu zeigen, dass die Knochengesundheit nicht nur Aufgabe jeden Arztes ist, sondern auch dem Patienten konsequente Mitarbeit abverlangt: *„Bone is everybody's business"*. Es werden praktische Richtlinien für Diagnostik, Therapie und Prävention der Osteoporose gegeben – von der Pädiatrie bis hin zur Geriatrie. Dieses Buch informiert Ärzte aller Disziplinen darüber, dass die Osteoporose heute eine vermeidbare und auch behandelbare Krankheit geworden ist.

In diesem Buch haben wir besonderen Wert auf Benutzerfreundlichkeit gelegt, damit jeder Arzt Informationen über alle klinisch wichtigen Themen der Osteoporose unkompliziert und rasch findet. Wir wünschen allen Lesern Erfolg in ihrem Bemühen, den Osteoporosepatienten Leid, Schmerz und soziale Isolierung zu ersparen.

Osteoporose ist heute *„so überflüssig wie ein Kropf"*!

Reiner Bartl, Christoph Bartl

München, Ulm

Inhaltsverzeichnis

Osteoporose – nur eine „erfundene" Volkskrankheit?

Osteoporose – ein stiller Dieb

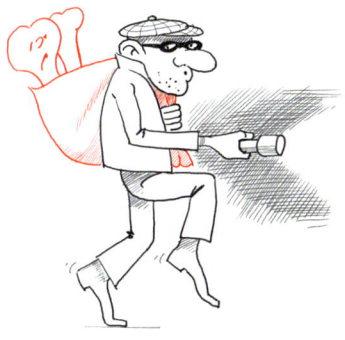

Ein junger gesunder Mensch kann sich schwer vorstellen, jemals an Osteoporose zu erkranken. Erleidet ein älterer Mensch einen Knochenbruch oder nimmt er kontinuierlich an Körpergröße ab, so ist seine erste Reaktion: „Das kann doch nicht wahr sein, das kann mir doch nicht zustoßen! Warum soll ich Osteoporose bekommen? Ich habe doch niemals im ganzen Leben Probleme mit meinen Knochen gehabt!" Und das ist genau das Problem!

Osteoporose nagt langsam aber stetig am Knochen, in der Regel Jahrzehnte unerkannt, bis sie schließlich mit dem Auftreten einer Fraktur ohne besonderen Anlass („low trauma" Fraktur) demaskiert wird. Und so beginnt für den Patienten der *„Teufelskreis"*: Fraktur – chronischer Schmerz – Deformierungen – Ärger – Angst – Frustration – Depression – Verlust des Selbstbewusstseins – Immobilität – und schließlich soziale Isolierung bis hin zum Pflegefall. Der Osteoporosepatient wird weiterhin mit vielen psychologischen, sozialen und finanziellen Problemen konfrontiert, die ihn überfordern. In dieser Situation sind lokale Osteoporoseselbsthilfegruppen mit ihren praktischen Hilfen außerordentlich nützlich. Der Patient kann von anderen Leidensgenossen lernen, mit den vielfältigen Problemen besser umzugehen und sie zu lösen. Leider werden heute noch viele Menschen über die Risiken dieser Erkrankung nicht aufgeklärt, und selbst Risikopatienten erhalten keine ausreichende Information oder Prävention. Nach Schätzungen werden weniger als 30 % der Frauen mit Osteoporose richtig diagnostiziert und weniger als 15 %, die richtig diagnostiziert wurden, erhalten auch eine effektive Therapie. Bei Männern ist die derzeitige Situation noch beunruhigender.

Die Pflege der Knochengesundheit ist eine lebenslange Aufgabe.

Osteoporose ist ein „leiser" Risikofaktor für Frakturen, vergleichbar mit dem Bluthochdruck für den Schlaganfall.

Osteoporose, eine unterschätzte, unterdiagnostizierte und untertherapierte Krankheit.

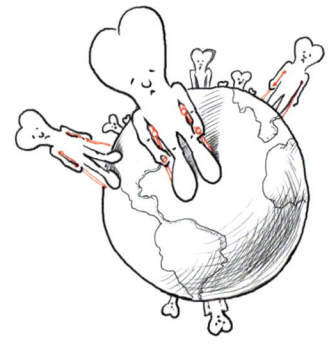

Viele Ärzte sehen die Osteoporose immer noch als normalen, relativ unwichtigen und kaum beeinflussbaren Alterungsprozess an. Dieses Verhalten ist nicht mehr tragbar. Wir dürfen die Osteoporose nicht mehr als einen normalen Alterungsprozess akzeptieren, der das aktive Leben von mehr als der Hälfte aller Frauen über 50 Jahre und der Hälfte aller Männer über 70 Jahre beeinträchtigt oder sogar zerstört. Die Aufgabe dieses Buches ist es, diesen Dieb zu demaskieren, wissenschaftlich fundierte epidemiologische Daten vorzustellen und Strategien für eine frühe Prävention, richtige Diagnosestellung und erfolgreiche Therapie der Osteoporose zu liefern.

Osteoporose – ein globales Problem

Osteoporose ist heute immer noch eine globale Volkskrankheit, kann aber schon morgen ganz vermieden werden. Osteoporose-assoziierte Frakturen betreffen mehr Frauen als Herzinfarkt, Schlaganfall und Brustkrebs zusammen. Mehr als 50 000 Amerikanerinnen sterben jährlich noch immer an Komplikationen von Oberschenkelhalsfrakturen. Die Hälfte aller Patienten mit Hüftfrakturen wird anschließend pflegebedürftig und sozial abhängig. Wir sollten daher alles tun, die Osteoporose zu vermeiden und mobil zu bleiben.

Experten kommen inzwischen zu der Erkenntnis, dass die Osteoporose jede Person treffen kann, unabhängig von Geschlecht und Alter. 25 % der Fälle mit Osteoporose und Frakturen treten bereits beim Mann auf. Auch Kinder werden nicht verschont, mit teils lebenslang verheerenden Folgen wie Invalidität und Schmerzen. Mittlerweile gilt die Osteoporose als eine der bedeutendsten Erkrankungen, neben Bluthochdruck und Diabetes mellitus. In den USA leiden heutzutage etwa 30 Millionen Menschen an Osteoporose, prozentual vergleichbar mit den Zahlen in Europa und anderen Ländern. Während jede achte Frau an Brustkrebs erkrankt, muss jede dritte Frau mit einer osteoporoseassoziierten Fraktur rechnen. 70 % der 1,3 Millionen Frakturen, die jährlich in den USA bei Patienten über 45 Jahren auftreten, sind osteoporosebedingt. Ab dem 50. Lebensjahr hat eine Frau folgende *Frakturrisiken:*

▶ Wirbelkörper 32 %,
▶ Unterarm 16 %,
▶ Oberschenkel 15 %.

Heutzutage ist es absolut inakzeptabel, dass die Hälfte aller postmenopausaler Frauen Knochenbrüche erleidet, wenn diese durch konsequente Präventivmaßnahmen verhindert werden könnten. Eine Oberschenkelhalsfraktur stellt zusätzlich ein *erhöhtes Mortalitätsrisiko* dar, verursacht durch Begleiterkrankungen wie Schlaganfall, Herzinsuffizienz oder chronische Lungenerkrankungen sowie komplikationsbedingt durch die operative Frakturversorgung. Ungefähr 50 % der

Patienten mit Oberschenkelhalsfrakturen erreichen nicht mehr die ursprüngliche Mobilität und Unabhängigkeit, und weitere 25 % werden ein Pflegefall. Die Mortalität nach einer Oberschenkelfraktur wird auf 12–35 % geschätzt. Das Risiko einer Frau, an einer Oberschenkelfraktur zu sterben, ist vergleichbar mit dem Risiko an Brustkrebs zu sterben und viermal größer als bei Gebärmutterkrebs. Das höchste Mortalitätsrisiko besteht innerhalb der ersten 6 Monate nach einer Fraktur, einige Studien berichten sogar von einem gleichbleibend hohen Risiko. Die schwerwiegendsten Konsequenzen der Osteoporose sind häufig reduziertes Selbstbewusstsein, Verlust der Mobilität, verminderte Unabhängigkeit zusammen mit Angstzuständen, Depression und Verlust sozialer Aktivitäten.

Osteoporosebedingte Frakturen verursachen zudem *immense Kosten*: In den USA werden ungefähr 50 Millionen US-Dollar täglich für die Versorgung dieser Frakturen ausgegeben, jährlich belaufen sich die Kosten für medizinische und stationäre Betreuung sowie die häusliche Pflege und der Produktionsverlust auf 14 Milliarden Dollar. Oberschenkelfrakturen allein verursachen 60 % dieser Kosten, die restlichen 40 % entfallen auf Frakturen in anderen Skelettbereichen. Die jährlichen direkten stationären Kosten für Oberschenkelfrakturen belaufen sich auf 300, 600 bzw. 850 Millionen EUR in Schweden, Frankreich bzw. England. In vielen Ländern steigt das durchschnittliche Lebensalter kontinuierlich, dabei nimmt insbesondere die Anzahl alter Menschen (über 85 Jahre) proportional deutlich zu. Nach Schätzungen aus dem Jahre 2002 steigt die Häufigkeit von Oberschenkelfrakturen jährlich um 1,3 %. Es wird erwartet, dass die Häufigkeit bis zum Jahre 2050 sogar um das fünffache zunimmt. Osteoporotisch bedingte Frakturen betreffen mehr Frauen als Herzinfarkt, Schlaganfall und Brustkrebs zusammen. In der Tat sind die ökonomischen Kosten der Osteoporose mit anderen großen Volkskrankheiten wie chronische obstruktive Lungenerkrankung, Myokardinfarkt, Schlaganfall und Brustkrebs vergleichbar .

Es ist daher unumstritten, dass die Osteoporose ein Gesundheitsproblem ersten Ranges darstellt und die Bekämpfung dieser Erkrankung mit gezielten präventiven Maßnahmen von großer Bedeutung ist. Obwohl die Osteoporose vollständig vermeidbar ist, hat die Häufigkeit dieser Erkrankung stetig und dramatisch zugenommen. Mit zunehmendem *Knochenbewusstsein* in der Öffentlichkeit und in den medizinischen Disziplinen könnte die Osteoporose bald eine ausgestorbene Krankheit sein, vergleichbar mit der Rachitis oder der Kin-

Selbst eine Reduzierung der Hüftfrakturen um wenige Prozent rettet tausenden von Menschen das Leben und erspart Millionen Euros pro Jahr.

Noch heute werden nicht einmal 10% der Patienten mit manifester Osteoporose, also mit Nachweis von Frakturen, richtig diagnostiziert und behandelt.

Osteoporose verstehen ist der erste Schritt zu einer erfolgreichen Behandlung.

derlähmung. Um die Osteoporose wirksam zu bekämpfen, muss die normale Struktur und Funktion des Knochens besser verstanden und seine Eigenheiten in zukünftigen präventiven und therapeutischen Maßnahmen mit berücksichtigt werden.

Osteoporose ist schon jetzt vermeidbar und im frühen Stadium heilbar – vorausgesetzt, dass Patient und Arzt beharrlich und konsequent dieses Ziel verfolgen.

Trotz der Tatsache, dass die Osteoporose eines der häufigsten und kostenintensivsten Gesundheitsprobleme darstellt, gibt es immer noch keine eigenständige medizinische Disziplin, die sich mit der Osteoporose speziell beschäftigt. Osteoporose fällt in eine Art „no-doctor's land". Die bisherigen Spezialisten, die sich mit der Osteoporose beschäftigen, sind Internisten, Orthopäden , Gynäkologen oder Endokrinologen, aber keiner dieser Fachärzte ist speziell für die Behandlung der Osteoporose ausgebildet. Heute haben aber alle Ärzte die Aufgabe, den Patienten nach bestem Wissen zu informieren, um den eingeschlagenen diagnostischen und therapeutischen Weg verständlich zu machen. Andererseits haben die Patienten die Verantwortung, das eigene Skelett zu pflegen und mit den betreuenden Ärzten bezüglich individueller Strategien und Lösungen zusammenzuarbeiten. Mittlerweile wird die Gesellschaft auch über Medien wie Fernsehen, Rundfunk und Zeitschriften ausführlich über die Problematik der Osteoporose informiert. Eine große Umfrage hat kürzlich gezeigt, dass das öffentliche Bewusstsein über die Bedeutung der Osteoporose in den letzten Jahren von 15 % auf 85 % gestiegen ist.

Die *klinische Osteologie* (mit der Osteoporose als häufigste Erkrankung) hat sich inzwischen zu einem wichtigen und unabhängigen Spezialgebiet entwickelt, das alle Aspekte des Knochens und seiner Erkrankungen umfasst. Ein gesteigertes Knochenbewusstsein sowie eine bessere Zusammenarbeit zwischen den medizinischen Disziplinen wird zu einer verbesserten interdisziplinären Betreuung, effektiveren Behandlung und letztendlich auch zu niedrigeren Kosten für die Gesellschaft führen.

Der Knochen – ein sensibles Organ

Der Knochen – ein architektonisches Meisterwerk

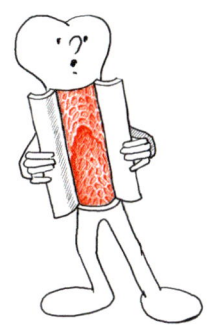

Struktur, Funktion, Physiologie und Pathophysiologie des Knochens werden in diesem Kapitel dargestellt. Detailliertes Wissen auf diesen Gebieten ist für eine fundierte Diagnostik und für die Entwicklung von Medikamenten unverzichtbar.

Das Skelett besteht aus etwa 220 Knochen und macht ungefähr 15 % des Körpergewichtes aus. Es hat vier wesentliche *Aufgaben* zu erfüllen:

Stütz- und Fortbewegungsfunktion. Die Knochen bilden gleichzeitig Ansatz und Hebel für die Muskeln und ermöglichen damit die Motilität.

Schutzfunktion. Das Skelett gibt uns Schutz vor äußeren Einwirkungen. So schützen z.B. die Rippen Herz und Lungen, der Schädel das Gehirn vor Verletzungen.

Depotfunktion für Mineralien. Das Skelett ist das größte Mineraldepot des Körpers: 99 % des gesamten Kalziums, 85 % des Phosphats und 50 % des Magnesiums sind im Knochen eingelagert. Ungefähr 1 bis 1,5 kg Kalzium sind als Hydroxylapatit im Knochen gespeichert.

Depotfunktion für Knochenmatrixproteine. Die mineralisierte Knochensubstanz besteht zu ungefähr 50 % aus organischem Material: 25 % Matrix (Grundsubstanz) und 25 % Wasser. Die Matrix wiederum besteht zu 90 % aus Kollagen-Typ-I und zu 10 % aus anderen Proteinen wie z.B. Glykoprotein, Osteokalzin, Osteonektin, Knochensialoprotein (BSP), Osteopontin, Fibronektin sowie verschiedenen Proteo-

Der Knochen ist ein vitales und anpassungsfähiges Gewebe, das in ständigem Kontakt mit dem Gesamtkörper steht und sich selbst überwacht.

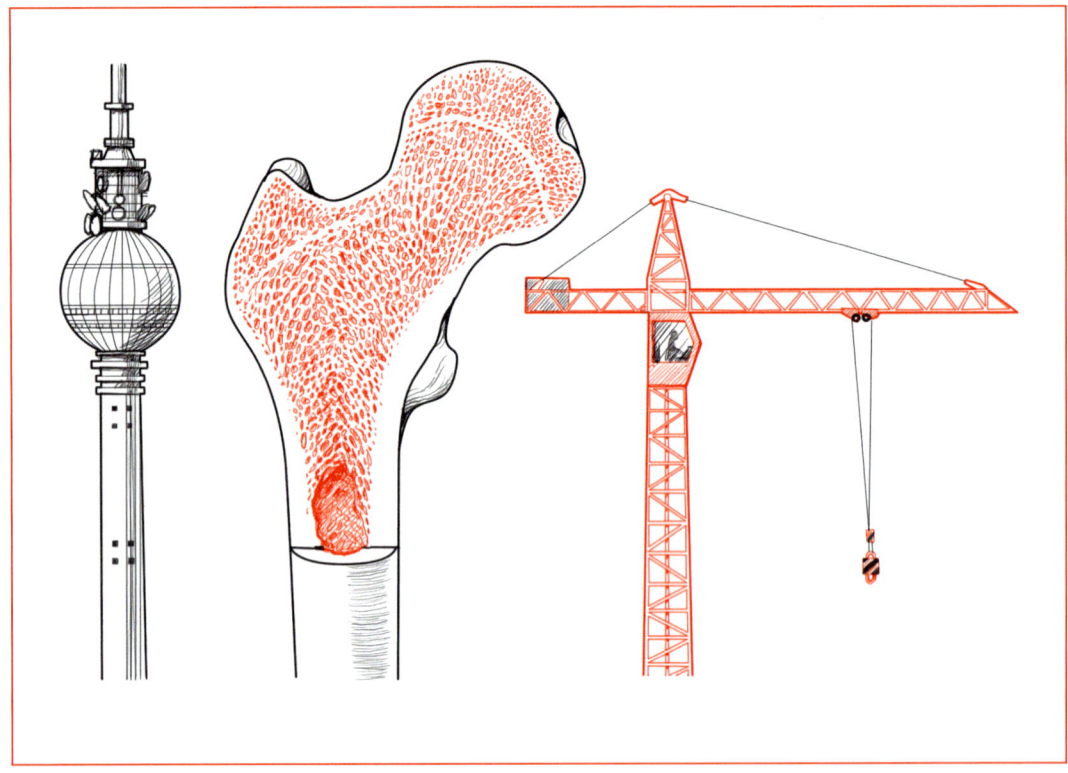

Abb. 2.1. Die beiden Bauprinzipien des Oberschenkelknochens sorgen für eine maximale Belastbarkeit: Röhrenbauweise des Fernsehturms und Fachwerkkonstruktion des Kranes

Das Knochengewebe –
hart und elastisch zugleich!

glykanen. Alle diese Proteine werden von Osteoblasten produziert und haben eine Reihe von Funktionen: Sie stoßen die Formation von Kristallen an, sie binden Kalziumkristalle und vermitteln die Anheftung von Knochenzellen auf der Oberfläche des Knochens. Kollagen hat auch direkte Effekte auf wichtige Funktionen der Knochenzellen einschließlich Apoptose, Zellproliferation und Differenzierung. Diese neuen Erkenntnisse über die Kontrollfunktion des Kollagens können zukünftig für die Entwicklung neuer Medikamente in der Behandlung der Osteoporose genutzt werden. Kollagen hat zwar nur geringen Einfluss auf die Knochensteifheit, es ist aber umso wichtiger für die Elastizität des Knochens. Kollagenveränderungen im Alter reduzieren die

Knochenbelastbarkeit und sind damit ein wichtiger Faktor für das Frakturrisiko. Die Knochenmatrix umfasst weitere wichtige Proteine wie z. B. „bone morphogenic proteins" (BMPs), Thrombospondin-2 und Metalloproteinasen, die die Aktivität der Knochenzellen steuern. In diesem wissenschaftlichen Feld sucht man derzeit nach Wegen, die Inhibitoren zu inhibieren, mit dem Ergebnis einer Zunahme von Knochenvorläuferzellen und vermehrter Knochenneubildung.

Der Knochen hat zwei *mechanische Funktionen* zu erfüllen: *Belastbarkeit* und *Elastizität*. Dies ist durch den Einsatz mehrerer Strukturordnungen möglich, vom makroskopischen über den mikroskopischen bis zum molekularen Bereich:

▶ Form und Größe der einzelnen Knochen (Knochengeometrie),
▶ Mischungsverhältnis kompakten und spongiösen Knochens in Abhängigkeit von der Belastung,
▶ Ausrichtung der trabekulären Knochenstruktur mit Knotenpunkten (ein Knoten umfasst die Verbindung dreier oder mehrerer Knochenbälkchen),
▶ lamelläre Strukturierung des Knochengewebes mit Anpassung an die Belastungskräfte,
▶ Mineralisationsdichte des Knochengewebes,
▶ Anordnung der Kollagenfasern und Filamente, in Verbindung mit nichtkollagenen Matrixproteinen (NCPs),
▶ seilförmige und parallele Anordnung der Kollagenmoleküle mittels „cross-linking".

Die Elastizität des Knochens wird vor allem durch eine spezielle Mischung der Baumaterialien erreicht , die wir im Bauwesen als Prinzip der Spannbetonbauweise kennen: die „Zwei-Phasen-Komponente".

Der Knochen besteht aus Matrix, wobei Mineralkristalle zwischen den Kollagenmolekülen eingelagert werden.

Dieser passive Vorgang führt zu einer langsamen *Mineralisierung* des Knochens mit zunehmender Mineraldichte und Reifung des Knochengewebes. Die frisch sezernierte Matrix beginnt fünf bis zehn Tage später zu mineralisieren („primäre Mineralisation"). Nach Abschluss des Knochenumbauzyklus beginnt die Phase der sekundären Mineralisation. Dieser Prozess besteht aus einer langsamen und steten Reifung der Mineralkomponenten einschließlich einer Zunahme der Mineralkristalle und/oder einer Zunahme der Kristallgröße. Am Ende der „sekundären Mineralisation" hat sich der Mineralgehalt gegen-

Der Knochen ist mit einer Ziegelmauer vergleichbar: der „Zement" besteht aus Kollagen und anderen Matrixbestandteilen, während die Hydroxylapatit-Kristalle die Ziegelsteine darstellen. Bestandteile des Knochens – perfekt aufeinander abgestimmt für eine maximale Belastbarkeit.

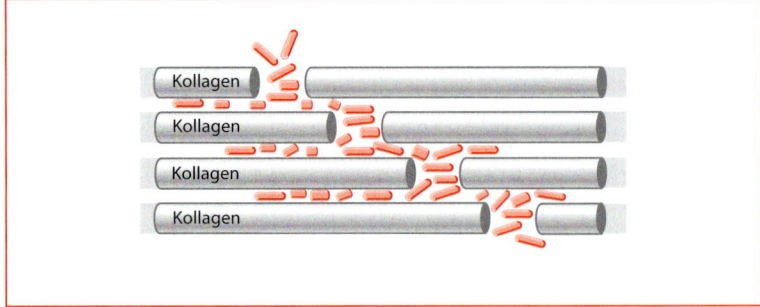

Abb. 2.2. Passive Einlagerung der Hydroxylapatit-Kristalle zwischen den seilartig geordneten Kollagenmolekülen

Knochenvolumen, Knochenmasse und Knochenmineraldichte – völlig unterschiedliche Begriffe, die nicht verwechselt werden dürfen! Die Knochendichte hängt vor allem vom Grad der Mineralisation ab.

über der primären Mineralisationsphase verdoppelt. Verschiedene Spurenelemente, Mukopolysaccharide und Wasser dienen als Bindemittel („Leim"), das die Proteine mit den Mineralkristallen fest verbindet. Kollagen ist für die Elastizität und Flexibilität des Knochens verantwortlich, während die Mineralkristalle für die Steifigkeit und Härte des Knochens zuständig sind. Die Kollagenfaserbündel sind parallel angeordnet und über „Zementlinien" verknüpft. Der Grad der Mineralisation hängt beim Knochen des Erwachsenen von der Knochenumbaurate ab. Dies bedeutet, dass die Rate des Knochenumbaus den Grad der Mineralisation mitbeeinflusst. Diese Korrelation zeigt auch, dass die Begriffe „Knochenmasse" und „Knochenmineraldichte" (BMD) zwar oft synonym gebraucht werden, aber zwei völlig verschiedene Entitäten darstellen. Der Begriff „bone mineral density" (BMD) wurde eingeführt, um den positiven Effekt der Bisphosphonate auf das Frakturrisiko zu interpretieren. In der Tat beinhaltet eine Zunahme der „Knochendichte" unter Therapie nicht automatisch eine Zunahme des Knochenvolumens und eine enge Korrelation mit der Senkung des Frakturrisikos.

Die Betrachtung des Knochens von außen lässt seine durchdachte und komplizierte innere Architektur nicht erkennen. Erst im Längsschnitt oder im Röntgenbild können wir die beiden *Bauprinzipien des Knochens* bewundern:

Kompakta, Kortikalis, Knochenrinde. Sie bildet die äußere Schicht der Knochen, ist sehr dicht gepackt und hart und weist eine niedrige Knochenumbaurate auf. Daher wird die Knochenrinde wesentlich langsamer als der trabekuläre Knochen umgebaut. Die dicke und betonte Kortikalis der langen Röhrenknochen (Femur, Humerus) besteht aus Osteonen oder Havers'schen Systemen. Diese setzen sich aus parallel zur Längsrichtung der Diaphyse angeordneten Knochenzylindern zusammen: ungefähr 5 mm lang und aus 5 bis 20 Ringen bestehend.

Spongiosa, trabekulärer Knochen, Knochenbälkchen. Das axiale Skelett (Schädel, Wirbelsäule, Thorax und Becken) zeigt einen völlig anderen Aufbau. Diese Knochen sind wie ein von fester Hülle umgebener Schwamm konstruiert. Auf den ersten Blick wirken die Knochenbälkchen ungeordnet, bei genauer Betrachtung zeigen die Balken oder Platten jedoch eine exakte Ausrichtung entlang den Belastungslinien („Trajektionslinien"). Je dichter die Verknüpfungspunkte (Knoten) der Bälkchen angeordnet sind, desto stabiler ist der Knochen.

Der kortikale Knochen besitzt drei *Oberflächen* mit jeweils unterschiedlichen anatomischen Merkmalen:

▶ Die *endostale* Oberfläche grenzt an die Knochenmarkräume und stellt die größte Oberfläche mit hoher Knochenumbaurate dar.
▶ Die *periostale* Oberfläche grenzt den Knochen nach außen ab, mit Verbindung zu Sehnen, Ligamenten und Muskeln.
▶ Die *intrakortikale* Oberfläche kleidet die Innenseiten der Osteone aus.

Die Effektivität einer Osteoporosetherapie wird vor allem von der Größe der noch vorhandenen Knochenoberflächen beeinflusst.

Das Skelett kann in zwei große, unterschiedlich konstruierte *Kompartimente* eingeteilt werden:

Axiales Skelett. Es umfasst vor allem die Wirbelsäule, den proximalen Femur, die Rippen und das Becken. Der Knochen in diesem Areal besteht überwiegend aus trabekulären Knochen mit hohem Knochenumbau.

Appendikuläres Skelett. Es besteht überwiegend aus den langen Röhrenknochen der oberen und unteren Extremitäten. In diesen Arealen ist der Knochen überwiegend kortikal mit niedrigem Knochenumbau aufgebaut.

Ungefähr 80 % des gesamten Knochens ist kortikal und nur 20 % trabekulär aufgebaut. Diese Bauprinzipien weisen *unterschiedliche Knochenumbauraten* auf:

▶ Der *kortikale Knochen* ist sehr dicht, zu 90 % kalzifiziert, hat ein sehr niedriges Oberflächen/Volumenverhältnis und ist mit einer sehr langsamen Knochenumbaurate verknüpft.
▶ Der *spongiöse Knochen* ist dagegen überwiegend porös, „spongiös" mit großer Knochenoberfläche. Ungefähr 25 % der Spongiosa wird jährlich umgebaut, im Vergleich zu nur 2,5 % Knochenumbau im Bereich des kortikalen Knochens. Knochenschwund manifestiert sich daher zuerst und vor allem im Bereich des trabekulären Knochens mit seiner hohen Knochenoberfläche.

Der *Anteil des trabekulären Knochens* variiert in verschiedenen Regionen des Skelettes erheblich:

Lendenwirbelkörper	75 %
Ferse	70 %
Proximaler Femur	50–75 %
Distaler Radius	25 %
Radiusmitte	< 5 %

Der Knochen – eine ständige Baustelle

Der Knochen ist ein dynamisches Gewebe, das sich ständig den mechanischen Anforderungen anpasst.

Der Knochen ist ein dynamisches Organ, stark vaskularisiert und metabolisch hochaktiv. Nur wenige Knochen sind bei Geburt vollkommen entwickelt, die meisten Knochen werden langsam aus Knorpel oder Bindegewebe geformt und erst später in reifen, lamellären Knochen umgewandelt. Das Knochenwachstum („modeling") ist Ende der Pubertät mit der Ossifikation der Wachstumsfugen abgeschlossen. Die Wachstumsphase ist von besonderem Interesse, da der Knochen in diesem Zeitraum auf externe Einflüsse besonders sensibel reagiert. Ungefähr 90 % des Knochens des Erwachsenen werden bis zum Ende der Wachstumsphase gebildet, weitere Zunahmen der Knochenmasse in den folgenden Lebensabschnitten sind nur noch gering.

Quantitative Parameter des Knochenumbaus im Erwachsenenalter

Dynamische Parameter
- 3–4 Millionen BMUs (Basic Multicellular Units) werden pro Jahr gebildet
- 1 Million BMUs sind ständig tätig
- Ein BMU ist ungefähr 1–2 mm lang und 0,2–0,4 mm breit
- Die Lebensdauer eines BMU beträgt ungefähr 6–9 Monate
- Die Geschwindigkeit eines BMU beträgt ungefähr 25 µm/Tag
- Die Lebensdauer eines aktiven Osteoklasten beträgt ungefähr 2 Wochen
- Die Lebensdauer eines aktiven Osteoblasten beträgt ungefähr 3 Monate
- Das Intervall zwischen zwei aufeinanderfolgenden Knochenumbauereignissen an der gleichen Stelle beträgt ungefähr 2–5 Jahre
- Die Knochenumbaurate des gesamten Skelettes beträgt ungefähr 10 % pro Jahr*

---

* Diese Schätzung beruht auf einem jährlichen Umbau des kortikalen Knochens (75 % des gesamten Skelettes) von 4 % und des trabekulären Knochens (25 % des gesamten Skelettes) von 28 %. (Aus Manolagas 2000).

Bei Erwachsenen besteht ein kontinuierlicher Prozess des Knochenumbaus, der das Skelett an die ständig wechselnden äußeren Umstände anpasst. Trotzdem verliert der Knochen genetisch vorprogrammiert mit zunehmendem Alter an Elastizität und Belastbarkeit, mit entsprechend höherem Frakturrisiko. Ursachen dafür sind eine Abnahme des Mineralanteils sowie Veränderungen der Knochenmatrix. Die Knochen unterliegen einem ständigen Prozess des Umbaus, sodass die Komponenten des Knochens in regelmäßigen Intervallen ausgetauscht werden. Dieser Prozess wird auch „remodeling" genannt und dient folgenden Aufgaben:

▶ *Mobilisation des Kalziums* aus dem Knochen im Rahmen der Kalziumhomöostase,

Wolff'sches Gesetz:
Die mechanische Belastung des Knochens führt zu einer Neubildung von Knochengewebe, und Entlastung führt zu Knochenschwund.

▶ *Adaptation des Knochens* an veränderte Belastungen und Stresssituationen,

▶ *Reparatur des beschädigten, alten Knochens,* sowohl mikroskopisch („microcracks") als auch makroskopisch („fragility fractures").

Mikrofrakturen können nur mikroskopisch in Knochenbiopsien nachgewiesen werden.

Letztere Aufgabe bezieht sich nicht nur auf die Reparatur und Heilung von Knochenbrüchen, sondern auch auf die Ausheilung zahlreicher Perforationen und Brüche der kleinen Trabekel, auch *Mikrofrakturen* genannt. Sie treten ständig tausendfach im Knochen auf und sind ein wichtiger Parameter für das Frakturrisiko. Mit Zunahme dieser Mikrofrakturen wird der Knochen geschwächt. Es kommt zu einem ansteigenden Frakturrisiko, wenn diese „Minifrakturen", auch „microcracks" genannt, nicht schnell und adäquat repariert werden. Die Akkumulation von Mikrofrakturen führt zusammen mit einer negativen Bilanz der Knochenmasse zu einer „Ausdünnung" des trabekulären Netzwerkes und damit zu einer reduzierten Belastbarkeit.

Der Osteoklast ist eine hämatopoietische Zelle und belegt den engen Zusammenhang von Knochen und Knochenmark.

Knochenzellen – hochspezialisierte Bauarbeiter

Die Knochenzellen bilden *spezialisierte Zellsysteme*, verantwortlich für Reparatur, Erhaltung und Adaptation des Knochens:

Östrogen ist der wichtigste physiologische Modulator für die Osteoklastenbildung. Östrogenabfall führt zur Rekrutierung von Osteoklasten und damit zum progressiven Knochenschwund in der Menopause. Eine weitere bedeutende Östrogenwirkung auf den Knochen beruht auf einer Inhibition der Osteoblastenapoptose.

Osteoklasten (knochenabbauende Zellen). Osteoklasten bauen alten, schwachen Knochen in wenigen Tagen ab. Diese vielkernigen Riesenzellen leiten sich von Monozyten des Knochenmarks ab. Es handelt sich also um hämatopoetische Zellen, die die enge Verknüpfung von Knochen und Knochenmark erkennen lassen. Die dem Knochen zugewandte Zellmembran der Osteoklasten besteht aus zahlreichen Falten bzw. Zotten („ruffled border"), die in die Resorptionslakunen hineinragen. Die Osteoklasten sezernieren große Mengen proteolytischer und anderer Enzyme in den Raum zwischen dem „ruffled border" und der Knochenoberfläche. Diese Substanzen lösen Mineralkristalle und Teile der Knochenmatrix auf, Reste des Knochens werden phagozytiert und im Zytoplasma des Osteoklasten metabolisiert. Sind die Knochenbälkchen dünn genug, können aktive Osteoklasten diese in kurzer Zeit perforieren und dadurch das trabekuläre Netzwerk zerstören, mit der Folge einer irreversiblen Schwächung des betroffenen Knochens. Rekrutierung, Differenzierung und Aktivierung der Osteoklasten werden von Hormonen (z. B. Parathormon, Östrogene, Leptin

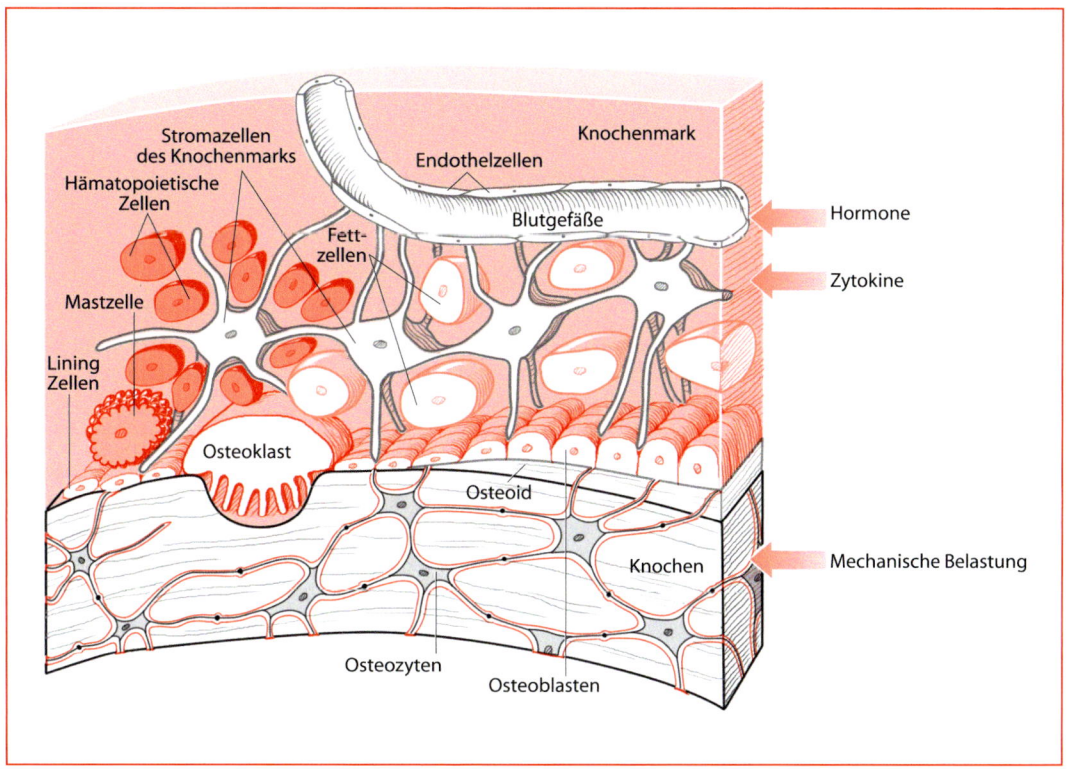

und Schilddrüsenhormone) sowie von Zytokinen gesteuert. Zahlreiche Wachstumsfaktoren sind ebenfalls mitbeteiligt. Neueste Untersuchungen des RANK/RANKL-Osteoprotegerin-Systems am Osteoklasten haben die Mechanismen der Stimulierung und Aktivierung der Resorption aufgezeigt. Osteoklasten besitzen Östrogenrezeptoren, über die Östrogene die Rekrutierung der Osteoklasten hemmen. Androgene beeinflussen ebenfalls die Osteoklasten.

Osteoblasten (knochenbildende Zellen). Diese leiten sich vom Mesenchym des Knochenmarks ab. Sie produzieren neue Knochenmatrix und ersetzen abgebauten alten Knochen über einen Zeitraum von mehreren Wochen. Hauptfunktion ist die Synthese des Kollagens Typ-I sowie Osteokalzin, Osteonektin und „bone morphogenic protein" (BMP). Osteoblasten besitzen ebenfalls Östrogenrezeptoren.

Abb. 2.3. Knochen und Knochenmark: Eine strukturelle und funktionelle Einheit

Osteoblasten sind Zellen des Bindegewebes und kommen aus der gleichen Linie wie die Fibroblasten und die Adipozyten (Fettzellen).

Osteozyten (knochenüberwachende Zellen). Der Osteozyt ist zahlenmäßig die weitaus bedeutendste Knochenzelle und entwickelt sich aus Osteoblasten. Ungefähr jeder zehnte Osteoblast wird auf der Oberfläche des Knochens durch die neugebildete Knochenmatrix „eingemauert" und in einen Osteozyten umgewandelt. Er besitzt zahlreiche Rezeptoren für Hormone einschließlich Parathormon und Sexualhormone. Die Osteozyten breiten sich in einem Kanalsystem des Knochens aus und sind untereinander sowie mit der Oberfläche des Knochens durch kleine Kanäle („*Canaliculi*") über lange zytoplasmatische Ausläufer verbunden. So bilden die Osteozyten im Knochen ein ausgedehntes und komplexes Zirkulations- und Kommunikationssystem. Die individuellen Osteozyten sind wie Neurone mit „gap junctions" untereinander verbunden und halten auch mit den oberflächlichen endostalen Belegzellen und Osteoblasten Kontakt. Sie sind daher in idealer Weise in der Lage, verschiedenartige Belastungssignale auf Präosteoblasten zu übertragen, die daraufhin zu Osteoblasten differenzieren und Osteoid sezernieren. Die Gesamtoberfläche des Kanalsystems wird auf etwa 1200 m^2 geschätzt. Die Funktion der Osteozyten ist noch nicht völlig erforscht, sie spielen jedoch sicher eine Rolle im Transport organischer und anorganischer Materialien innerhalb des Knochens. Ihre strategische Lage zeichnet sie auch als *mechanosensorische Zellen* aus, die Signale der Knochenbelastung in Knochenumbaumaßnahmen umsetzen können. Ebenso erkennen sie Mikrofrakturen und leiten entsprechende Reparaturmaßnahmen ein. Osteozyten erkennen Änderungen der Flussgeschwindigkeit in den Canaliculi sowie Konzentrationen von Hormonen (z. B. Östrogene und Glukokortikoide) oder SERMs (z. B. Raloxifen), die ihrerseits Aktivitäten und Überlebenszeiten der Osteozyten beeinflussen. Es ist sehr wahrscheinlich, dass Osteozyten auch Impulse benachbarter Muskelzellen registrieren, die in Knochenreaktionen auf der Oberfläche des Knochens umgesetzt werden. Osteozyten erkennen ebenfalls das Alter des Knochens und leiten Maßnahmen zur Knochenerneuerung ein. Andererseits führen Unterbrechungen des osteozytären Netzwerkes zur Knochenbrüchigkeit. Fasst man die Funktionen der Osteozyten zusammen, so fällt auf, dass diese Zellen aktiv im Prozess des Knochenumbaus und in seine Kontrollmechanismen eingebunden sind. Osteozyten nehmen aktiv am Ionenaustausch teil, sie sind mechanosensorische Zellen, die wesentlich an der funktionellen Adaptation des Knochens beteiligt sind. Die Dichte der Osteozyten bestimmt die Knochendichte. Eine Abnahme der Osteozytenzahl im Alter muss unwei-

> Osteozyten – zahlenmäßig die bedeutendste Knochenzelle – bilden die „Mechanosensoren" und kontrollieren die Knochenqualität.

gerlich zu einer Abnahme der Knochenmasse sowie zu einer Verschlechterung der Knochenqualität führen.

Endostale Belegzellen, „endosteal lining cells" (schützende Knochenzellen). Dabei handelt es sich um flache Zellen, die die innere Oberfläche des Knochens auskleiden. Sie entwickeln sich aus inaktiven Osteoblasten, bilden eine Schutzschicht auf der Oberfläche des Knochens und stellen zusammen mit den Osteozyten ein weitverzweigtes Überwachungssystem des Knochengewebes dar. Die „endosteal lining cells" sind auch bei der Aktivierung von Osteoklasten beteiligt. Bestimmte Oberflächenmoleküle auf den „lining cells" und den Vorläuferzellen der Osteoklasten reagieren mit dem Rezeptor RANK und starten damit den Knochenumbauzyklus. Die „endosteal lining cells" nehmen auch am Knochenumbauzyklus teil. Sie entfernen Fragmente des Knochenkollagens (Überreste der Osteoklastentätigkeit), säubern damit die Knochenoberfläche von Resorptionsresten und initiieren die nachfolgende Knochenformation.

Die endostalen Belegzellen schützen die Knochenoberfläche und sind immunreaktiv für Neurokinin-2. Die Präsenz dieser Rezeptoren lässt schließen, dass auch sensorische Nerven die Funktion der Knochenzellen beeinflussen.

Knochenumbaueinheiten

Es gibt 2–5 Millionen Knochenumbaueinheiten, „bone remodeling units" (BRUs) im Skelett. Diese Einheiten werden für den Erhalt und die Integrität des Skelettes benötigt und sind entscheidend für die Entstehung der Osteoporose. Die Gesamtmasse des Knochens nimmt ab, wenn über Jahre mehr Knochen resorbiert als produziert wird. Es wurde geschätzt, dass sich die Osteoporose entwickelt, wenn für etwa 30 Einheiten resorbierten Knochens nur 29 Einheiten nachgebildet werden. Diese *negative Knochenbilanz* hat drei mögliche Ursachen:

Der Knochen – ein dynamisches Gewebe und ständig im Umbau.

▶ erhöhte osteoklastäre Aktivität („high turnover"),
▶ normale osteoklastäre Aktivität bei verminderter osteoblastärer Tätigkeit („low turnover"),
▶ verminderte osteoklastäre und osteoblastäre Aktivitäten („Knochenatrophie").

Der Prozess des Knochenumbaus ist bis jetzt noch nicht vollständig erforscht. Ein *Knochenumbauzyklus* dauert ungefähr 120 Tage und wird in sechs Phasen unterteilt:

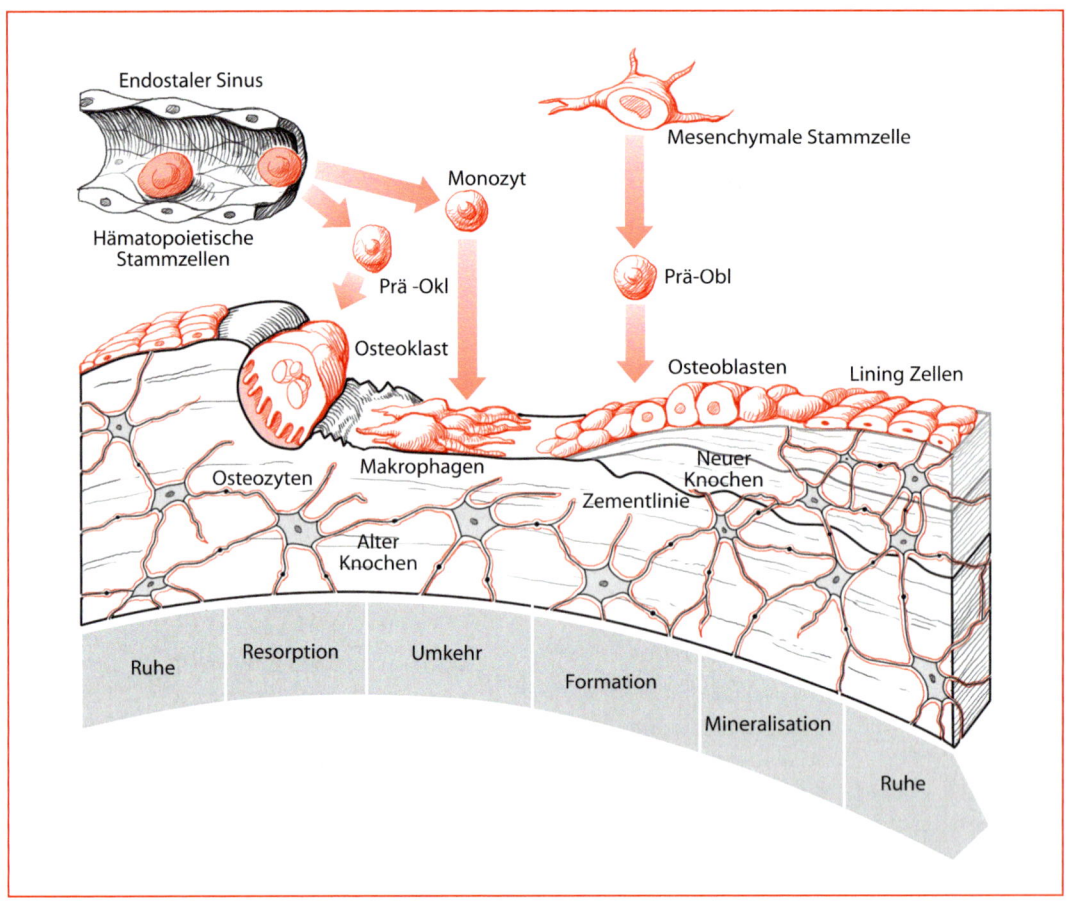

Abb. 2.4. Phasen des Knochenumbaus. *Okl* Osteoklast, *Obl* Osteoblast

▶ *Ruhephase*:
Eine Lage flacher „lining cells" bedeckt und schützt die Oberfläche des Knochens.

▶ *Resorptionsphase*:
Vorbereitung der Osteoklasten für die Resorption, Osteoklasten resorbieren alten oder frakturierten Knochen mit Ausbildung von Resorptionslakunen. Nach Abschluss der Knochenresorption stellen sie langsam die Aktivität ein und unterliegen der Apoptose.

Tabelle 2.1. Knochenumbau und klinische Korrelationen

Phase des Knochenumbaus	Ruhe	Knochenresorption durch Osteoklasten	Umkehr	Knochenformation durch Osteoblasten	Ruhe
Stimulierende Faktoren		Parathormon Vitamin D Thyroxin		Wachstumshormone Parathormon Östrogen Testosteron Zytokine Prostaglandine Vitamin D	
Inhibierende Faktoren		Östrogen Kalzitonin Testosteron Bisphosphonate Raloxifen		Kortikosteroide Rauchen Alkohol	
Knochenmarker		Pyridinoline cross-links, Telopeptide (NTX, CTX)		Knochenspezifische alkalische Phosphatase Osteokalzin (Serum)	

▶ *Umschaltphase*:
  Osteoblastenvorläufer werden zur Resorptionsstelle geführt, die Oberfläche der Resorptionslakune wird durch Monozyten und endostale „lining cells" für die neue Knochenproduktion vorbereitet.
▶ *Frühe Anbauphase*:
  Produktion von Osteoid durch aktive Osteoblasten.
▶ *Späte Anbauphase*:
  primäre Mineralisierung des Osteoids.
▶ *Ruhephase*:
  Umwandlung aktiver Osteoblasten in „lining cells" und Osteozyten.

Die Phase der Resorption wird innerhalb von zwei Wochen abgeschlossen, während die Mineralisation Monate dauert und von der Anwesenheit aktiver Metaboliten des Vitamin D abhängt. Nach Abschluss eines Knochenumbauzyklus wird eine „strukturelle Knocheneinheit" gebildet, mit 35 Millionen Einheiten im gesamten Skelett. 8 % des Skelettes wird jährlich durch die Aktivität von Knochenumbaueinheiten ersetzt.

Die überwiegende Zahl
präventiver Therapieoptionen
unterdrückt die osteoklastische
Resorption des Knochens.

Folgende vier *Stadien der Osteoklastenaktivität* sind bekannt:

▶ Formation, Differenzierung und Apoptose der Osteoklasten (RANKL),
▶ Migration und Anheftung auf der Knochenoberfläche ($\alpha v \beta 3$ Integrine),
▶ Ansäuerung und Auflösung der Mineralien (V-H+-ATPase, Chloridkanäle),
▶ Auflösung der Knochenmatrix (Cathepsin K).

Derzeit zielt die Mehrheit der Behandlungsprinzipien auf die Unterdrückung der Knochenresorption.

Steuerung des Knochenumbaus – ein komplexes Netzwerk

Das Skelett besitzt ein effektives Überwachungssystem, um einerseits die Kalziumhomöostase, andererseits die Knochenfestigkeit zu optimieren. Wie arbeiten die verschiedenartigen Knochenzellen zusammen, um eine Ausgewogenheit zwischen Resorption und Formation zu erreichen? Bisher sind fünf Gruppen von Mechanismen bekannt, die die Knochenmasse überwachen und regulieren:

Systemische Hormone. Die wichtigsten Hormone sind Parathormon (PTH), Kalzitonin, Schilddrüsenhormone, Insulin, Wachstumshormone, Kortison und Sexualhormone, wobei die Östrogene insbesondere die Osteoklastenaktivität und damit die Knochenresorption regulieren. Parathormon und Vitamin D sind die wichtigsten Regulatoren der Kalziumhomöostase. Sie beeinflussen nicht nur das Knochengewebe, sondern auch andere Organe wie die Nieren oder den Magen-Darm-Trakt. Am Knochen steuert das Parathormon insbesondere Mechanismen des Knochenumbaus. Androgene sind ebenfalls für die Knochenformation wichtig. Osteoblasten, Osteozyten sowie mononukleäre Zellen und Endothelzellen im Knochenmark besitzen Rezeptoren für Androgene, Muster und Expression der Rezeptoren sind geschlechtsunabhängig. Auch Fettzellen haben Rezeptoren für Sexualhormone, die sie mittels Aromatasen metabolisieren können. Signifikante Spiegel von Östrogenen und Androgenen finden sich im Blut beider Geschlechter. Beide Hormone spielen eine wichtige, wenn auch nicht notwendigerweise identische Rollen im Knochenmetabolismus. So wirken z. B. die Androgene auf Osteoblasten während der Mineralisa-

Tabelle 2.2. Hormonale und lokale Regulatoren des Knochenumbaus

Hormone	Polypeptidhormone	Parathormon (PTH) Kalzitonin Insulin Wachstumshormon	
	Steroidhormone	1,25-Dihydroxyvitamin D3 Glukokortikoide Sexualhormone	
	Schilddrüsenhormone		
Lokale Faktoren	Synthetisiert von Knochenzellen	IGF-I und IGF-II β2-Mikroglobulin TGF-β BMPs FGFs PDGF	
	Synthetisiert von knochenverwandten Geweben	Knorpelgewebe	IGF-I FGFs TGF-β
		Hämatopoiese	G-CSF GM-CSF IL1 TNF
		Andere Faktoren	Prostaglandine „binding proteins"

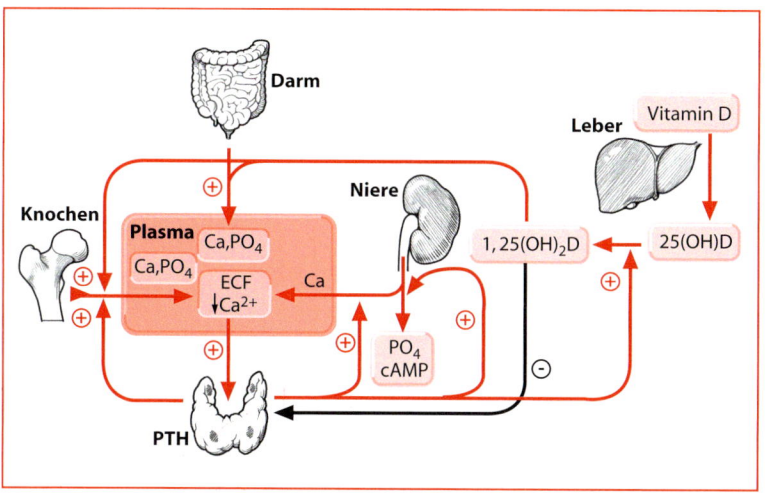

Abb. 2.5. PTH und Vitamin D: Kontrolle der Kalziumhomöostase. *ECF* extrazelluläre Flüssigkeit

tionsphase, während die Östrogene auf Osteoblasten vor allem in früheren Stadien während der Matrixbildung wirken. Sexualhormone wirken unterschiedlich an verschiedenen Orten des Knochengewebes – Androgene sind wichtig für die Steuerung der periostalen Knochenbildung, verantwortlich für breitere Röhrenknochen beim Mann. Für Östrogen und Testosteron gibt es Rezeptoren auf Osteoblasten, Osteoklasten und Osteozyten, keines der Sexualhormone dominiert jedoch in den verschiedenen Stadien des Knochenumbauzyklus. So haben Androgene einen starken Einfluss auf die Knochenformation und Resorption über lokale Enzyme, Zytokine, Adhäsionsmoleküle und Wachstumsfaktoren.

Lokale Zytokine und Signale. Bedeutend für den Knochenumbau sind auch lokale Zytokine, elektromagnetische Potentiale und Signale, die über das interzelluläre Netzwerk des Knochengewebes vermittelt werden. Knochenzellen synthetisieren ganze Familien von Zytokinen: z. B. IGF-I, IGF-II, β_2-Mikroglobulin, IL-1, IL-6, TGF-β, BMPs, FGFs und PDGF. Prostaglandine spielen eine wichtige Rolle in der Knochenre-

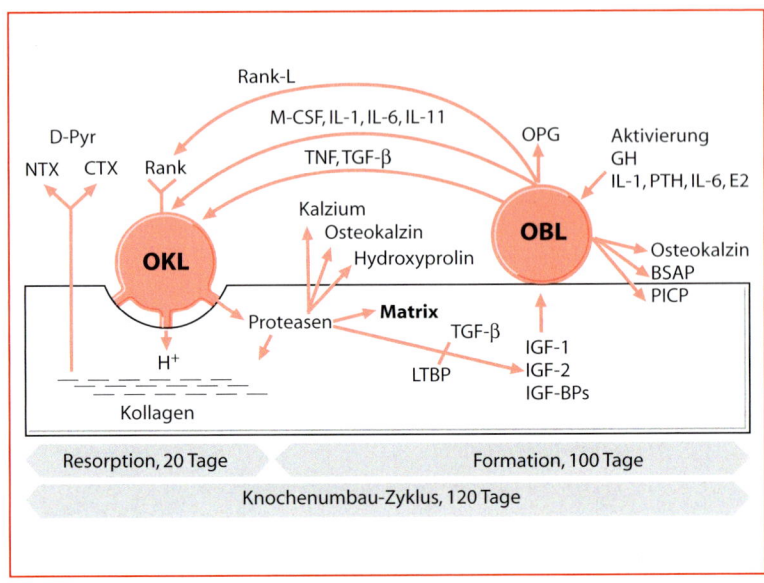

Abb. 2.6. Schematische Darstellung der Faktoren, die den Knochenumbau kontrollieren. *OKL* Osteoklast, *OBL* Osteoblast

sorption während der Immobilisation. Ein weiteres wichtiges Mitglied der Tumornekrosefaktorrezeptorfamilie, die von Osteoblasten produziert wird, ist das *Osteoprotegerin* (OPG), das die Differenzierung der Osteoklasten aus Vorläuferzellen blockiert und so die Knochenresorption hemmt. In der Tat stellt das Osteoprotegerin das seit langem gesuchte molekulare Bindeglied zwischen arterieller Kalzifikation und Knochenresorption dar. Der klinische Zusammenhang vaskulärer Erkrankungen mit der Osteoporose ist besonders bei postmenopausalen Frauen und älteren Personen auffällig.

Vitamine und Mineralien. Die Knochenzellen einschließlich der assoziierten Zellsysteme werden von Vitaminen, Mineralien und anderen Faktoren beeinflusst. Die Vitamine D, K, C, B_6 und A werden zur normalen Bildung von Kollagen und für die geordnete Mineralisation des Osteoids benötigt .

Mechanische Belastung. Körperliche Aktivität verbessert Knochenmasse und Knochenbelastbarkeit und ist vor allem bei Kindern und Heranwachsenden von großer Bedeutung. Dieses osteogene Potential nimmt nach Ende der Pubertät und nach Abschluss des Längenwachstums der Knochen deutlich ab. Das Skelett des Erwachsenen ist durch mechanische Belastung nur noch eingeschränkt beeinflussbar. Ein neuer Weg, um das Knochengewebe aufzubauen, sind hochfrequente „Vibrationen" kombiniert mit zahlreichen Ausruhphasen. Die Zellen des Knochengewebes können offensichtlich extrazelluläre mechanische Signale in intrazelluläre Antworten übersetzen. Inzwischen wurde ein Mechanorezeptor identifiziert, der aus extra- und intrazellulären Proteinen besteht und mit transmembranen Kanälen verknüpft ist. Es wurde gezeigt, dass die Osteozyten Ausläufer besitzen, die mit der extrazellulären Matrix in Kontakt stehen. Wahrscheinlich verursacht der Fluss der extrazellulären Flüssigkeit in den Kanälchen Veränderungen an der Zellmembran des Osteozyten, die über die Mechanorezeptoren in das Innere der Osteozyten übertragen werden.

Die mechanische Belastung ist der entscheidende Reiz für den Knochenaufbau in der Kindheit und Jugend sowie für den Knochenerhalt im Erwachsenenalter. Eine knochenbewusste Ernährung allein reicht nicht aus.

Transkriptionale Regulation und Gene. Es gibt eine Reihe transkriptionaler Faktoren, die die Osteogenese und Differenzierung der Osteoblasten kontrollieren. Diese umfassen runt-related transcription factor (Runx), Osterix (Osx) und sex determining region Y-box, „Master-Regulatoren" der Osteogenese. Ferner können neu entdeckte Gene, die für angeborene Skeletterkrankungen verantwortlich sind,

Die hochkomplexe Genkarte des Knochens muss erst noch entschlüsselt werden.

als Therapeutika verwendet werden. So konnte kürzlich gezeigt werden, dass LRP5 ein Schlüsselmolekül der Knochenregulation darstellt und die osteoblastäre Differenzierung steuert.

Leptin – die Rolle des zentralen Nervensystems

Leptin – der Beleg für eine zentralnervöse Steuerung der Knochenmasse!

Die Beobachtung, dass übergewichtige Personen selten an Osteoporose leiden, weist auf einen Zusammenhang zwischen Fettgewebe und Knochenmasse hin. Zunächst wurde vermutet, dass das höhere Gewicht für die hohe Knochenmasse verantwortlich sei. Experimentelle Studien haben jetzt auch die Rolle des Hormons Leptin aufgezeigt: es wird von den Fettzellen produziert, wirkt auf Neurone im Gehirn und beeinflusst so das Körpergewicht. In Tierversuchen konnte nachgewiesen werden, dass Leptin auch antiosteogenetisch wirkt. Daraus wurde abgeleitet, dass die erhöhte Knochenmasse bei adipösen Personen mit einer Resistenz gegenüber der antiosteogenetischen Aktivität des Leptins erklärt werden muss. Der Blutspiegel des Leptins korreliert mit der Menge des Körperfettes. Leptin reguliert den Energiehaushalt des Körpers sowie die Knochenmasse durch Bindung an bestimmte rezeptorproteinspezifische Neurone im Hypothalamus, die wiederum sympathische Nervenzellen aktivieren. Deren Nervenfasern enden im Knochen, wo sie die Ausschüttung von Noradrenalin stimulieren. Dadurch werden β_2-adrenerge Rezeptoren der Osteoblasten stimuliert und über diesen Weg die osteoblastäre Aktivität reduziert. Leptin hemmt die Knochenformation über die Wirkung auf bereits differenzierte Osteoblasten und hat keinen Effekt auf Differenzierung und Aktivität der Osteoklasten. Dieser Wirkungsmechanismus lässt vermuten, dass Millionen von Patienten, die bisher mit β-Blockern – wie z.B. Propranolol gegen Bluthochdruck behandelt wurden, auch eine erhöhte Knochenmasse zeigen – eine Beobachtungsstudie über den Zusammenhang von β-Blockern und Knochenmasse sollte daher diese Annahme rasch klären.

Maximale Knochenmasse – eine lohnende Investition

Das Skelett erreicht die maximale Knochendichte – „peak bone mass" – mit 25 bis 30 Jahren. Nach dem 30. Lebensjahr setzt langsam eine negative Knochenbilanz ein, bei der durchschnittlich 1 % Knochenmasse

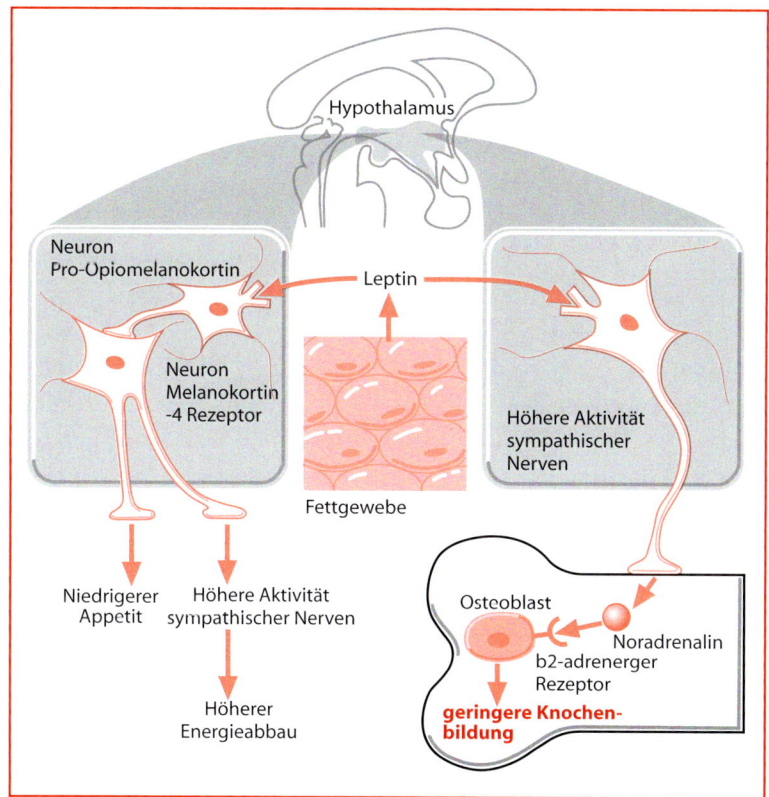

Hypothalamus

Neuron
Pro-Opiomelanokortin

Leptin

Neuron
Melanokortin
-4 Rezeptor

Höhere Aktivität
sympathischer
Nerven

Fettgewebe

Niedrigerer
Appetit

Höhere Aktivität
sympathischer Nerven

Osteoblast

Noradrenalin
b2-adrenerger
Rezeptor

Höherer
Energieabbau

**geringere Knochen-
bildung**

Abb. 2.7. Zentralnervöse Steuerung des Knochenumbaus über das Hormon Leptin. (Mod. nach Harada u. Rodan 2003)

pro Jahr verloren geht, unabhängig vom Geschlecht. Messungen der trabekulären Knochendichte zwischen dem 20. und 80. Lebensjahr haben gezeigt, dass die Knochendichte in diesem Zeitraum um durchschnittlich 50 % abnimmt. Dieser Knochenschwund ist offensichtlich genetisch vorprogrammiert. Die maximale Knochendichte des jungen Erwachsenen stellt daher ein Kapital dar, das in jungen Jahren aufgebaut und später gepflegt werden muss. Ist z. B. die Kalziumzufuhr über die Ernährung oder die körperliche Aktivität zu gering, so wird Kalzium stetig aus dem Skelett abgebaut – auf Kosten der Knochenfestigkeit. Kalzium wird während des Tages im Knochengewebe abgelagert und in der Nacht langsam wieder in die Blutbahn abgegeben.

Die maximale Knochendichte ist mitentscheidend für das Frakturrisiko im höheren Lebensalter. Das Skelett enthält bei der Geburt 25 g Kalzium und erreicht das Maximum mit 1500 g im Alter von etwa 30 Jahren. Das Risiko, an Osteoporose zu erkranken, hängt von 2 Größen ab: von der maximalen Knochendichte in der Jugend und von der Knochenverlustrate im Erwachsenenalter.

Abb. 2.8. Altersabhängiger Verlauf der Knochenmasse

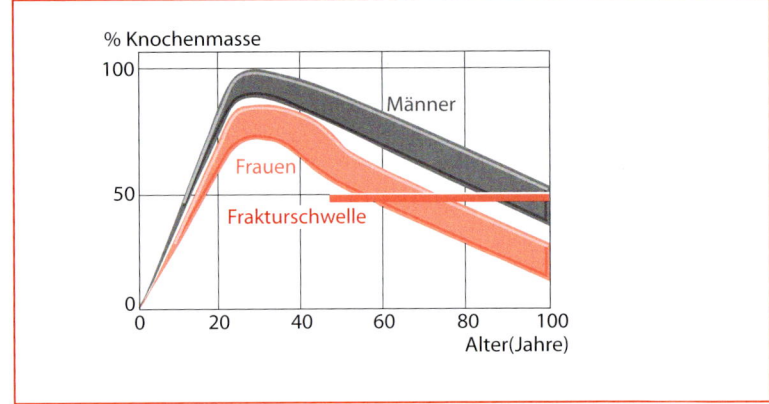

Abb. 2.9. Verlauf des trabekulären und kortikalen Knochenschwundes und Zeitpunkte des Auftretens der Frakturtypen

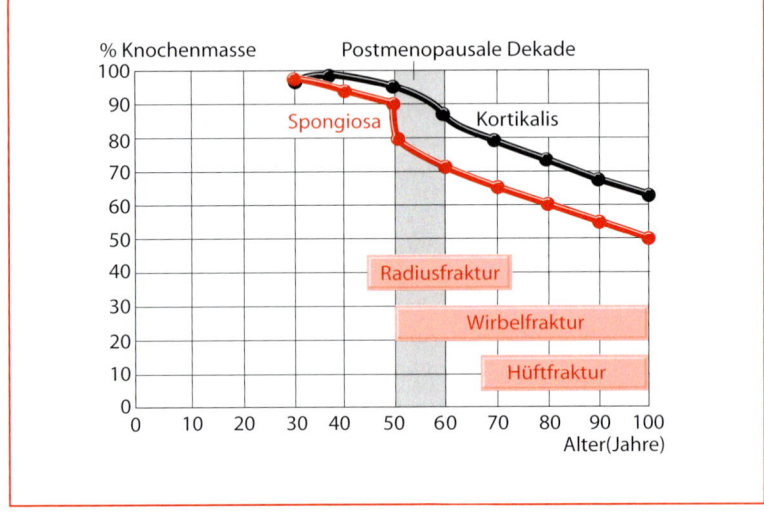

Das Ziel jedes Knochenaufbauprogramms ist zweifach: Maximierung der „peak bone mass" und Minimierung der Knochenverlustrate.

Eine *Knochenbiopsiestudie* hat gezeigt, dass der Knochenschwund in allen Regionen des Skelettes in annähernd gleichem Umfang stattfindet, allerdings leicht verstärkt in den Wirbelkörpern und im proximalen Femur. Bei der postmenopausalen Frau geht der Ausfall der Ovarfunktion mit einem Knochenschwund von bis zu 4% jährlich einher. Dies bedeutet, dass Frauen zwischen dem 40. und 50. Lebensjahr bis zu 40% ihrer Knochenmasse verlieren können. In diesem Zeitintervall verliert der Mann nur ungefähr 12% an Knochenmasse.

Osteoporose – Knochenschwund mit Folgen!

Osteoporose – wie sie definiert wird

Zur Klarstellung, *was Osteoporose nicht ist*:
▶ eine von der Pharmaindustrie erfundene Krankheit,
▶ nur dünner Knochen ohne Krankheitswert,
▶ ein normaler, nicht beeinflussbarer Alterungsprozess,
▶ eine nicht vermeidbare Erkrankung postmenopausaler Frauen und älterer Personen.

Das Wort „*Osteoporose*" bedeutet „poröser Knochen", die Knochendichte ist niedrig und die Knochen sind ausgedünnt. Der Knochen bricht aber nicht nur wegen der reduzierten Knochenmasse. Die *Weltgesundheitsorganisation* (WHO) trägt der Bedeutung der Knochenarchitektur Rechnung und definiert folgendermaßen:

! „Osteoporose ist eine systemische Erkrankung des Skelettes, die durch eine erniedrigte Knochenmasse und eine Verschlechterung der Mikroarchitektur des Knochens gekennzeichnet ist. Daraus folgt eine zunehmende Brüchigkeit und ein gehäuftes Auftreten von Frakturen".

Die erste „*Consensus Conference on Osteoporosis*" im neuen Jahrtausend schlug eine neue Definition der Osteoporose vor:

! „Osteoporose ist eine Erkrankung des Skelettes, die durch eine verminderte Belastbarkeit und nachfolgend einem erhöhten Frakturrisiko charakterisiert ist".

Die häufigsten Mythen und Fehleinschätzungen zur Osteoporose:
- Ich bin zu jung um Osteoporose zu bekommen.
- Nur alte Frauen erkranken an Osteoporose
- Ich trinke viel Milch und deshalb bin ich nicht gefährdet
- Meine Mutter leidet an Osteoporose und daher blüht mir das gleiche Schicksal
- Osteoporose ist erblich vorprogrammiert und man kann nichts dagegen tun
- Ich werde es schon merken, wenn ich an Osteoporose erkranke.

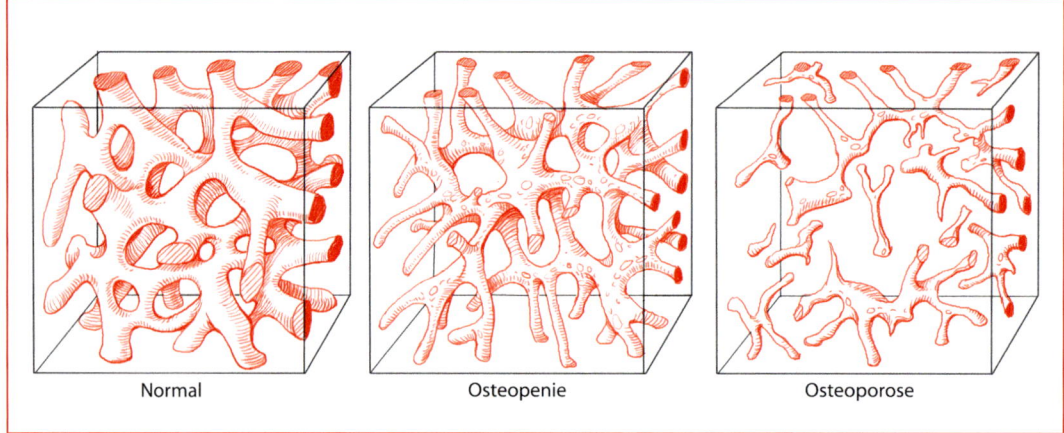

Normal	Osteopenie	Osteoporose

Abb. 3.1. Verlauf der architektonischen Zerstörung des spongiösen Knochens. *Links*: zusammenhängende, vernetzte Knochenbälkchen mit zahlreichen „Knoten" (normale Spongiosa). *Mitte*: vermehrt osteoklastäre Resorptionslakunen mit Verschmälerung der Knochenbälkchen (Osteopenie). *Rechts*: weiterer Knochenschwund mit Unterbrechung des trabekulären Netzwerkes (Vollbild der Osteoporose)

Osteoporose ist eine Konsequenz der modernen Zivilisation.

Um die Ätiologie osteoporoseassoziierter Frakturen und die Therapieeffekte auf das Frakturrisiko besser zu verstehen, müssen die Faktoren genauer analysiert werden, die für die Belastbarkeit des Knochens verantwortlich sind. Die Belastbarkeit eines individuellen Knochens (und auch des gesamten Skelettes) hängt vor allem von seiner Masse, Form und Strukturqualität ab. Zahlreiche große Studien haben bereits den Zusammenhang zwischen Knochendichte, Belastbarkeit und Frakturrisiko aufgezeigt. Die Knochendichte ist für 60–90 % der Festigkeit des Knochens verantwortlich. Von außen betrachtet kann der osteoporotische Knochen die gleiche Größe und auch das gleiche Aussehen wie normaler Knochen besitzen, im Inneren ist der osteoporotische Knochen jedoch beschädigt, mit einer dünnen Kortikalis und Verlust der tragenden Knochenbälkchen.

Eine niedrige Knochenmasse erwies sich als wichtigster und unabhängiger prognostischer Faktor für das Frakturrisiko. Je niedriger die Knochenmasse, desto schwächer der Knochen und desto leichter bricht er. Deshalb wurde die Osteoporose der postmenopausalen Frau von der WHO (The WHO Study Group 1994) pragmatisch nach der

Knochendichte definiert und beruht auf dem Vergleich der Messdaten der Patientin mit der maximalen Knochendichte (PABM) junger Erwachsener gleichen Geschlechts:

> ❗ „Osteoporose liegt dann vor, wenn die Knochenmasse um mehr als die 2,5fache Standardabweichung (SD) unter der gesunder prämenopausaler erwachsener Frauen liegt, dem T-Score".

Es muss betont werden, dass es sich dabei um eine messtechnische Definition handelt, um frakturgefährdete Risikopatienten rechtzeitig einer effektiven Therapie zuzuführen und Frakturen zu vermeiden. Diese Definition darf nicht interpretiert werden als „schlaue Maßnahme, das Heer der Patientinnen mit Osteoporose und damit den Absatzmarkt für die Pharmaindustrie zu vergrößern". Die klinische Definition der Osteoporose beinhaltet neben der Knochendichtemessung selbstverständlich auch noch eine körperliche Untersuchung, Analyse der Risikofaktoren und ggf. weitere Laborwerte. Für die Messung der Knochendichte und damit für die Bestimmung des T-Scores ist die DXA-Methode mit Messung an der Hüfte und/oder Lendenwirbelsäule vorgeschrieben. Der „cutoff point" von 2,5 SD unter der maximalen Knochendichte beruht auf epidemiologischen Daten, gewonnen an einer Population postmenopausaler kaukasischer Frauen, wobei 50 % dieser Frauen bereits eine osteoporoseassoziierte Fraktur erlitten hatten. Diese Kriterien der WHO waren nicht für gesunde prämenopausale Frauen, Frauen anderer Rassen, junge Männer oder Kinder vorgesehen . Trotzdem konnte gezeigt werden, dass bei allen Menschen die Knochenmasse den wichtigsten prognostischen Faktor für das Frakturrisiko darstellt.

Osteopenie ist ein messtechnischer Begriff und stellt eine „Grauzone" („borderline") zwischen normaler und „osteoporotischer" Knochendichte dar.

> ❗ Osteopenie ist durch einen T-Score von -1,0 bis -2,5 SD definiert.

Da die Prävention eine immer größere Bedeutung gewinnt, wird der Begriff der Osteopenie immer wichtiger, insbesondere in Kombination mit der Analyse der Risikofaktoren. Postmenopausale Frauen mit Osteopenie müssen daher stärker in Präventionsstrategien einbezogen werden, um die Knochenmasse zu bewahren. Patienten mit Osteopenie und relevanten Risikofaktoren sollten früh mit effektiven Medi-

Die messtechnische Definition der Osteoporose erlaubt eine effektive Therapie – noch vor dem Auftreten von Frakturen. Vorsorge ist immer besser als Komplikationen „nachzulaufen"!

Der Nachweis einer Osteopenie ist ein Warnsignal. Knochenbewusstsein und konsequente präventive Maßnahmen sind angesagt.

kamenten behandelt werden, um osteoporoseassoziierte Frakturen zu vermeiden.

Je größer die innere
Oberfläche eines Knochens,
desto anfälliger ist er für
den Knochenschwund.

Osteoporose – welche Knochen sind empfindlich?

Eine niedrige
Knochendichte sagt
das Frakturrisiko dreimal
zuverlässiger voraus als ein
hoher Cholesterinspiegel
das Schlaganfallrisiko oder
ein hoher Blutdruck das
Herzinfarktrisiko.

Wo und wie wird der Knochen abgebaut? Die Knochenzellen bauen den Knochen vor allem an der inneren Oberfläche des Knochens (Endost) ab. Knochen mit einem hohen Anteil von Spongiosa weisen die größte Oberfläche, bzw. „Angriffsfläche" für den Knochenumbau auf: Wirbelkörper, proximaler Oberschenkel, Rippen, distaler Radius und Ferse. Aufgrund ihrer extrem großen inneren Oberfläche wird der spongiöse Knochen fünfmal schneller umgebaut als der kortikale Knochen der Röhrenknochen. Zuerst werden die horizontalen Knochenbälkchen in der Mitte der Knochen abgebaut. Die vertikalen „Säulen", die besonders für die Belastbarkeit verantwortlich sind, bleiben länger erhalten und werden im Röntgenbild als vertikale Streifen abgebildet. In-vitro- und In-vivo-Studien haben gezeigt, dass die Kno-

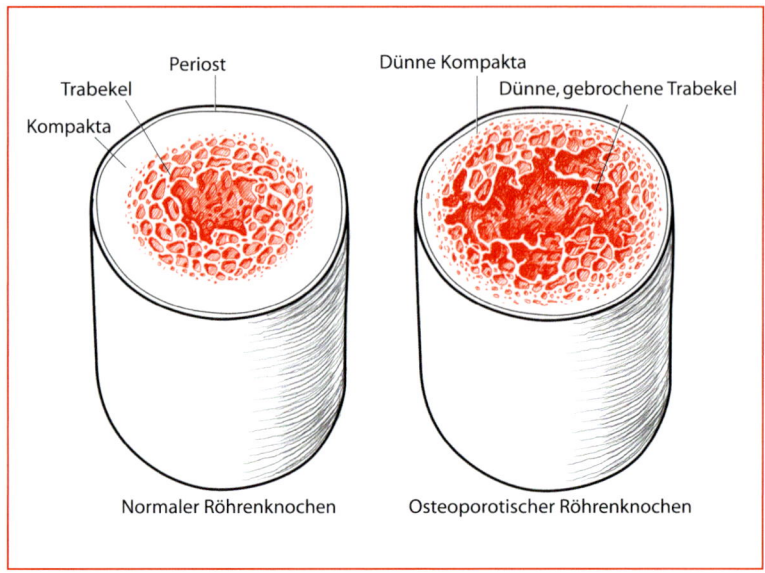

Abb. 3.2. Osteoporotischer Röhrenknochen (rechts): Verschmälerung der Knochenrinde mit Rarefizierung des trabekulären Netzwerkes

chendichte in der Tat für 50–80 % der Knochenbelastbarkeit zuständig ist und dass sie daher einen der wichtigsten Risikofaktoren insbesondere bei postmenopausalen Frauen darstellt. Wie zahlreiche prospektive Studien gezeigt haben, nimmt das Frakturrisiko exponentiell mit Abnahme der Knochendichte zu: Eine Reduktion von 10–15 % der Knochendichte verdoppelt das Frakturrisiko.

Osteoporose – auch eine Frage der Qualität

Der Knochen bricht nicht nur, weil er dünn ist – ersichtlich an der Tatsache, dass die Hälfte aller Menschen mit verminderter Knochendichte keine Fraktur erleiden. Die Erkenntnis, dass die Osteoporose weit komplexer ist als bisher angenommen, lässt vermuten, dass zusätzlich zur Knochendichte weitere unabhängige Faktoren für die Knochenbrüchigkeit und für das therapeutische Ansprechen verantwortlich sind. Zahlreiche neue Studien haben belegt, dass die Osteoporose auch eine Frage der Knochenqualität ist. Perforationen und „Mikrofrakturen" der Knochenbälkchen treten während des gesamten Lebens und im Rahmen einer normalen Aktivität auf. Diese Störungen führen zu einer Abnahme der Knochenbelastbarkeit und bedürfen einer sofortigen Reparatur. Eine vorausgegangene Verdünnung der Knochenbälkchen beschleunigt zusätzlich die Zerstörung der Mikroarchitektur. Unterbrochene, perforierte Knochenbälkchen sind nutzlos und werden daher schnell resorbiert. Werden die zahlreichen Mikrofrakturen nicht vollständig repariert, so entsteht auf Dauer ein Zustand der Knochenbrüchigkeit, selbst bei normaler Dicke der Knochen. Generell können osteoporoseassoziierte Frakturen von acht unterschiedlichen *Anomalien des Knochens* verursacht werden:

▶ niedrige Knochendichte,
▶ unausgewogenes Verhältnis kompakten und spongiösen Knochens,
▶ Reduzierung der „Knoten"-Dichte in der Spongiosa,
▶ osteoklastäre Perforationen der Knochenbälkchen,
▶ verminderte Knochenbildung (Insuffizienz der Osteoblasten),
▶ mangelhafte Mineralisation der Knochenmatrix (Osteoid),
▶ Anomalien der Struktur und Anordnung der Kollagenmoleküle („cross-linking"),
▶ fehlerhafte Reparaturmechanismen.

Knochenzellen decken Knochenschäden auf, resorbieren altes Knochengewebe und bauen neuen, belastbaren Knochen wieder auf: Prinzip des „bone remodelling". Mangelhafte Reparatur von Mikrofrakturen beeinträchtigt die Knochenqualität und erhöht das Frakturrisiko.

Wie kann die Knochenbrüchigkeit reduziert werden? Es gibt zwei Wege den Knochen zu stärken:

„Extrinsic biomechanical properties". Anhebung der Knochenmineraldichte und effizientere Verteilung der Knochenmasse, d.h. gezielter Aufbau von Knochengewebe an mechanischen Schwachpunkten.

„Intrinsic biochemical properties". Verbesserung der Materialeigenschaften des Knochengewebes vom mikroskopischen bis zum molekularen Bereich.

Der einfachste und schnellste Weg das Frakturrisiko zu senken: den erhöhten Knochenabbau zu stoppen und die Mineralisation des Knochens mit Substitution von Kalzium und Vitamin D zu optimieren.

Eine effektive Behandlung der Knochenbrüchigkeit sollte beide oben aufgeführten biomechanischen Eigenheiten des Knochens berücksichtigen. Potente Inhibitoren der Knochenresorption wie die Bisphosphonate können den Knochenabbau effektiv reduzieren und damit die Knochenmineraldichte anheben. Mit dem verminderten Knochenumbau wird das mittlere Knochengewebsalter erhöht, gleichzeitig aber auch die Knochenmineralisation verbessert. Ein gut mineralisierter Knochen weist die beste Kombination von Härte und Elastizität auf, während ein schlecht mineralisierter Knochen verbiegbar und ein übermineralisierter Knochen spröde ist. Bei der Therapie der Osteoporose muss daher neben der Knochendichte auch die Verbesserung der Mikroarchitektur, der Mineralisation und der Reparaturmechanismen Berücksichtigung finden. Mit einer antiresorptiven Therapie gelingt es, Resorptionslakunen rasch aufzufüllen, die Mineralisationsdichte zu erhöhen und dünne Bälkchen wieder zu verbreitern. Es ist aber bisher nur mit dem Parathormon möglich – soweit wir aus experimentellen Studien wissen – das trabekuläre Netzwerk wiederherzustellen (osteoanabole Therapie).

Definition der „Fraktur" – gar nicht so einfach!

Das Problem: Osteoporose wird erst mit Auftreten von Frakturen symptomatisch und entdeckt.

Eine *Fraktur* wird als eine „akute Unterbrechung der Knochenintegrität" definiert. Wenn bei der Entstehung einer Fraktur kein adäquates Trauma vorliegt, werden die Begriffe „pathologische Fraktur", „fragility fracture" oder „low trauma fracture" verwendet. In dieser Situation bedarf es einer weiteren diagnostischen Abklärung. *Osteoporoseassoziierte Frakturen* entwickeln sich langsam, aus einer Summation zahlreicher Mikrofrakturen, die nicht ausreichend repariert wurden.

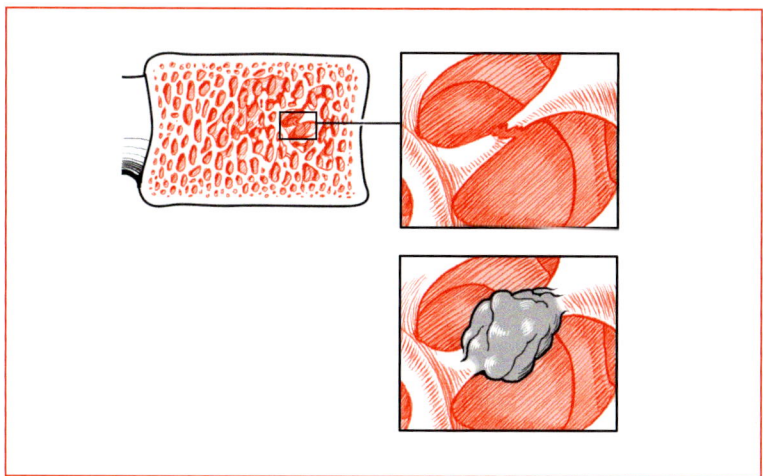

Abb. 3.3. Osteoklastische Perforation eines horizontalen Trabekels (*oben rechts*), des Wirbelkörpers (*links*), im Verlauf Formation von Mikrokallus (heilende Mikrofraktur) (*unten rechts*)

Beispiele dafür sind Ermüdungsbrüche der Metatarsale bei Marathonläufern oder Frakturen des Beckengürtels bei Patienten mit altersbedingter Osteoporose. Dieser Frakturtyp darf nicht verwechselt werden mit den „Looser-Umbauzonen" bei Patienten mit Osteomalazie. „*Infraktionen*" sind partielle Frakturen der Röhrenknochen mit einseitigem Bruch der Knochenrinde. Vertebrale „*Kompressionsfrakturen*" treten häufig etappenweise auf und bleiben häufig bis zum vollständigen Kollaps des Wirbelkörpers unentdeckt.

Einteilung der Osteoporose – aus verschiedenen Blickwinkeln

Nach der Ausdehnung

Osteoporose kann auf eine oder wenige Skelettregionen beschränkt auftreten (*fokale, regionale Osteoporose*) oder sich als klassische generalisierte Osteoporose manifestieren (*systemische, generalisierte Osteoporose*). Die häufigsten Formen für einen *lokalen Knochenschwund* sind:

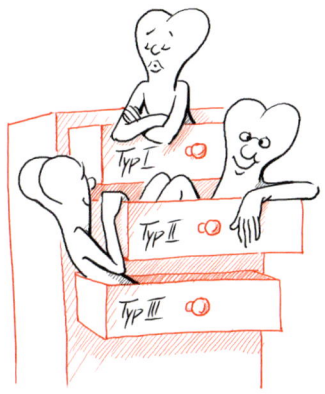

Inaktivitätsosteoporose (Immobilisationsosteoporose). Klassisches Beispiel ist die regionale Osteoporose nach Ruhestellung einer frakturierten Extremität oder nach einer neuromuskulären Verletzung. Der damit verbundene Bewegungsmangel führt zu einer erhöhten osteoklastischen Aktivität mit Hyperkalzurie und Hyperphosphaturie. Bei erneuter körperlicher Aktivität in diesem Skelettbereich ist der Knochenschwund reversibel.

Komplexes regionales Schmerzsyndrom (CRPS, M. Sudeck, Algodystrophie, „sympathetic reflex dystrophy"). Dieses Syndrom betrifft vor allem die distalen Extremitäten und wird ausführlich in Kap. 8 behandelt.

Transiente (transitorische) Osteoporose. Die transiente Osteoporose ist ein regionaler Prozess, der erstmals im Bereich der Beckenknochen nach Schwangerschaft beschrieben wurde. Sie wird ausführlich in Kap. 8 beschrieben.

Gorham-Stout-Syndrom („vanishing bone disease"). Die Krankheit beginnt lokal mit einer osteoklastischen Resorption des Knochens und greift auf angrenzende Knochen über. Sie wird ausführlich in Kap. 8 beschrieben.

Seltene osteoporotische und osteolytische Syndrome bedürfen einer Abklärung durch Experten. Stets muss eine maligne Ursache ausgeschlossen werden.

Andere osteolytische Syndrome. Diese können unterschiedliche Ursachen haben, einschließlich Infektionen, Tumoren und Traumen sowie metabolische, vaskuläre, angeborene und genetische Anomalien.

Generalisierte (systemische) Osteoporose. Diese Form der Osteoporose ist weitaus häufiger als die lokalisierten Formen. Selten befällt sie das gesamte Skelett gleichmäßig, wenn auch eine symmetrische Manifestation typisch ist. Juvenile und postmenopausale Osteoporosen betreffen vorwiegend das axiale Skelett, während die Osteoporose im höheren Alter (senile oder Involutionsosteoporose) auch die Röhrenknochen einbeziehen, insbesondere beim Mann. Eine normale Knochendichte im peripheren Skelett schließt daher selbst eine schwere Osteoporose des axialen Skelettes nicht aus.

Nach Alter und Geschlecht

Idiopathische juvenile Osteoporose. Dabei handelt es sich um eine seltene Erkrankung präpubertaler Kinder, üblicherweise zwischen dem 8. und 14. Lebensjahr. Sie manifestiert sich in der Regel als Kompressionsfraktur der Wirbel, verbunden mit starken Rückenschmerzen. Differentialdiagnostisch müssen die Osteogenesis imperfecta, das Cushing-Syndrom und Erkrankungen des Knochenmarks ausgeschlossen werden.

Idiopathische Osteoporose junger Erwachsener. Dieses Krankheitsbild befällt vorwiegend Männer zwischen dem 30. und 50. Lebensjahr und ist ebenfalls durch Wirbelkörperfrakturen charakterisiert. Die Knochenbiopsie sowie biochemische Parameter weisen auf eine erhöhte osteoklastische Knochenresorption hin. Häufig sind diese Patienten schwere Raucher, und in der Tat wird Nikotin als einer der wesentlichen kausalen Faktoren angesehen. Eine milde Form der Osteogenesis imperfecta muss bei diesen Patienten ausgeschlossen werden.

Postmenopausale (Typ-I-)Osteoporose. Dabei handelt es sich um die häufigste Form der Osteoporose und sie tritt bei Frauen zwischen dem 51. und 75. Lebensjahr als Folge des Östrogenabfalls auf. Der Knochenschwund beginnt bereits Jahre vor der Menopause (perimenopausal) und nimmt nach der Menopause weiter zu (postmenopausal). Ungefähr 30 % aller Frauen entwickeln nach der Menopause eine Osteoporose. Der dramatische Abfall der Östrogensekretion führt zu einer Abnahme von IL-6 und anderen Zytokinen, die wiederum zu einer erhöhten Bereitstellung und Aktivierung von Osteoklasten führt. Zusätzlich wird der Knochen empfindlicher für Resorptionsvorgänge, gesteuert über das Parathormon. Aus der erhöhten Knochenresorption resultiert ein gesteigerter Knochenschwund, insbesondere im spongiösen Knochen. Das Frakturrisiko nimmt daher vor allem in den Wirbelkörpern und Oberschenkeln zu. Definitionsgemäß tritt die postmenopausale Form der Osteoporose nur bei Frauen auf, aber Männer zeigen durch zunehmenden Testosteronmangel ebenfalls eine erhöhte Knochenresorption, allerdings in einem höheren Lebensalter.

Postmenopausale Frauen und Männer ab dem 60. Lebensjahre sind vom Knochenschwund besonders stark betroffen.

Involutions- (Alters-, senile, Typ-II-)Osteoporose. Die postmenopausale Osteoporose geht stufenlos in die Involutionsosteoporose über. Eine Knochenbiopsiestudie an normalen Personen hat gezeigt, dass die

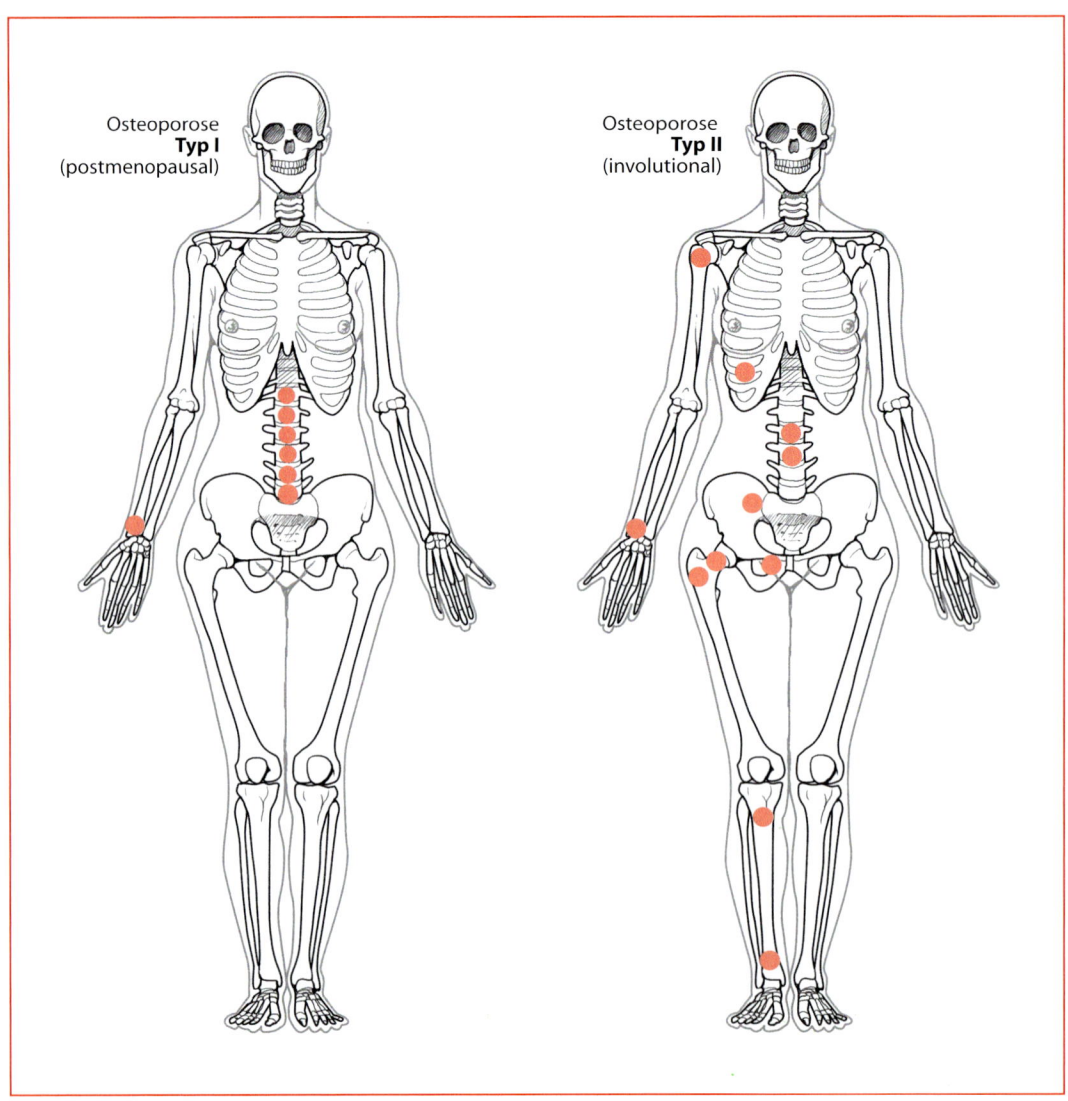

Abb. 3.4. Unterschiedliche Skelettbeteiligung bei Typ-I- und Typ-II-Osteoporose

Zahl der Osteoklasten und Osteoblasten ab dem 50. Lebensjahr langsam und kontinuierlich zunimmt. Dieser Befund zeigt, dass der Knochen im höheren Lebensalter durchaus kein träges, inaktives und atrophisches Gewebe darstellt. Er ist vielmehr durch erhöhten Knochenumbau charakterisiert, in der Regel vergesellschaftet mit erhöhten Parathormonwerten. Weitere Ursachen für die Involutionsosteoporose sind: verminderte Mobilität, defekter Vitamin-D-Metabolismus, ungenügende Kalziumzufuhr und milder sekundärer Hyperparathyreoidismus. Osteoporose Typ II entwickelt sich nach dem 70. Lebensjahr und ist nur zweimal häufiger bei Frauen als bei Männern (mit steigender Tendenz bei Männern). Bei dieser Osteoporoseform sind die Röhren- und Beckenknochen zusätzlich betroffen. Ungefähr 80 % aller osteoporoseassoziierten Frakturen treten in dieser Zeit, also nach dem 70. Lebensjahr auf. Die etwas willkürliche Unterscheidung beider Osteoporosetypen (Typ I und Typ II) ist allerdings von geringer praktischer Bedeutung.

Beachte:
kein Knochen repräsentiert für sich allein das Gesamtskelett!

Nach dem Schweregrad

In der täglichen Praxis muss der Schweregrad einer Knochenerkrankung genau bestimmt werden, bevor Entscheidungen hinsichtlich Dringlichkeit und Strategie einer Therapie getroffen werden können. Bei Frauen wird eine Osteoporose diagnostiziert, wenn die Knochendichte 2,5 Standardabweichungen unter dem Mittelwert einer jungen Referenzpopulation liegt. Kanis et al. (2002) gaben folgende Definitionen für den *Schweregrad der Osteoporose* bei weißen Frauen.

▶ *Normaler Knochen*: Knochendichte (BMD-) Wert geringer als 1 Standardabweichung (SD) unter dem Mittelwert junger Erwachsener.
▶ *Osteopenie*: ein BMD-Wert zwischen 1 und 2,5 SD unter dem Mittelwert junger Erwachsener.
▶ *Präklinische Osteoporose*: ein BMD-Wert von mehr als 2,5 SD unter dem Mittelwert junger Erwachsener.
▶ *Schwere (manifeste) Osteoporose*: ein BMD-Wert von mehr als 2,5 SD unter dem Mittelwert junger Erwachsener bei Vorliegen einer oder mehrerer osteoporoseassoziierter Frakturen.

Der T-Score ist das international akzeptierte Kriterium zur Beurteilung eines Medikaments in klinischen Studien.

Diese Definition benutzt den *T-Score* als diagnostischen Wert, der schon lange in der Knochendichtemessung verwendet wird.

Ein *klinisches Stadiensystem* der Osteoporose, das auf der Knochendichtemessung und dem klinischen Bild basiert, wurde von Minne (1995) vorgeschlagen:

Grad 0. T-Score zwischen -1 und -2,5 Standardabweichung, keine Frakturen. Diese Einteilung entspricht einer Osteopenie (wie oben angegeben) und wird auch „Borderline"-Osteoporose bezeichnet. Diese Patienten müssen nicht sofort medikamentös therapiert werden. Es kann eine Basistherapie durchgeführt werden, die durch Knochendichtemessungen in jährlichen Abständen kontrolliert werden kann.

Grad 1. Die Knochendichte ist deutlich reduziert mit einem T-Score unter -2,5. Frakturen liegen noch nicht vor, es besteht jedoch ein hohes Frakturrisiko. In dieser Situation sollte eine effektive medikamentöse Therapie baldmöglichst eingeleitet werden.

Grad 2. T-Score unter -2,5 SD mit Vorliegen von Wirbelkörperfrakturen. Das Risiko weiterer Frakturen ist deutlich erhöht. Sofortige medikamentöse Therapie über ein bis zwei Jahre ist indiziert. Schmerztherapie und Rehabilitation werden zunehmend wichtiger.

Grad 3. T-Score unter -2,5 mit Vorliegen mehrerer Frakturen. Nicht nur Wirbelkörper sondern auch andere Teile des Skelettes, wie z. B. Oberschenkel, Becken oder Unterarm sind betroffen. Schmerztherapie und Rehabilitation sind von großer Bedeutung, aber auch eine antiresorptive Therapie ist nötig, um weiteren Knochenschwund zu stoppen und die Mineralisationsdichte zu verbessern.

Bestimmte Krankheiten und Medikamente sind durch akuten, raschen und schweren Knochenschwund charakterisiert , verbunden mit einer dramatisch hohen Frakturrate. Im amerikanischen Sprachraum ist diese progressive Form des Knochenschwunds als „acute, rapid, and severe bone loss" (ARSBL) beschrieben und umfasst die glukokortikoidinduzierte Osteoporose, die Transplantationsosteoporose, die tumortherapieinduzierte Osteoporose, den Schlaganfall und die akute Immobilisation mit Muskellähmung. Diese Erkrankungen bedürfen einer halbjährlichen Kontrolle der Knochendichte mittels DXA und einer frühen und konsequenten Therapie mit potenten antiresorptiven oder osteoanabolen Medikamenten (z. B. stickstoffhaltigen Bisphosphonaten, Raloxifen oder Parathormon).

Nach der Histologie

Das trabekuläre Knochenvolumen in Beckenkammbiopsien normaler Erwachsener beträgt ungefähr 20 bis 25 Vol % des Biopsieschnittes. Bei Werten unter 16 % spricht man von einer Rarefizierung der Knochenbälkchen. Weitere *histologische Parameter* werden histologisch und histomorphometrisch bestimmt:

Die Histologie erlaubt die direkte Beurteilung von Qualität, Quantität, Mineralisation und Umbau des Knochengewebes.

▶ Dicke und Porosität der Kortex (Knochenrinde),
▶ Unterbrechung des trabekulären Netzwerkes,
▶ Breite der Trabekel,
▶ Quantität und Verteilung des Osteoids (Ausmaß der Mineralisation),
▶ Quantität und Verteilung der Fettzellen (Atrophie im endostalen Bereich),
▶ Veränderungen des Knochenmarkstromas (entzündliche Reaktion),
▶ Quantität und Ausreifung hämatopoetischer Zelllinien,
▶ Nachweis maligner und knochenmarkfremder Zellen.

Die Knochenhistologie ist wichtig für den zuverlässigen Nachweis einer Osteomalazie.

Wenn die Knochenbälkchen von Fettzellen umgeben sind, so liegt in der Regel ein verminderter Knochenumbau mit sehr geringem Osteoidanteil vor (Knochenatrophie). Diese spezifische Verteilung der Fettzellen ist ein Zeichen beginnender Osteoporose, „low turnover" Typ, wie in Verlaufsbiopsien gezeigt werden konnte. Neue Forschungsergebnisse haben gezeigt, dass es in der Tat Verbindungen zwischen Fettzellen und osteoblastischer Aktivität gibt. Volumen und Breite der Osteoidsäume werden in einem Biopsiereport immer angegeben, um das Vorhandensein und das Ausmaß einer Osteomalazie zu bestimmen. Diese Information wird für die Behandlungsstrategie und für die Dosierung des Vitamin D benötigt. Das Osteoidvolumen sollte 2 Vol % nicht überschreiten. Bei älteren Patienten werden jedoch häufig 2–5 Vol % Osteoid gefunden, ein Anzeichen für das Vorhandensein einer „Osteoporomalazie", wenn das Knochenvolumen auch insgesamt reduziert ist. Die histologische Diagnose einer *Osteomalazie* beruht auf drei Kriterien:

Histologie und Immunhistologie: zwei wertvolle Methoden zur Abklärung sekundärer Osteoporosen.

▶ Periosteozytäre Demineralisation (frühes Zeichen).

▶ Das Osteoid bedeckt mehr als 50 % der Trabekeloberfläche.

▶ Die Osteoidsäume stellen mehr als 10 % des totalen trabekulären Volumens (Vol %) dar.

Der *immunhistologische Nachweis von Bisphosphonaten* in Knochenbiopsieschnitten ist zunehmend von klinischem Interesse. Eine ausführliche Beschreibung der Bedeutung von Knochenbiopsien in der Inneren Medizin können in dem Atlas „Biopsy of Bone in Internal Medicine" (Bartl u. Frisch 1993) gefunden werden. Mit der Einführung verbesserter Biopsienadeln, neuen immunhistologischen Techniken an Plastikschnitten sowie mit dem zunehmenden Interesse am Knochengewebe und Knochenzellen gewinnt die Knochenbiopsie wieder zunehmend an Bedeutung für die Erforschung von Knochenkrankheiten.

Risikofaktoren – systematisch abfragen

Bis vor kurzem wurde die Diagnose einer Osteoporose erst mit Auftreten schmerzhafter Frakturen gestellt. Mit wachsendem Bewusstsein für gesunde Lebensweise wird klar, dass das Erkennen und Vermeiden von Risikofaktoren helfen kann, viele chronische Erkrankungen zu verhüten. Eine 50 Jahre alte postmenopausale Frau, die im Rahmen der *jährlichen Vorsorgeuntersuchung* zu ihrem Arzt geht, kann heute erwarten, dass ihr Blutdruck gemessen, ihr Cholesterinspiegel bestimmt und eine Mammographie durchgeführt wird – das ist gute medizinische Praxis. Zu einer umfassenden Vorsorgeuntersuchung müssten heutzutage auch das Abfragen der Risikofaktoren für Osteoporose und die Knochendichtemessung gehören. Untersuchungen haben gezeigt, dass eine niedrige Knochendichte das Frakturrisiko genauer vorhersagt als ein erhöhter Cholesterinspiegel den Herzinfarkt oder ein hoher Blutdruck den Schlaganfall. Wir wissen heute, dass viele genetische und erworbene Faktoren für die Entwicklung der Osteoporosen verantwortlich sind. Ferner wurde gezeigt, dass eine niedrige Knochendichte mit einem geringeren Brustkrebsrisiko verknüpft ist: stimulierende Effekte des Östrogens auf den trabekulären Knochen wie auf das Mammagewebe mögen für diese Korrelation verantwortlich sein. Eine Studie an Hämodialysepatienten hat nachgewiesen, dass Veränderungen der Knochendichte mit einer Progression der Arteriosklerose korrelieren.

Die Osteoporose sucht ihre Opfer nicht willkürlich aus. Wir müssen akzeptieren, dass bestimmte Risikofaktoren nicht beeinflussbar sind. Es gibt aber wichtige Risikofaktoren, die wir vermeiden können und müssen.

Tabelle 4.1. Genetische Syndrome vergesellschaftet mit Osteoporose

Syndrome	Klinische Merkmale
Turner (XO)	Kleinwuchs, primäre Amenorrhoe
Klinefelter (XXY)	Hohe Statur, Gynäkomastie
Osteogenesis imperfecta	Blaue Skleren, Zahnanomalien
Ehlers-Danlos	Überstreckbarkeit der Gelenke, Dislokationen
Cutis laxa	Schlaffe Haut, Voralterung
Marfan	Hohe Statur, Linsendislokation, Arachnodaktylie, „Floppy valve syndrome"
Homozystinurie	Hohe Statur, Thrombosen, Linsendislokation
Cleidocranial dysplasia	Hängeschultern, Zahnanomalien
Osteoporose-Pseudogliom	Sehstörungen, Frakturneigung
Werner	Kleinwuchs, Voralterung
Hereditäre sensorische Neuropathien	Sensibilitätsstörungen

Risikofaktoren, die wenig beeinflussbar sind

Die „maximale Knochendichte" ist großteils genetisch vorprogrammiert. Faktoren des Lebensstils sind aber ebenso bedeutend und können von uns bestimmt werden.

Vererbung. Das Sprichwort „Wie die Mutter so die Tochter" gilt besonders für die Osteoporose. Eine osteoporosebedingte Fraktur bei den Eltern oder Geschwistern ist ein wichtiger Indikator dafür, dass genetische Faktoren eine Rolle in der Entwicklung der Osteoporose spielen. Wir wissen, dass maximale Knochendichte und anschließender Knochenverlust genetisch vorprogrammiert sind. Zwillingsstudien haben gezeigt, dass genetische Faktoren die Knochendichte bis zu 80 % mitbestimmen. Erbfaktoren sind demnach die wichtigsten Risikofaktoren für Osteoporose. Einige Gene wie z. B. die Gene für Vitamin-D- oder Östrogenrezeptoren sowie der Kollagen-Typ-Iα1-Locus sind vielversprechende genetische Determinanten der Knochenmasse, die molekulare Basis der Osteoporose ist aber derzeit immer noch unklar definiert. Experten haben auch Gen-Gen- und Gen-Umwelt-Interaktionen als wichtige Determinanten der Knochendichte und damit des Osteoporoserisikos erkannt. Bisher gibt es jedoch keine praktischen Tests, um die genetischen Risiken der Osteoporose festzustellen.

Rasse. Kaukasier haben in der Regel die niedrigste Knochenmasse, sodass Oberschenkelfrakturen viel häufiger bei der weißen Rasse zu beobachten sind. Insbesondere Skandinavier haben ein hohes Risiko für Oberschenkelfrakturen. Afroamerikanische Frauen haben die höchste Knochendichte und weisen im Alter den geringsten Knochenschwund auf.

Geschlecht und Alter. Zwischen dem 30. und 35. Lebensjahr ist der Knochenumbau ausgeglichen. Danach setzt der genetisch vorprogrammierte Knochenschwund ein, bei der Frau etwas früher und stärker als beim Mann. Nach dem 30. Lebensjahr verlieren wir im Durchschnitt 0,5 bis 1% Knochenmasse pro Jahr. Mit Beginn der Menopause und dem Abfall der Östrogenproduktion steigt bei der Frau das Risiko für Osteoporose und Frakturen kontinuierlich. Beim Mann nimmt das Frakturrisiko nach dem 75. Lebensjahr stetig zu. Ältere Personen haben auch eine zunehmende Fallneigung. Ein Drittel aller Personen

Osteoporose – ein programmierter Knochenschwund im Alter.

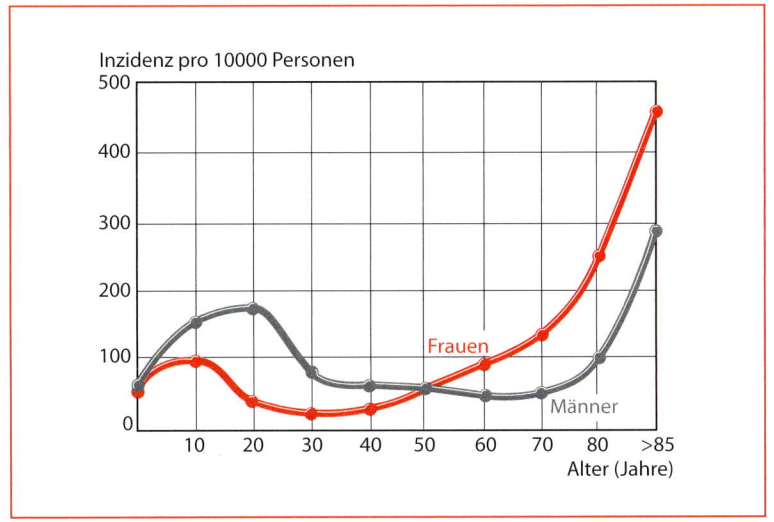

Abb. 4.1. Inzidenz der Frakturen, geordnet nach Geschlecht und Alter. Beachte die zeitliche Verzögerung von etwa 10 Jahren bei den älteren Männern gegenüber den Frauen

über 65 Jahre haben jährlich mindestens einen Sturz. Ungefähr 6 % der Stürze bei Personen über 75 Jahren enden mit einer Fraktur.

Vorausgegangene Frakturen. Selbst wenn die Ursache unbekannt ist, steigt das Frakturrisiko um das Doppelte, wenn bereits ein Knochenbruch aufgetreten ist. Möglicherweise haben Patienten mit vorausgegangener Fraktur eine höhere Fallneigung und erleiden häufiger Folgefrakturen als Personen ohne vorausgegangene Fraktur. Es konnte errechnet werden, dass eine einzelne spontane Wirbelkörperfraktur das Risiko weiterer Wirbelfrakturen um das Fünffache erhöht, während zwei oder mehrere Frakturen das Risiko um den Faktor 12 erhöht.

Ausreichend Substitution von Kalzium und Vitamin D in der Schwangerschaft und der Stillzeit!

Schwangerschaft und Stillzeit. Eine stillende Frau sezerniert täglich ungefähr 500 mg Kalzium in die Milch. Hat sie fünf Kinder gestillt, so wird sie ungefähr 300 g Kalzium sezerniert haben – etwa ein Drittel des im Skelett eingebauten Kalziums. Die höheren Spiegel der Sexualhormone während der Schwangerschaft erhöhen die Kalziumabsorption und gleichen den hohen Kalziumverlust weitgehend aus. Das Risiko für Osteoporose steigt, wenn die schwangere Frau mehrere Wochen Bettruhe einhalten muss und/oder Muskelrelaxanzien und sedierende Medikamente erhält. In manchen Fällen müssen auch Kortikosteroide gegeben werden. Dies führt zu einer massiven Kalziumausscheidung, die mittels Kalzium- und Vitamin-D-Substitution ausgeglichen werden muss. Während der Schwangerschaft und in der Stillzeit tritt in der Regel eine leichte Reduktion der Knochendichte auf. Sie nimmt jedoch nach der Geburt und nach der Stillzeit wieder zu. Nur wenige Frauen erleiden während dieser Zeit des Knochenverlustes Frakturen.

Risikofaktoren, die beeinflussbar sind

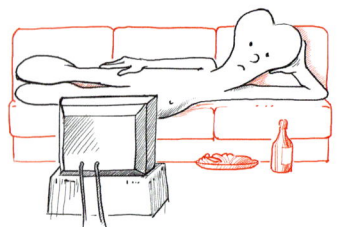

Chronische Inaktivität. Unzureichende körperliche Aktivität ist einer der wichtigsten Risikofaktoren für Osteoporose. Dies gilt besonders für jüngere bettlägerige Patienten, die in wenigen Monaten bis zu 30 % Knochenmasse verlieren können und Jahre brauchen, um ihre ursprüngliche Knochendichte wiederherzustellen. Wenn z. B. ein Arm nach Fraktur für drei Wochen in Gips ruhiggestellt wird, verlieren die betroffenen Knochen bis zu 6 % an Knochendichte. Eine Studie an bettlägerigen Patienten zeigte, dass der trabekuläre Knochen durchschnittlich 1 % pro Woche abnimmt. Bei Aufnahme körperlicher Aktivität nimmt die Knochenmasse wieder 1 % pro Monat zu, sodass die Wiederherstellung der Knochenmasse wesentlich langsamer verläuft als der Knochenschwund. Beispiele einer *Immobilisation* mit raschem Knochenschwund sind:

▶ Paralyse nach Rückenmarksverletzungen,
▶ Hemiplegie nach zerebrovaskulären Ereignissen,
▶ Paraplegie der unteren Körperhälfte,
▶ Immobilisation nach Frakturen der unteren Extremitäten bei Kindern.

Patienten mit Osteoporose, die wegen einer Fraktur mehrere Wochen bettlägerig waren, erleiden während der anschließenden Mobilisationsperiode gehäuft Frakturen. Die Zeit postoperativer Bettruhe sollte daher durch Verwendung neuer chirurgischer Techniken so kurz wie möglich gehalten werden und die Knochen sollten durch Verwendung effektiver Medikamente vor dem Knochenschwund geschützt werden.

Schwerkraft. Astronauten müssen wegen der fehlenden Gravitationskraft im Weltraum ein spezielles, regelmäßiges Muskeltraining durchführen. Trotzdem verlieren sie monatlich ungefähr 1 % ihrer Knochenmasse. Unter Weltraumbedingungen erfahren Astronauten einen zehnmal höheren Knochenverlust als erdgebundene Patienten mit Osteoporose. Der Knochenschwund bei Astronauten wurde ausführlich untersucht und dient heute als Modell für die Immobilisationsosteoporose. Drei Mechanismen wurden unter Schwerelosigkeit nachgewiesen, die auch bei der Osteoporoseentstehung auf der Erde eine wichtige Rolle spielen:

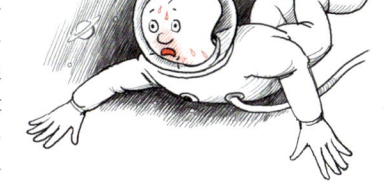

▶ Demineralisation der Knochensubstanz,
▶ Hemmung der Osteoblastentätigkeit,
▶ Aktivierung der Osteoklasten.

Übermäßige sportliche Aktivität. Hochleistungssportlerinnen in Ausdauersportarten sind besonders gefährdet, an Osteoporose zu erkranken. Dauertraining, strikte Diät und Gewichtskontrolle verursachen einen extrem niedrigen Anteil an Körperfettgewebe, damit einen Abfall des Östrogenspiegels mit unregelmäßigen bis ausbleibenden Peri-

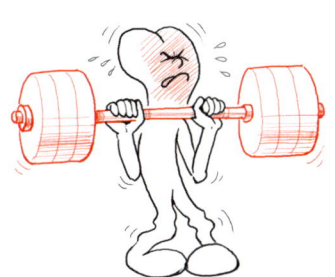

Machen Sie gerade eine Diät? Sichern Sie die Kalzium- und Vitamin-D-Zufuhr und stärken Sie Muskeln und Knochen mit regelmäßiger körperlicher Aktivität.

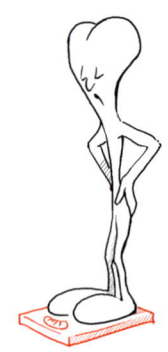

Kalziumzufuhr ist eine lebenslange Aufgabe. Kalzium ist nicht nur wichtig für den Knochenaufbau, es unterdrückt auch die Knochenresorption über die Supprimierung des Parathormons.

Frauen mit Osteoporose neigen zur Depression und verlieren ihr Selbstbewusstsein – vor allem wenn sie im Spiegel die Entwicklung eines „Witwenbuckels" wahrnehmen.

odenblutungen. Ermüdungsbrüche vor allem im Fußbereich und Sprunggelenk werden häufig beobachtet und bedeuten in der Regel das Ende der Sportlerkarriere. Vor allem Ausdauerathletinnen zeigen folgende ungünstige Trias:

▶ Essstörungen,
▶ Amenorrhoe,
▶ sekundäre Osteoporose.

Niedriges Körpergewicht. „Dünne Frauen, dünne Knochen!" Alle großen Osteoporoserisikostudien belegen diesen engen Zusammenhang. Untergewichtige Frauen haben ein hohes Risiko für Knochenbrüche, während übergewichtige Frauen vor Osteoporose geschützt sind. Neben der höheren Gewichtsbelastung des Knochens haben adipöse Frauen eine höhere Östrogenproduktion im Fettgewebe und werden so zusätzlich vor einem gesteigerten Knochenabbau geschützt. Der Zusammenhang zwischen niedrigem Körpergewicht, niedriger Knochendichte und hohem Frakturrisiko ist alters- und geschlechtsunabhängig und wird daher auch bei Männern beobachtet. Patienten mit Essstörungen bis hin zum Krankheitsbild der Anorexia nervosa sind besonders gefährdet, an Osteoporose zu erkranken. In einigen Ländern leiden bereits 1–3 % der Frauen an Essstörungen, mit der Konsequenz eines hohen Osteoporoserisikos.

Ungenügende Kalziumzufuhr. Jugendliche und Erwachsene nehmen täglich nur etwa 500 mg Kalzium auf. Diese mangelhafte Kalziumzufuhr führt zu einer gesteigerten Parathormonproduktion mit Kalziummobilisierung aus den Knochen: der Beginn der Osteoporose. Je größer die Kalziumzufuhr in der Kindheit und im Jugendalter ist, desto höher die maximale Knochendichte und die Knochenmasse im Erwachsenenalter.

Depressive Stimmungslage. Depression allein ist wahrscheinlich kein Risikofaktor für Osteoporose. Studien konnten aber zeigen, dass Frauen mit schwerer, langjähriger Depression 6 % weniger Knochenmasse aufweisen als vergleichbare Frauen ohne Depression. Die genaue Ursache für diesen Zusammenhang ist nicht bekannt, wahrscheinlich spielen jedoch mehrere Faktoren zusammen:

- ▶ Hohe Spiegel von Stresshormonen (z. B. Kortison),
- ▶ Medikamente, die den Vitamin-D-Metabolismus negativ beeinflussen,
- ▶ Appetitmangel mit ungenügender Ernährung,
- ▶ geringere körperliche Aktivität („sich hängen lassen", „bei mir hat ja doch alles keinen Sinn mehr").

Zigarettenrauchen – der Inbegriff des „Knochenterroristen". Rauchen hat einen negativen Einfluss auf die Knochendichte, unabhängig von der körperlichen Aktivität und dem Körpergewicht. Es verdoppelt das Osteoporoserisiko und ist daher ein wichtiger Risikofaktor für das Auftreten von Frakturen. Frauen, die mehr als eine Packung Zigaretten täglich rauchen, haben zum Zeitpunkt der Menopause 5–10 % weniger Knochenmasse als Nichtraucherinnen. Schwedische Studien berichten, dass die Knochendichte einer 70-jährigen Raucherin der einer 80-jährigen Nichtraucherin entspricht. Nach neuen Studien steigt das Risiko für Wirbelbrüche bei Raucherinnen um 13 % und bei Rauchern um 32 %. Bezüglich der Oberschenkelhalsfrakturen steigt das Risiko sogar um 31 % bei Raucherinnen und um 40 % bei Rauchern. Man nimmt an, dass 10–20 % aller Oberschenkelhalsfrakturen der Frau auf das Rauchen zurückzuführen sind. Der genaue Mechanismus, warum das Rauchen die Knochen schwächt, ist noch nicht bekannt. Wahrscheinlich sind viele chemische Substanzen des Zigarettenrauchs verantwortlich. Nikotin hemmt die Östrogenproduktion, fördert den Östrogenabbau in der Leber und bewirkt ein früheres Eintreten der Frau in die Menopause. Rauchen führt auch zu einem Mangel an Vitamin C, das für den Knochenaufbau von essentieller Bedeutung ist. Zusätzlich führt Rauchen zu einer erhöhten Speicherung an Kadmium, Blei und anderen toxischen Substanzen, die die Kalziumabsorption und die Mineralisation im Knochen beeinträchtigen. Schließlich hemmt das Rauchen auch die Osteoblasten und vermindert die Durchblutung des Knochens. Raucher haben zudem auch ein niedrigeres Körpergewicht als vergleichbare Nichtraucher, ein Umstand der ebenfalls zum Knochenschwund beiträgt. Keine Unterschiede bezüglich der Knochendichte wurden zwischen Nichtrauchern und ehemaligen Rauchern beobachtet.

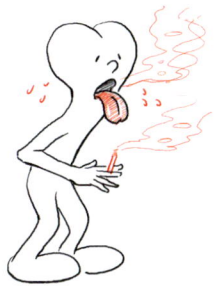

Alle Personen mit Risikofaktoren für Osteoporose oder mit Osteoporose sollten sofort das Rauchen einstellen! „Wo der Wille, da ein Weg!" Raucher haben das doppelte Risiko, in ihrem Leben eine Hüftfraktur zu erleiden.

Exzessiver Alkoholkonsum. Viele Ärzte nehmen an, dass Alkohol den Knochen schadet. Neuere Studien haben aber gezeigt, dass ein geringer Alkoholkonsum sogar mit einem höheren Östrogenspiegel ver-

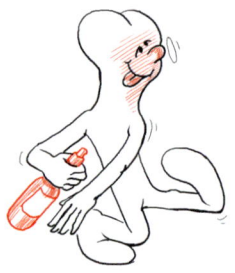

bunden ist – damit mit einer höheren Knochendichte und einem niedrigeren Frakturrisiko. Es gibt daher keinen Grund, im Rahmen einer Prävention der Osteoporose Alkohol grundsätzlich verbieten zu wollen. Alkoholismus als Krankheit dagegen erhöht das Osteoporoserisiko erheblich. Entscheidende Gründe dafür sind Mangelernährung, niedriges Körpergewicht, Leberschädigung mit niedriger Kalziumabsorption und niedrige Östrogenspiegel. Chronischer Alkoholismus ist fünf- bis zehnmal häufiger bei Patienten mit Frakturen zu beobachten. Der negative Einfluss exzessiven Alkoholkonsums auf den Knochen wird sowohl bei Frauen als auch bei Männern beobachtet.

Fehlernährung. Die Ernährung ist ein wesentlicher Faktor in der Gesunderhaltung des Knochens. Folgende Nahrungsbestandteile sind für den Knochen besonders wichtig:

Gesunde Knochen setzen gesundheitsbewusste Essgewohnheiten voraus.

▶ Mineralstoffe: Kalzium, Phosphor, Magnesium, Zink, Mangan, Kupfer, Bor, Selen, Silizium und Strontium,
▶ Vitamine: D, C, K, B_6, B_{12}, Folsäure,
▶ Proteine,
▶ Essentielle Fettsäuren.

In der Regel nehmen wir zu wenig dieser Substanzen über die Nahrung auf. Die empfohlenen Tagesdosen („recommended daily allowance", RDA) wurden in einer kürzlich erschienenen Studie von keiner einzigen der untersuchten Personen vollständig erreicht. Besonders in der Kindheit sowie während der Schwangerschaft und Stillzeit ist es wichtig, den wachsenden Knochen mit den nötigen Bausteinen zu versorgen.

Hormone. Eine frühe Menopause ist ein wichtiger Risikofaktor. Testosteronmangel beim Mann verursacht ebenfalls Osteoporose und tritt besonders bei Alkoholismus, starkem Rauchen und Anorexia nervosa auf. Daher sollte bei jungen Männern mit unklarer Osteoporose der Testosteronspiegel im Blut kontrolliert werden, um einen Mangel oder einen Hypogonadismus frühzeitig zu erkennen. Orale Kontrazeptiva enthalten eine Kombination aus Östrogen und Progesteron und haben daher eine osteoanabole Wirkung. In der Tat gibt es Hinweise, dass Frauen, die über einen langen Zeitraum Kontrazeptiva eingenommen haben, stärkere Knochen aufweisen als solche ohne Einnahme. Kontrazeptiva können insbesondere Ausdauersportlerinnen gegen das Risiko von Stressfrakturen schützen.

Medikamente. Zahlreiche Medikamente schwächen den Knochen. Die wichtigsten Substanzen sind ohne Zweifel das Kortison und seine Derivate (Glukokortikoide), die bei zahlreichen Erkrankungen systemisch eingesetzt werden: Transplantationen, Asthma bronchiale, Allergien, rheumatische Erkrankungen, entzündliche Dünndarmerkrankungen und andere Immunopathien. Der Zusammenhang von Medikamenten und Osteoporose wird in den Kap. 6 und 8 detailliert besprochen.

> Prüfen Sie jedes Medikament auf sein knochenschädigendes Potential.

Fallneigung und „Stolpersteine" im Umfeld des Patienten. Nahezu ein Drittel der älteren Patienten fällt mindestens einmal im Jahr, aber nur weniger als 10 % dieser Personen erleiden dabei eine Fraktur. Ob es zur Fraktur kommt, entscheiden neben dem Schweregrad der Osteoporose vor allem Art und Häufigkeit des Fallens. Bei alten Menschen ist der Schutzreflex des Abstützens mit den Armen reduziert, zudem fehlt energieabsorbierendes Weichteilgewebe im Bereich des Hüftgelenks. Daher nehmen im hohen Alter die Unterarmfrakturen ab und die Oberschenkelhalsfrakturen dafür deutlich zu. Es gibt einen einfachen Test, um die Koordination und damit das Frakturrisiko eines Patienten abzuschätzen: der *Aufsteh- und Gehtest*. Der Patient steht von einem Stuhl auf, geht auf eine 3 Meter entfernte Wand zu, berührt sie mit der Hand, geht zurück und setzt sich wieder auf den Stuhl. Dauert dieser Vorgang länger als 10 Sekunden, so besteht ein deutlich erhöhtes Frakturrisiko. Einen guten Schutz bei seitlichen Stürzen bieten handflächengroße Kunststoffschalen (*Hüftprotektoren*), die seitlich in die Unterhose eingenäht sind. Sie verteilen die Aufprallenergie flächenhaft und schützen so den Oberschenkel. Bei bestehender Osteoporose kann das Frakturrisiko durch eine Reihe von gesundheitlichen Störungen und Hindernissen im Haushalt der Patienten erhöht sein (s. Tabelle 9.1.).

> Stationärer Aufenthalt und Hospitalisation alter Menschen ist mit einem erhöhten Sturzrisiko verbunden.

> Personen mit hoher Muskelmasse haben ein geringeres Osteoporoserisiko.

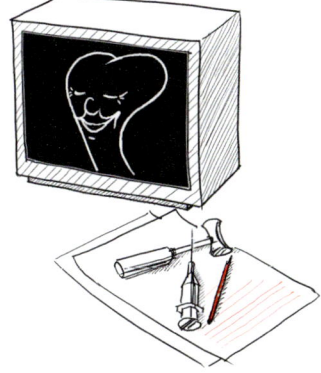

Klinische Diagnostik der Osteoporose

Die frühe und zuverlässige Diagnosestellung der Osteoporose ist entscheidend für eine effektive Therapie. So selbstverständlich, wie wir heute eine Krebsvorsorge durchführen, so wichtig ist es, Informationen über den Knochenstatus zu gewinnen – vor allem bei Nachweis von Risikofaktoren. Folgende *Schlüsselfragen* müssen beantwortet werden:

▶ Wie viel Knochenmasse liegt gerade vor?
▶ Wie hoch ist die Knochenverlustrate?
▶ Sind bereits körperliche Schäden (Frakturen, Arthrosen, Skoliose) nachzuweisen?
▶ Sind diese Veränderungen noch reversibel?
▶ Liegt dem Knochenschwund eine andere Krankheit zugrunde („sekundäre Osteoporose")?

Diagnostische Maßnahmen bei der Osteoporose dienen daher vor allem der Einschätzung des Frakturrisikos sowie dem Ausschluss anderer Krankheiten. Die Knochendichte ist dabei als entscheidender und unabhängiger Risikofaktor für die Abschätzung der Knochenbrüchigkeit einzustufen und ermöglicht eine therapeutische Intervention noch vor Auftreten einer Fraktur.

Bei Verdacht auf Osteoporose:
• Gezielte Fragen
• Klare Antworten
• Effektive Therapie!

Leitsymptome

Rückenschmerz ist einer der häufigsten Gründe eines Arztbesuches. Jeder akute und chronische Rückenschmerz oder „Kreuzschmerz" bedarf einer sorgfältigen Abklärung durch den Arzt. Da die Osteoporo-

Tabelle 5.1. Krankengeschichte und körperliche Untersuchung bei der Osteoporose

Skelett-Anamnese			Frakturen, Knochenschmerz, Deformierungen, Bewegungseinschränkung, Größenabnahme
Risikofaktoren	Familiengeschichte		Osteoporose, Frakturen, Nierensteine, Alter, Rasse
	Individuelle Daten		Alter, Größe, Gewicht, Abstammung
	Erkrankungen	Gynäkologie	Späte Menarche, Oligo/Amenorrhoe, frühe Menopause
		Krankheiten	Renal, gastrointestinal, endokrin, rheumatisch, neurologisch, Depression, Essstörungen
		Chirurgie	Gastrektomie, Transplantationen, intestinale Resektionen
		Medikamente	Glukokortikoide, Antikonvulsiva, Zytostatika, Heparin, Marcumar, GnRH-Agonisten, Lithium
Lebensstil			Rauchen!, Mangelernährung, Alkoholexzess, Bewegung
Ernährung			Häufige Diäten, Kalzium, Vitamin D, Koffein, Eiweiß, Fett
Aktuelle Medikamente			Hormone, Sedativa, Antihypertensiva, Diuretika, Antiepileptika, Prednison, nichtverschreibungspflichtige Medikamente
Körperliche Untersuchung	Gewichtsverlust, Diarrhoe		Malabsorption, Hyperthyreose
	Hirsutismus, Fettsucht		Cushing-Syndrom
	Muskelschwäche		Osteomalazie, Cushing-Syndrom
	Knochenschmerz		Osteomalazie, Fraktur, Malignom, Hyperparathyreoidismus
	Zahnausfall		Hypophosphatasie
	Gelenkdislokation		Kollagen-Krankheiten
	Hautpigmentierung, Striae		Mastozytose, Cushing-Syndrom
	Nephrolithiasis		Hyperkalzurie, primärer Hyperparathyreoidismus

se im Anfangsstadium und auch in ihrer weiteren Entwicklung lange symptomlos verläuft, kann das Auftreten eines Rückenschmerzes bereits Hinweis für Einbrüche der Wirbelkörper sein. Die Osteomalazie verrät sich dagegen früh durch das Auftreten generalisierter schwerer Knochenschmerzen: ein wichtiger differentialdiagnostischer Aspekt. Viele Krankheiten sind bei der Abklärung des Rückenschmerzes zu bedenken und interdisziplinär abzuklären:

> *Vertebrale Erkrankungen:* entzündlich, degenerativ, neoplastisch und myelogen.
> *Extravertebrale Erkrankungen:* viszeral, neurogen, myogen, neoplastisch und psychosomatisch.

Lokalisation, Dauer, Beginn, Charakter, Intensität und Beeinflussbarkeit des Schmerzes sowie sensorische und motorische Funktionseinschränkungen sind genau zu eruieren. Folgende mögliche *Ursachen* sind abzuklären:

> Muskelverspannungen,
> Fibromyalgie,
> Wirbelkörpereinbrüche,
> Skoliosen und Kyphosen,
> Bandscheibenvorfall,
> M. Bechterew,
> Knochenmetastasen,
> Pankreastumor,
> Herzinfarkt.

Eine sorgfältige *Anamnese und körperliche Untersuchung* stehen daher am Anfang der Rückenschmerzdiagnostik. Sie umfassen folgende *Prüfungen*:

> Körpergröße und deren Abnahme,
> Statik und Körperhaltung,
> Klopfschmerz der Dornfortsätze,
> Beweglichkeit der Wirbelsäule,
> Nachweis einer Kyphose oder Skoliose,
> Muskeltonus und Verspannungen,
> extraskeletale Zeichen einer angeborenen Osteoporose.

Krankenanamnese und Knochendichtemessung sind Voraussetzung für eine erfolgreiche Prävention und Therapie der Osteoporose.

Osteoporose wird erst mit Auftreten von Frakturen symptomatisch – ein schlagendes Argument für eine Knochendichtemessung in der routinemäßigen Vorsorgeuntersuchung!

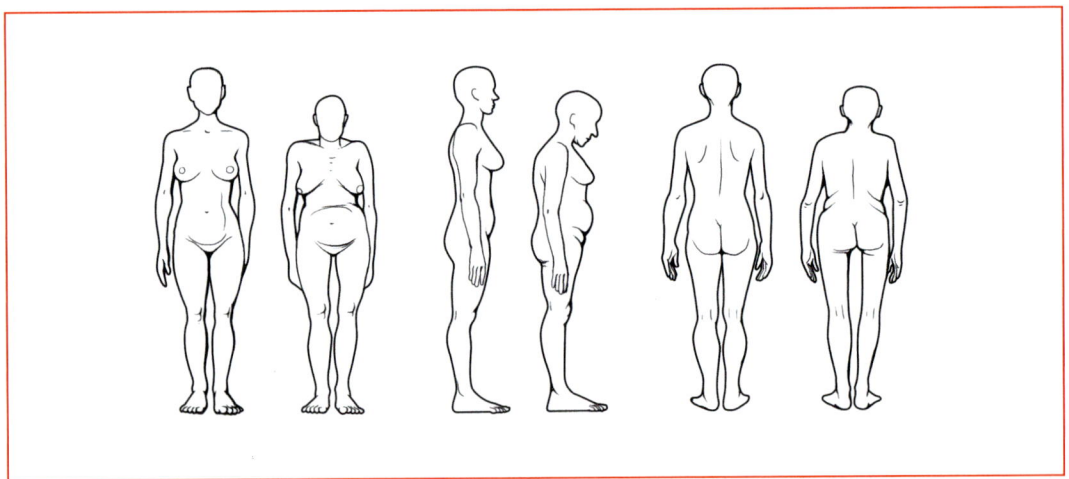

Abb. 5.1. Vergleich der Körperhaltung eines normalen und eines osteoporotischen Erwachsenen

Außer Osteoporose gibt es noch andere Ursachen für eine Abnahme der Körpergröße:
- Schlechte Körperhaltung
- Schlaffe Muskulatur
- Bandscheibenschäden.

Der *akute Rückenschmerz* bei Osteoporose wird durch Einbruch, Bruch oder Kollaps eines Wirbelkörpers verursacht. Die Patienten geben nicht selten an, ein Geräusch des Brechens oder Knackens im Rücken gehört zu haben, verbunden mit einem einschießenden stechenden Schmerz im Rücken, der die Intensität eines „Vernichtungsschmerzes" annehmen kann. Demgegenüber beruht der *chronische Osteoporoseschmerz* auf einer Fehlstatik des Achsenskelettes durch Über- und Fehlbelastung des Bewegungsapparates. Kompressionsfrakturen führen zu einer erheblichen *Größenabnahme* der Patienten. Der massive Größenverlust bei Osteoporose (> 4 cm) ist durch den Kollaps von Wirbelkörpern bedingt, der Abstand vom Fuß zur Hüfte bleibt dagegen konstant. Die Armspannweite von Fingerspitze zu Fingerspitze entspricht normalerweise dem Scheitel-Sohlen-Abstand. Bei der Osteoporose ist der Scheitel-Sohlen-Abstand entsprechend verkürzt, nicht dagegen die Armspannweite. Durch Rumpfverkürzung kann der untere Rippenbogen sogar den Beckenkamm schmerzhaft berühren. Eine deutlich längere Armspannweite weist daher auf Größenverlust der Wirbelsäule hin. Dabei kommt es zu charakteristischen Hautfalten vom Rücken zu den Flanken („Tannenbaumphänomen") sowie zur Vorwölbung des Bauches („Osteoporose-Bäuchlein"). Die Höhenminderung der Wirbelkörper führt zu einer schmerzhaften Berührung der Dornfortsätze (*Baastrup-Zeichen*, „kissing spine"). Der Körperschwerpunkt liegt, bedingt durch die ausgeprägte Kyphose,

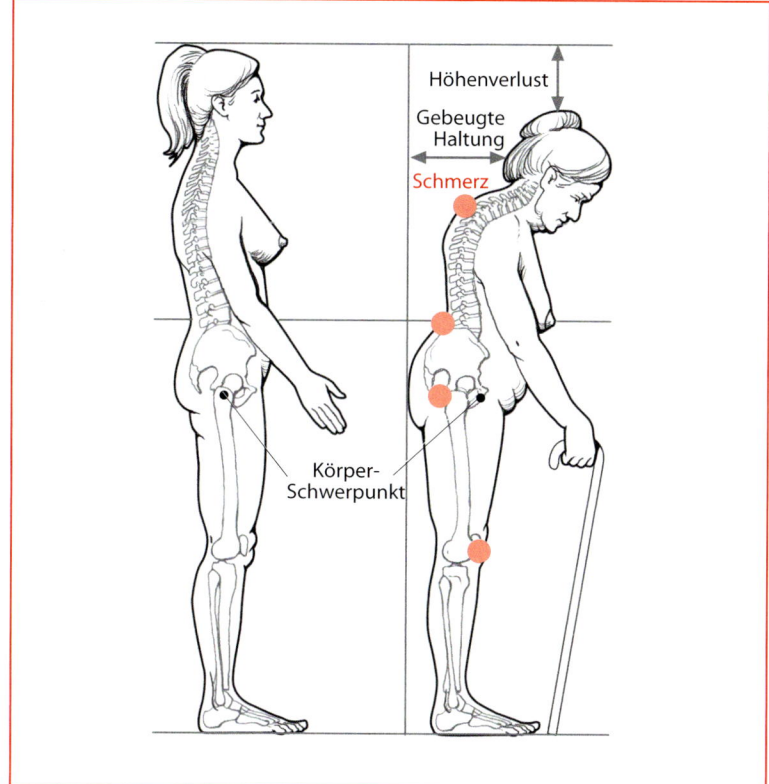

Höhenverlust

Gebeugte
Haltung

Schmerz

Körper-
Schwerpunkt

weiter vorne, der Gang wird unsicher, langsam und kleinschrittig, um stärkere Erschütterungen der Wirbelsäule mit Schmerzepisoden zu vermeiden. Die resultierende Fehlbelastung führt vermehrt zu Arthrosen der Kniegelenke (*Gonarthrosen*). Mit der Gangunsicherheit ist ein erhöhtes Fall- und Frakturrisiko verbunden. Der keilförmige Einbruch der Brustwirbel führt zum typischen Rundrücken („Witwen-" bzw. „Witwerbuckel"). Ein gutes Maß für die Beurteilung eines Rundrückens ist die Messung des Hinterkopf-Wand-Abstandes, wenn der Patient sich gerade mit dem Rücken zur Wand stellt. Eine ausgeprägte Kyphose kann zu einer Reduktion der Lungenkapazität führen.

Was haben Zähne, Haut und Haare mit Osteoporose zu tun?

Die Zähne sind in Knochenhöhlen eingebettet – verhindern Sie daher den Kieferschwund und bewahren Sie sich Ihr Lachen!

Zähne. Metabolische Osteopathien betreffen das gesamte Skelettsystem, also auch die Zähne und ihren Halteapparat. Patienten mit schwerer Osteoporose klagen daher häufig über Kieferschwund und Zahnprobleme mit Lockerung und Ausfall von Zähnen. Ursächlich kommen Erweiterungen der knöchernen Wurzelhöhlen (Alveolen) und Lockerung des aus Kollagen bestehenden Zahnhalteapparates in Frage. Ein alveolärer Knochenschwund wird auch im Rahmen einer Periodontitis beobachtet. Studien haben gezeigt, dass bei diesen Patienten der Einsatz von Bisphosphonaten sowohl die Kollagenasen als auch die osteoklastäre Aktivität im Kieferbereich hemmt.

Haut. Es besteht ein Zusammenhang zwischen dünner, transparenter Haut und Osteoporose. Eine dünne Haut kann man am besten auf dem Handrücken erkennen (dünne, durchscheinende Venen). Es ist aber nicht zulässig, aus einer Ultraschallmessung der Hautdicke allein indirekt die Knochenmasse beurteilen zu wollen. Blonde Personen sollen häufiger an Osteoporose erkranken als Personen mit dunklen Haaren oder dunkler Haut.

Die Rolle der konventionellen Röntgenaufnahmen bei Osteoporose

Das konventionelle Röntgen erlaubt zwar nicht die Frühdiagnose, aber es liefert wichtige Informationen bei der manifesten Osteoporose, z. B. die Form der Wirbelkörper.

Röntgenaufnahmen des Skelettes lassen eine allgemeine Osteopenie erst bei einem Substanzverlust von 30–40 % sicher nachweisen. Für eine Frühdiagnose der Osteoporose sind sie daher nicht geeignet. Sie sind aber sehr wertvoll, abgelaufene stumme Frakturen oder Einbrüche nach Art und Lage zu entdecken und zu quantifizieren. Die Osteoporose führt an der Wirbelsäule zunächst zu einer Rarefizierung der Spongiosa und erst später zu einer Verschmälerung der Kortikalis. Eine auffällige Rahmenstruktur der Wirbelkörper entspricht einem generellen Spongiosaschwund bei noch erhaltener Kortikalis. Die „wie mit dem Bleistift gezeichnete" Wirbelkörperkontur ist Ausdruck dieses trabekulären Knochenschwundes („picture frame" oder „empty box"). Eine zusätzliche vertikale Akzentuierung der Spongiosa lässt den frühen Verlust horizontaler Strukturen gut erkennen („Vertikalisierung"). Übrig bleibt vor allem die am stärksten belastete vertikale Bälkchenarchitektur („Tragende Säulen"). Ein weiteres nützliches diagnostisches Kriterium ist die „Ballonierung" der Bandscheibenräume,

Ausdruck der fortschreitenden Impression der Grund- und Deckplatten (Bikonkavität der Wirbelkörper). Folgende *röntgenologische Kriterien* sprechen bei Auswertung lateraler Röntgenbilder der Wirbelsäule für das Vorliegen einer Osteoporose:

▶ erhöhte Strahlendurchlässigkeit,
▶ Betonung vertikaler Knochenbälkchen,
▶ Einbruch und Verdünnung der vertebralen Endplatten,
▶ Nachweis von Kompressionsfrakturen.

Bei der *Abklärung sekundärer Osteoporosen* und bei unklaren Rückenschmerzen sind konventionelle Röntgenbilder der Wirbelsäule unentbehrlich. Sie zeigen charakteristische Veränderungen bei folgenden Erkrankungen:

Bei unklaren Rückenschmerzen sind Röntgenaufnahmen der Wirbelsäule unentbehrlich.

Degenerativ-entzündliche Gelenkveränderungen. Charakteristisch für Spondylarthrosen oder Spondylitiden sind subkortikale Sklerosierungen mit Randkantenausziehungen (Osteophyten) bis hin zu spangenförmigen Verknöcherungen.

Osteomalazie. Relativ sichere Zeichen für eine Mineralisationsstörung sind verwaschene Strukturen der Spongiosa sowie Looser-Umbauzonen in mechanisch belasteten und schmerzhaften Bereichen der Extremitäten. Eine wichtige Differentialdiagnose stellt die osteoporotische Ermüdungsfraktur dar. Die sichere Abgrenzung einer Osteomalazie erlaubt die Knochenbiopsie zusammen mit charakteristischen serologischen Befunden.

Maligne Knochenläsionen. Bei Verdacht auf eine maligne Wirbelkörperdestruktion sind Röntgenaufnahmen in zwei Ebenen angezeigt. Die Magnetresonanztomographie der Wirbelsäule klärt den Verdacht einer malignen Knochenmarkerkrankung (z. B. multiples Myelom) oder von Knochenmetastasen (z. B. metastasiertes Mammakarzinom). Entzündliche Knochenläsionen (Osteomyelitiden, M. Paget) müssen davon abgegrenzt werden.

Hyperparathyreoidismus (HPT). Beim primären und sekundären Hyperparathyreoidismus finden sich vergleichbare radiologische Veränderungen, wobei bei der renalen Osteodystrophie noch eine Mineralisationsstörung hinzukommen kann. Die Spongiosastruktur ist verwaschener als bei der Osteoporose. Im fortgeschrittenen Stadium kommen pseudozystische Aufhellungen („braune Tumoren") hinzu. Breite endplattennahe Verdichtungen und zentral aufgelockerte Wirbelareale führen zu einer typischen Dreischichtung (Sandwich-Wirbel, „Rugger-Jersey-Spine").

Fluorose. Im späten Stadium werden marmordichte, sklerotische Wirbelkörperstrukturen mit Osteophyten und Verkalkungen der Längsbänder beobachtet. Diese Knochenveränderungen werden heute immer seltener gesehen, da andere, effektivere Therapien zur Verfügung stehen.

Laterale Röntgenaufnahmen der Wirbelsäule lassen Frakturen der Wirbelkörper rasch und zuverlässig erkennen.

Bei allen Patienten mit klinischem Verdacht auf eine Wirbelfraktur sollten seitliche Röntgenaufnahmen der Brust- und Lendenwirbelsäuledurchgeführt werden. Der Verdacht ist bei neu auftretenden, einschießenden Rückenschmerzen, bei einer Abnahme der Körpergröße um mehr als 4 cm und bei ausgeprägtem Rundrücken gegeben . Die Kompressionsfraktur eines Wirbels verursacht ungefähr 1 cm Höhenverlust. Im höheren Lebensalter gibt es allerdings noch weitere Gründe für eine Verringerung der Körpergröße wie z. B. Verschmälerung der Bandscheiben oder verminderter Muskeltonus im Rückenbereich.

Andere wertvolle bildgebende Verfahren

Morphometrie („morphometric X-ray absorptiometry", MXA) der Wirbelkörper.
Dabei werden Röntgenaufnahmen der Brust- und Lendenwirbelsäule ausgemessen. Größe und Konturen der Wirbelkörper werden mit Hilfe eines automatisierten Konturfindungsprogramms analysiert. Allen gebräuchlichen Verfahren gemeinsam ist die Vermessung der Wirbelkörperhöhen: anterior (Ha), medial (Hm) und posterior (Hp). Bei einer Höhenreduktion von >15 % bzw. >4 mm spricht man von einem Wirbelkörpereinbruch (Kompressionsfraktur).

Gebräuchliche morphometrische Methoden sind:
▶ „Vertebral Deformation Score" (VDS) nach Kleerekoper. Dieses Programm gibt noch die Frakturwinkel, die projizierte Wirbelkörperfläche und die Fläche der Zwischenwirbelräume an. Eine einfache Frakturdefinition ist die 25 %-Definition: eine Höhendifferenz von 25 % zwischen zwei benachbarten Wirbeln. Je nach Ausmaß der

Wirbeleinbrüche spricht man von VDS 0–3. VDS 3 bedeutet z. B. eine Kompressionsfraktur mit Einbruch von Ha, Hm und Hp.

▶ „Spine Deformity Index" nach Minne: Er bezieht die Wirbelkörperform jeweils auf den 4. Brustwirbelkörper derselben Wirbelsäule.

„Singh-Index". Der Grad der Rarefizierung der Trajektionslinien im Bereich des proximalen Femurs korreliert mit dem Bruchrisiko in diesem Bereich. Fünf anatomische Gruppen von Trabekeln können definiert werden, die wiederum die Basis für den „Singh-Index" bilden. Er besteht aus 3 normalen Stadien und 3–4 Stadien zunehmend schwererer Osteoporose (Grade 1–7).

Andere Parameter des proximalen Femur. Die Länge des Femurhalses („hip axial length") korreliert mit dem Frakturrisiko in diesem Bereich, unabhängig vom spongiösen und kompakten Knochen des proximalen Femurs. Folgende radiologische Parameter werden verwendet, um das Frakturrisiko im proximalen Femur zu bestimmen:

Der proximale Femur und der Oberschenkelhals haben ihre eigenen Parameter und Indices.

▶ Dicke des medialen Schaftkortex 3 cm unterhalb des Trochanter minor,
▶ Dicke des medialen Kortex in der Mitte des Femurhalses,
▶ Durchmesser des Femurkopfes,
▶ Durchmesser der intertrochantären Region,
▶ Breite des Acetabulums.

Mikroradioskopie. Um frühe Zeichen der Osteoporose im peripheren Skelett radiologisch zu entdecken, wurden Methoden wie z. B. die Vergrößerungsradiographie und Radiogrammetrie entwickelt. Die Vergrößerungsradiographie wird eingesetzt, um subtile Veränderungen im Bereich des Handskelettes zu entdecken. Die Radiogrammetrie der Metakarpale ist eine reproduzierbare Methode, um die kortikale Dicke des Knochens zu bestimmen. Diese Methode ist preiswert und einfach durchzuführen, erlaubt jedoch nicht die frühe Diagnose einer Osteoporose.

Skelettszintigraphie („Bone-Scan"). Lokale Knochenläsionen oder Frakturen werden mit Hilfe ^{99m}Tc-markierter Bisphosphonate dargestellt. Ihr Vorteil liegt in einer raschen Beurteilung des gesamten Skelettes. Herdförmige Mehranreicherungen im Bereich der Wirbelsäule deuten auf Frakturen oder auf degenerative, entzündliche oder neo-

Fokale Knochenläsionen im Skelettszintigramm bedürfen einer sorgfältigen Abklärung!

plastische Läsionen hin. Bereits zwei Tage nach einer Fraktur ist eine Anreicherung zu erwarten. Wegen der begrenzten strukturellen Darstellung bleibt die Abklärung einer „Anreicherung" weiteren bildgebenden Verfahren vorbehalten.

Computertomographie (CT). Mit dieser Methode lässt sich die Knochenstruktur besonders gut analysieren. Es wurde daher schon früh versucht, damit auch die Spongiosastruktur und die Knochenrinde darzustellen. Dies wird nur mit modernen, hochauflösenden Geräten (Schnittdicke etwa 0,5 mm) und spezieller Bildverarbeitung annähernd erreicht, allerdings auf Kosten einer höheren Strahlenbelastung. Die Stärke der CT liegt heute in der quantitativen Computertomographie (QCT), die später noch besprochen wird.

> Hochauflösende CT erlauben heute die Darstellung des trabekulären Knochen – allerdings auf Kosten einer hohen Strahlenexposition.

Magnetresonanztomographie (MRT). Sie ist frei von jeglicher Strahlenbelastung, dient vor allem der Darstellung des Knochenmarks und benachbarter Weichteile und ermöglicht die Unterscheidung von Fettmark und blutbildendem Mark. Die Domäne der MRT ist die Darstellung entzündlicher oder tumoröser Infiltrate im Knochenmark. Sie ist die Methode der Wahl zur Abklärung von Befallmustern maligner Knochenmarkprozesse (multiples Myelom, Lymphome, Leukämien, Metastasen) und zur Diagnosestellung eines lokalen ödematösen Prozesses (transiente Osteoporose, Frühform eines M. Sudeck). Sie ist auch die Methode der Wahl zur Differenzierung von osteoporotischen und metastatischen Wirbelkörperfrakturen. Spezielle Gradientenechosequenzen und die Applikation von Kontrastmittel lassen die Darstellungsqualität und damit die diagnostische Aussagekraft noch erheblich verbessern.

> MRT – die beste Methode zur Darstellung von entzündlichen und malignen Knochenmarksläsionen.

Knochendichte (BMD) – der entscheidende diagnostische Parameter!

Warum soll die Knochendichte gemessen werden?

Die einzige Möglichkeit einer frühen Diagnosestellung der Osteoporose, also vor Auftreten von Frakturen, ist die Quantifizierung der Knochendichte. *Knochendichtemessungen,* „bone mineral density tests" („BMD-tests") analysieren die Knochendichte in verschiedenen Arealen des Skelettes und erlauben, belegt durch zahlreiche Studien,

> Die Knochendichte ist der bewährte und zuverlässige Parameter zur Diagnosestellung einer Osteoporose und zur Beurteilung des Frakturrisikos.

eine Risikoaussage für spätere Frakturen. Schon die Verminderung der Knochendichte um 10 % geht mit einer Verdoppelung des Frakturrisikos im Bereich der Wirbelsäule und mit einer Verdreifachung im Bereich des Oberschenkelhalses einher. Liegen bereits Frakturen vor, so wird diese Messung eingesetzt, um die Diagnose einer Osteoporose zu sichern und den Schweregrad des Knochenschwundes im Axialskelett festzulegen. Die Knochendichtemessung liefert folgende *Informationen*:

▶ Sie entdeckt eine Osteopenie bzw. Osteoporose noch vor Auftreten von Frakturen.
▶ Sie sagt das Risiko einer späteren manifesten Osteoporose voraus.
▶ Sie zeigt die Rate des Knochenverlustes („Progression") in Kontrollmessungen.
▶ Sie dokumentiert die Wirksamkeit einer Behandlung.
▶ Sie erhöht die Compliance von Patienten und Arzt.

Die Korrelation zwischen BMD und Frakturrisiko ist gut dokumentiert. Die Beziehung zwischen Knochendichte (gemessen an Hüfte und Lendenwirbelsäule) und Oberschenkelhalsfraktur ist sogar dreimal zuverlässiger als die zwischen Cholesterinspiegel im Blut und Herzinfarkt. Derzeit ist die Knochendichtemessung die beste Methode, um das Frakturrisiko zu bestimmen und den Therapieerfolg für den Patienten zu dokumentieren.

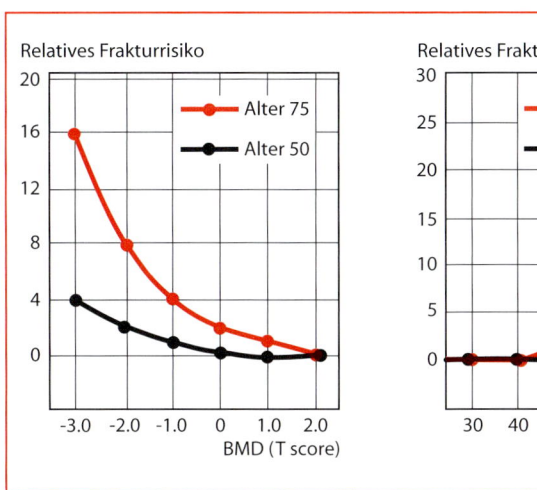 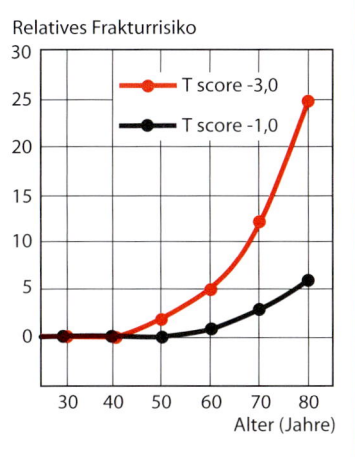

Abb. 5.3. Relatives Frakturrisiko in Abhängigkeit von Knochendichte (BMD) und Alter

Tabelle 5.2. Techniken zur Messung der Knochendichte (BMD)

Methode	Precision (%)	Accuracy (%)	U-Dauer (min)	Strahlendosis (mRem)
Dual-energy X-ray absorptiometry (DXA) – Lendenwirbelsäule AP – Lendenwirbelsäule lateral – Proximaler Radius – Distaler Radius – Proximaler Femur – Gesamtkörper	1–2	3–5	2–8	1–3
Quantitative Computer-Tomographie (QCT) – Lendenwirbelsäule – Radius (pQCT)	2–10	5–20	10–15	1–1000
Quantitativer Ultraschall (QUS) – Ferse – Finger – Patella	–	2–8	5–10	0

Precision: Fehler (%) bei mehreren Messungen.
Accuracy: Fehler (%) um den tatsächlichen Wert.
U-Dauer: Untersuchungsdauer.
Eine Standard-Thorax-Röntgenaufnahme wird mit einer Strahlendosis von 100 mRem bemessen.

Welche Geräte sollen benutzt werden?

Gemessen wird der *Knochenmineralgehalt* („bone mineral content", BMC) in Gramm bzw. die *Knochenmineraldichte* („bone mineral density", BMD) in Gramm pro cm^2 oder Gramm pro cm^3. Die *Zuverlässigkeit und Genauigkeit einer Messung* hängt ab:

▶ vom Gerätetyp (Pencil-, Fan- oder Flash-Beam-Technik),
▶ von der regelmäßigen (täglichen) Eichung am Phantom,
▶ von der Mitarbeit des Patienten (ruhiges Liegen),
▶ von der genauen, reproduzierbaren Einstellung durch den Untersucher,
▶ vom Ausmaß der Osteoporose (je geringer die Knochenmasse, desto ungenauer die Messung).

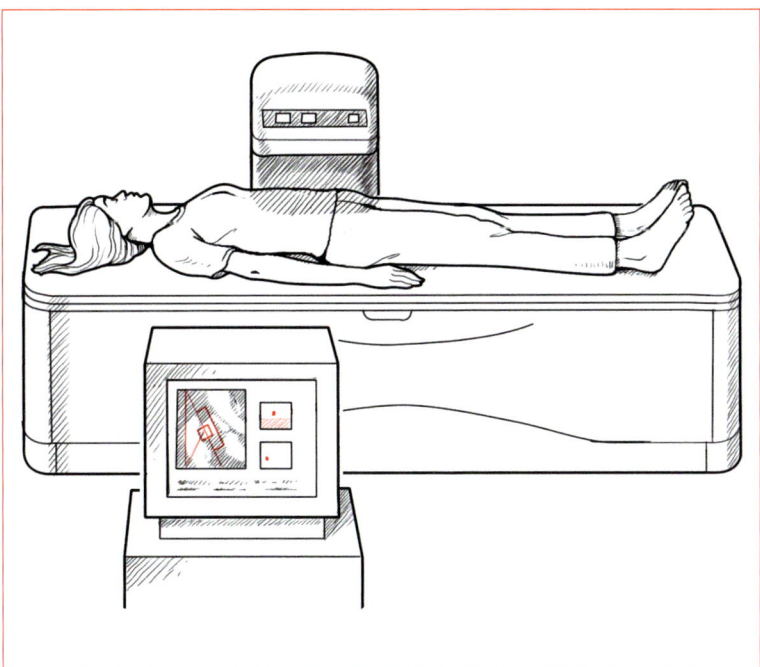

Abb. 5.4. DXA-Gerät zur Messung der Knochendichte im Bereich der Lendenwirbelsäule und der Hüften. Beachte die Positionierung der Patientin zur genauen Messung

DXA-Methode („dual energy X-ray absorptiometry", DEXA, DXA, selten auch QDR, DPX, DER genannt).

Es handelt sich dabei um die populärste und ausgereifteste Messmethode, der „Goldstandard" weltweit und in allen internationalen Therapiestudien. Die DXA-Methode wurde in den 80er Jahren entwickelt und ihre globale Anwendung begann 1988. Zwei Energiestrahlen unterschiedlicher Intensität werden durch das Skelett hindurchgeschickt. Aus der Menge der Strahlung, die durch den Knochen gelangt, kann die Knochendichte errechnet werden. Anhand der Messungen mittels zweier unterschiedlich energiereicher Strahlen kann der weichteilbedingte Absorptionsanteil ermittelt und eliminiert werden. Gemessen wird Lendenwirbelsäule und Hüfte (rechts und/oder links). Eine neue vielversprechende Methode ist die DXA-Messtechnologie mit Laserunterstützung an der Ferse. Inzwischen kann auch die gesamte Knochenmasse analysiert werden („Full

Wenn Sie die Wahl haben, setzen Sie die DEXA-Methode ein! DEXA ist weltweit der Goldstandard der Knochendichtemessung. Alle großen klinischen Studien haben die DEXA-Methode eingesetzt.

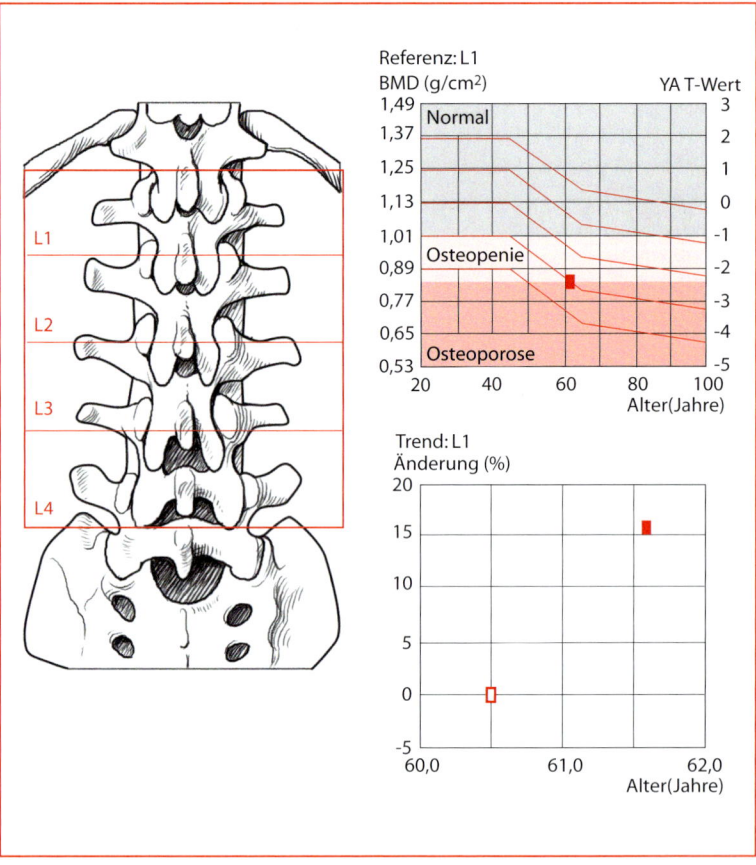

Abb. 5.5. DXA der Lendenwirbelsäule (L1–4). *Oben rechts*: Beachte den T-Score von -2,5, ein Grenzwert zwischen Osteopenie und Osteoporose. *Unten rechts*: Positiver Effekt von Alendronat auf die Knochendichte mit 15 % Zunahme nach einem Jahr Therapie

Die gleichzeitige Messung der Lendenwirbelsäule und der Hüfte erhöht die Zuverlässigkeit der Messung.

body DXA scanner"). Innerhalb der automatisch definierten Flächen wird dann der Mineralgehalt pro Fläche (g/cm^2) berechnet. Diese Messungen erfassen aber nicht ausschließlich die Wirbelkörper, sondern auch die Wirbelbögen und Dornfortsätze, die ebenfalls eine erhebliche Menge an Kompakta enthalten. Die „International Society of Clinical Densitometry" (ISCD) empfiehlt die Messung von mindestens zwei Skelettarealen, wobei sich die Diagnose nach dem niedrigsten T-

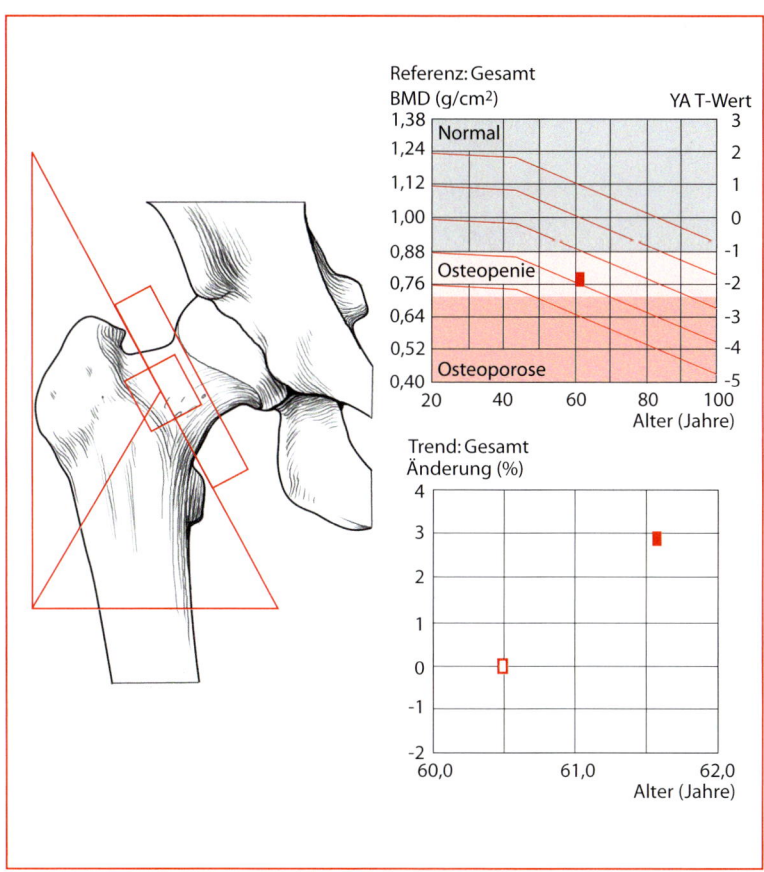

Abb. 5.6. DXA der rechten Hüfte mit Messung des Oberschenkelhalses, des Ward'schen Dreiecks, des Trochanters und des Oberschenkelschaftes. *Oben rechts*: Beachte T-Score von -2,0 im osteopenischen Bereich. *Unten rechts*: Positiver Effekt von Raloxifen auf die Knochendichte mit 3 % Zunahme nach einem Jahr Therapie

Score-Wert richtet. Im Bereich der Wirbelsäule wird von L1 bis L4 gemessen. Wichtige *Vorteile der DXA-Methode* sind:

▶ Sie ist nicht invasiv und stellt daher keine Belastung für den Patienten dar.
▶ Sie ist mit den modernen Geräten sehr schnell (5–10 min) durchzuführen. Bei der neuen Flash-Beam-Technologie dauert die Messung selbst nur 1–2 s.
▶ Sie ist preiswert (ungefähr 30 EUR).
▶ Sie hat eine sehr geringe Strahlenbelastung (13 mRem, dies entspricht nur 1/10–1/100 einer normalen Röntgenaufnahme). Die neue Flash-beam-Technologie kommt mit einer Dosis von $<10\mu$SV (1 mRem/Areal) aus.
▶ Sie misst die für die Osteoporose empfindlichsten und frakturgefährdetsten Skelettareale (Lendenwirbelsäule und Hüfte).
▶ Sie misst sehr genau und ist daher ideal für Kontrollmessungen (Richtigkeit 2–6 %, Präzision 1–3 %).
▶ Sie ist die von der WHO und vom DVO („Dachverband Osteologie") anerkannte und empfohlene Standardmethode zur Diagnosestellung der Osteoporose.
▶ Sie wurde in allen großen Therapiestudien als Methode der Knochendichtemessung eingesetzt.

Achten Sie auf die vielfältigen Fallstricke bei der Knochendichtemessung!

Die Knochendichtewerte werden für die Lendenwirbelkörper 1–4 jeweils einzeln und in Kombinationen ausgedrückt. Damit können einzelne defekte Wirbel bei der Berechnung ausgeschlossen werden. Eine lange Liste von Faktoren, die mit Dichteänderungen in der Wirbelsäule oder in den benachbarten Weichteilen einhergehen, können die Messergebnisse verfälschen und müssen in der Auswertung berücksichtigt werden. Bei ausgeprägten degenerativen Veränderungen oder bei schwerer Skoliose wird auf die Messung der Lendenwirbelsäule ganz verzichtet und nur die Hüfte berücksichtigt. Auch innerhalb des proximalen Femurs kann es große Dichteunterschiede geben, sodass in Kontrollmessungen stets nur die gleichen Areale verglichen werden dürfen. Der einzige Nachteil der DXA-Messung ist die integrale Messung des zu untersuchenden Skelettareals. Manchmal ist nicht genau zu erkennen, ob auch Kalkstrukturen (z. B. Aortenkalk, verkalkte Lymphknoten oder Muskelanteile, Spondylophyten) oder andere absorbierende Substanzen (Metallverschlüsse, röntgendichte Kontrastmittel, Kalziumtabletten) in die Messung mit eingehen. Diese Fehlerquelle kann durch eine vorausgehende Röntgenaufnahme der Lendenwirbelsäule vermieden werden. Neue Geräteentwicklungen können auch in seitlicher Projektion messen und durch höhere Bildauflösung sogar die Struktur der Wirbelkörper und der Hüfte detailliert darstellen.

Zwei Begriffe sind im Rahmen der Auswertung der DXA-Messung klinisch von Bedeutung:

! *Z-Score (Z-Wert):* Vergleich der Knochendichte der untersuchten Person mit „Normalpersonen im gleichen Alter und mit gleichem Geschlecht" („age- and sexmatched controls").

! *T-Score (T-Wert):* Vergleich der Knochendichte der untersuchten Person mit der eines normalen jungen Erwachsenen (20–30 Jahre alt; Vergleich mit der „maximalen Knochendichte").

T-Score – der entscheidende Wert zur Beurteilung des Frakturrisikos!

Da die BMD im Alter in allen Skelettarealen abnimmt, ist bei allen untersuchten Patienten, die älter als 30 Jahre sind, der T-Wert niedriger als der Z-Wert, wobei die Unterschiede mit dem Alter zunehmen. Definitionsgemäß beruht die Diagnose der Osteoporose auf einem T-Wert von <-2,5 SD (Standardabweichung).

Ein-Spektrum-Absorptiometrie („single energy X-ray absorptiometry", SXA) Diese Methode wird heute immer noch angewendet, um die Knochendichte im Bereich der Ferse (mit geringem Anteil von Weichteilen) zu messen.

Quantitative Computertomographie (QCT). Sie ist die beste Methode, um einen frühen Verlust an trabekulärem Knochen der Wirbelsäule zu entdecken. Sie erlaubt eine Unterscheidung von spongiösen und kompakten Knochen. Diese Methode dauert ungefähr 20 Minuten und hat eine höhere Strahlenbelastung (100–300 mREM) als die DXA-Methode, ist also für häufige Kontrollmessungen nicht so geeignet. Messungen im Hüftbereich sind mit den üblichen Geräten nicht möglich. Zu Beginn der Untersuchung wird zur Festlegung der Schichtebenen ein seitliches digitales Radiogramm der LWS angefertigt. Anhand dieses Bildes werden die Schichtebenen in LWK 1–3 festgelegt. Zwei-Spektrum-Untersuchungen vermindern den „Fettfehler" um den Faktor 4. Die gemessenen, mit einem Kalibrierphantom verglichenen Werte können und dürfen nicht als T-Wert angegeben werden, sondern werden als *Masse an Hydroxylapatit (HA)* pro Volumeneinheit berechnet.

QCT erlaubt die getrennte Messung spongiösen und kortikalen Knochens und ist vor allem bei ausgeprägten degenerativen Veränderungen der Wirbelsäule sinnvoll.

Normal	> 120 HA/cm³
Osteopenie	$80–100$ HA/cm³
Osteoporose	< 80 HA/cm³

Kleine, preiswerte
Instrumente sind für die
Messung kleiner Knochen
(z. B. Finger) verfügbar.
Sie erlauben aber nur eine
Beurteilung des gemesse-
nen Areals und dürfen nicht
kritiklos auf das Axialskelett
übertragen werden.

Periphere quantitative Computertomographie (pQCT). Spezielle kleine Geräte messen in der Peripherie an den Fingern und am Handgelenk. Diese peripheren Messergebnisse dürfen aber nicht unkritisch auf das Gesamtskelett übertragen werden. Sie geben nur eine – wenn auch genaue – Aussage über das gemessene Areal. Wir kennen aber viele achsenskelettbetonte Osteoporosen, bei denen die selektiven Spongiosamessungen am distalen Radius in keiner Weise mit dem Knochenschwund an Wirbelsäule oder Hüfte korrelieren. Die Zukunft der Computertomographie wird in der direkten Darstellung der Architektur der Knochenbälkchen mittels Ultrahochauflösung und computergesteuerter dreidimensionaler Darstellung (3D-CT) liegen. Bei dieser Entwicklung ist allerdings die höhere Strahlenbelastung zu berücksichtigen.

Quantitative Ultraschallmessung („quantitative ultrasound", QUS). Diese Messmethode wird bereits mit Erfolg bei vielen Erkrankungen durchgeführt. Im Vergleich zu den Röntgenstrahlen verhalten sich die Ultraschallwellen völlig anders und komplexer im Knochengewebe: Es werden nicht nur die Resorption, sondern auch die Geschwindigkeit und die Reflexion der Schallwellen im Knochen und auf der Knochenoberfläche gemessen. Bei der QUS werden also prinzipiell zwei Parameter zur Beurteilung des Knochens herangezogen:

▶ *Schallgeschwindigkeit* („speed of sound", SOS, m/s),
▶ *Schallschwächung* („broadband ultrasound and attenuation", BUA, dB/MHz).

Einige Instrumente kombinieren SOS und BUA, um einen klinischen Index zu bestimmen:

„Quantitative ultrasound index" (QUI). Die Messungen erfolgen mit einem kombinierten Schallsender und -empfänger, die an gegenüberliegenden Knochenoberflächen positioniert werden müssen. Die Ultraschallmethode eignet sich daher für gut zugängliche Knochen wie Kalkaneus, Radius, Tibia und Phalangen. Die Ergebnisse der Ultraschallmessung werden vorwiegend durch drei Parameter beeinflusst:

▶ Mikroarchitektur des Knochens,
▶ Mineralgehalt der Knochenmatrix,
▶ Elastizitätsfaktor.

Vorteil dieser Methode dürften zusätzliche Informationen über Kompaktastärke und Bälkchenarchitektur sein. Sie hat sich wegen ihrer einfachen Anwendung und der fehlenden Strahlenbelastung als *Screeningmethode* durchgesetzt, kann aber die DXA-Messung noch nicht ersetzen. Es muss betont werden, dass Normalwerte an den Fingern eine schwere Osteoporose im Bereich der Wirbelsäule oder Hüfte nicht ausschließen. Bei „osteoporotischen" Werten der Phalangen muss aber von einer generalisierten Osteoporose ausgegangen und diese mittels DXA der Lendenwirbelsäule und Hüfte weiter dokumentiert werden. Die Fingermessung ist besonders wertvoll bei Patienten mit rheumatischen Erkrankungen. Neue Studien haben gezeigt, dass die Ultraschallmessung der Ferse das Risiko einer Oberschenkelhalsfraktur vorhersagen kann, unabhängig von der Knochendichte im Bereich des Oberschenkels. Bei einer Abnahme von 1 SD in der Knochendichtemessung der Ferse nimmt das Risiko für eine Oberschenkelhalsfraktur um das Doppelte zu, vergleichbar mit den Resultaten der DXA-Messung. Derzeit kann die Ultraschallmessung für die Therapiekontrolle noch nicht empfohlen werden.

QUS der Ferse wird heute als „Screening" zur Einschätzung des Frakturrisikos akzeptiert.

Welche Knochen sollen gemessen werden?

Ein Grundsatz besagt, dass jede Knochendichtemessung nur eine Aussage über das gemessene Areal erlaubt. Wir wissen, dass sich eine Osteoporose ganz unterschiedlich in den Skelettanteilen manifestieren kann. Am frühesten und stärksten betroffen sind in der Regel Skelettareale mit hohem Anteil von trabekulären Knochen, also vor allem Wirbelkörper und Hüfte. Dort ereignen sich die folgenschwersten Frakturen. Wir messen also immer Lendenwirbelsäule und Hüfte nach einem genauen topographischen Schema.

An der *Wirbelsäule* werden die Lendenwirbel L1–4 einzeln und gesamt gemessen. Frakturierte und degenerativ stark veränderte Wirbelkörper sowie L5 werden ausgespart.

Die Knochendichte-
messung an LWS und Hüfte
ist die zuverlässigste
Methode zur Beurteilung
der Osteoporose.

Tabelle 5.3. Vergleich der verschiedene Knochendichtemessorte und ihre Aussagekraft bezüglich des Frakturrisikos

Frakturlokalisation	Knochendichtemessort			
	Unterarm	Ferse	LWS	OSH
Unterarm	1,8	1,8	1,6	1,6
Wirbelkörper	1,6	KA	2,0	1,9
Hüfte	1,6	1,8	1,3	2,6

Die Zahlen bedeuten die relative Zunahme des Frakturrisikos pro Abnahme um
eine Standardabweichung in der Knochendichtemessung.
KA keine Angaben, *LWS* Lendenwirbelsäule, *OSH* Oberschenkelhals.
(Aus Eddy et al. 1998)

Messungen der *Hüfte* werden an vier Regionen durchgeführt:
▶ Oberschenkelhals,
▶ Trochanterregion,
▶ Intertrochanterregion,
▶ Ward-Dreieck,
▶ Total.

Bei der Verlaufsbeurteilung
muss unbedingt die exakt
gleiche Messstelle einge-
stellt und mit dem gleichen
Gerät gemessen werden.

Bei Kontrollmessungen müssen diese Regionen wieder exakt eingestellt werden. Es empfiehlt sich daher, Verlaufsmessungen immer mit
dem gleichen Gerät und möglichst vom gleichen Untersucher durchführen zu lassen.

Die Messung der *Ferse* (Kalkaneus) bietet sich wegen des Spongi-
osareichtums und der guten Zugänglichkeit an. Die QUS-Methode
erfolgt entweder im Wasserbad oder mit Gel als Direkt-Kontakt-Me-
thode. Das Problem dieses Messortes liegt in der unterschiedlich ver-
teilten Rarefizierung entsprechend den Trajektionslinien, sodass bei
Kontrollmessungen die exakt gleiche Stelle eingestellt werden muss.
Bei der DXA-Methode der Ferse existiert dieses Problem nicht, da die
gesamte Ferse und vor allem das Messareal genau abgebildet wird und
später wieder eingestellt werden kann. Mit der Verwendung von Dual-
röntgen und Lasertechnologie (DXL) können Messfehler durch Kno-
chenmarkfett und Fersendicke weiter reduziert werden. Mit diesem
verbesserten BMD-Scanning der Ferse wird mehr als 95 % Übereinstimmung mit axialen DXA-Messungen an Hüfte, LWS oder Ganzkör-
per erreicht. Weiter Vorteile dieser neuen Messmethode (*DXL Cal-
scan*) sind:

Verlassen Sie sich bei der
Diagnosestellung der
Osteoporose niemals auf
eine periphere Knochen-
messung allein.

▶ Genauigkeit > 98 % in vitro,
▶ Präzision 1,2 % in vivo,
▶ Messzeit < 1 min,
▶ einfache Bedienung,
▶ benutzerunabhängige interne Kalibrierung.

Der *Radius* war traditionell der Messort, der am häufigsten untersucht wurde. Wegen des unterschiedlichen Anteils spongiösen und kortikalen Knochens in den verschiedenen Messorten und der Software-abhängigen Unterschiede ist der Wert dieser Untersuchung eingeschränkt. Dies gilt für die pQCT- wie für die QUS-Methode dieses Areals. Der Vorteil der pQCT liegt in der Möglichkeit, die Knochenarchitektur des distalen Radius mit darzustellen.

Häufig kommen besorgte Frauen in die Ambulanz, die eine Messung der *Finger* (Phalangen) vorlegen, mit der Diagnose einer „schweren Osteoporose mit sehr hohem Frakturrisiko und Behandlungsbedürftigkeit". Eine daraufhin durchgeführte DXA-Messung der Lendenwirbelsäule und Hüfte ergibt immer wieder zum Erstaunen der Patienten normale Knochenwerte. Auch können umgekehrt normale Dichtewerte der Finger und trotzdem eine schwere Osteoporose im Achsenskelett gefunden werden. Dabei handelt es sich nicht um diskrepante oder gar falsche Werte, vielmehr liegen unterschiedliche Dichte- bzw. Schallwerte in verschiedenen Skelettbereichen vor. Demnach darf die Diagnose einer generalisierten Osteoporose niemals mit einer einzelnen peripheren Messung gestellt werden! DXA-Messungen zur Therapiekontrolle müssen immer an der gleichen Stelle und mit dem gleichen Messgerät, in der Regel in jährlichen Abständen durchgeführt werden.

Bestimmungen der *gesamten Knochenmasse* werden bisher nur in Studien durchgeführt, stellen aber für moderne DXA-Geräte kein Problem dar.

Wer soll zur Knochendichtemessung gehen?

Noch vor wenigen Jahren beruhte die Diagnose einer Osteoporose auf der Krankengeschichte, auf Röntgenbildern und klinischen Symptomen, insbesondere auf dem Nachweis von Frakturen. Die *klinische Relevanz der quantitativen Knochendichtemessung* beruht auf zwei wichtigen Annahmen:

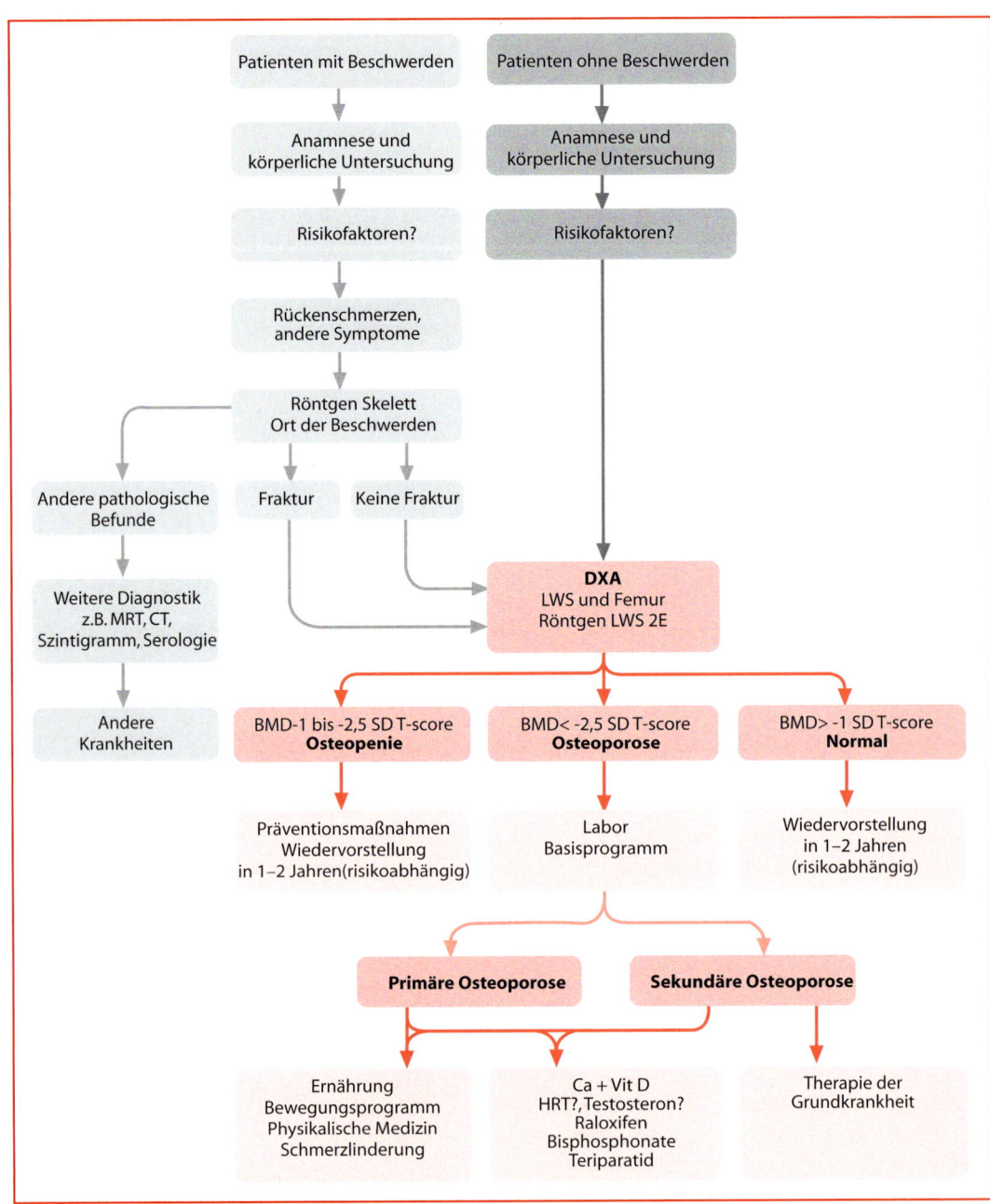

Abb. 5.7. Algorithmus zur Diagnosestellung und Behandlung der Osteoporose

▶ dass die Knochendichte mit dem Frakturrisiko korreliert,
▶ dass die modernen Behandlungsformen die Knochenmasse wieder anheben können.

In der Tat kann die Diagnose der Osteoporose mit Einführung der Knochendichtemessung bereits in einer frühen, asymptomatischen Phase gestellt werden. Eine niedrige Knochendichte ist als wichtigster Risikofaktor für osteoporoseassoziierte Frakturen anerkannt, vergleichbar mit dem Blutdruck oder dem Cholesterinspiegel als zuverlässige Risikofaktoren für drohende kardiovaskuläre Erkrankungen. Trotzdem werden Knochendichtemessungen noch immer nicht als Bestandteil eines Vorsorgeprogramms anerkannt. Von gesundheitsbewussten Personen ist dieser Test schon längst in ihrer klinischen Bedeutung erkannt worden. Die Knochendichtemessung ist billig, schnell und zuverlässig durchzuführen. Sie vereinfacht wesentlich die Diagnosestellung und Verlaufsbeurteilung der Osteoporose.

Indikationen für die Knochendichtemessung. Die DXA-Methode wird derzeit allen Frauen empfohlen, die mehrere Risikofaktoren aufweisen, z. B. wenn eine Frau früh in die Menopause kommt, in der Postmenopause keine Östrogensubstitution erhält oder eine Familienanamnese mit Osteoporose vorweisen kann. Nach den Richtlinien der „National Osteoporosis Foundation" (NOF, USA) wird eine Knochendichtemessung folgenden *Frauen* empfohlen:

▶ allen Frauen > 65 Jahre (unabhängig von weiteren Risikofaktoren),
▶ allen Frauen < 65 Jahre mit einem oder mehreren Risikofaktoren,
▶ allen postmenopausalen Frauen mit Frakturen,
▶ allen Frauen, die eine Osteoporosetherapie erwägen und deren Entscheidung vom Ergebnis einer Knochendichtemessung abhängt,
▶ allen Frauen, die sich einer längeren Hormontherapie unterziehen.

Indikationen für *Männer* sind im entsprechenden Kapitel später angegeben.

Zusätzliche Indikationen
▶ Altersabhängige Abnahme der Körpergröße,
▶ Rückenschmerzen unklaren Ursprungs,
▶ schlanke Raucher/Raucherinnen,

Die Therapieüberwachung erfolgt zuverlässig mittels DEXA-Messung. Da die Strahlenbelastung sehr niedrig ist, kann die Kontrolle jährlich oder sogar halbjährlich durchgeführt werden.

▶ vorausgegangene Frakturen,

▶ Gelenkserkrankungen mit eingeschränkter Beweglichkeit,

▶ Langzeittherapie (> 6 Monate) mit knochenschädigenden Medikamenten wie Kortikosteroide, Marcumar, Heparin oder Antiepileptika,

▶ Hyperthyreose und Hyperparathyreoidismus,

▶ transplantierte Patienten,

▶ chronische Erkrankungen und Operationen im gastrointestinalen Bereich,

▶ Anorexia nervosa,

▶ chronische Niereninsuffizienz.

Die Knochendichtemessung mittels DXA ist derzeit die einzige gut dokumentierte Methode, um den Therapieerfolg bei Osteoporose zu dokumentieren. Eine jährliche Messung steigert zudem die Compliance des Patienten und des Arztes. Halbjährliche Messungen sollten bei Risikopatienten, z. B. unter Kortikosteroidtherapie durchgeführt werden.

Knochendichtemessung bei Kindern – jetzt ebenfalls möglich!

DEXA kann auch bei Kindern angewandt werden, mit Vorliegen großer Normalkollektive. Im Gegensatz zu anderen Messmethoden spielt dabei die Knochengröße keine Rolle.

Bisher wurde der Analyse der Knochendichte während der Wachstumsphase wenig Bedeutung beigemessen. Vier Techniken sind jetzt in der *Pädiatrie* in Anwendung:

▶ die Standardmethode: DXA,

▶ die vielseitigste Methode: QCT,

▶ die neueste Methode: QUS,

▶ noch in der Entwicklung: MRT.

Bevorzugte Messorte sind Lendenwirbelsäule, Hüfte sowie Gesamtskelett, aber auch Bereiche in der Peripherie, wie Unterarm und Hände sind von Interesse. Die Strahlendosis für die DXA-Methode ist extrem niedrig, ungefähr 1 µSv für die Lendenwirbelsäule und 4 µSv für das gesamte Skelett. Bei Kindern beträgt die Präzision der Messung in den meisten Studien 1–2,5 %. Die spezielle Software für Kinder benötigt längere Messzeiten, die die Einstellung etwas schwieriger gestalten. Vor kurzem haben führende Hersteller eine standardisierte Software für die Messung an der Lendenwirbelsäule vorgestellt. Niedrige

Betriebskosten sowie einfache Durchführung sind wesentliche Vorteile der DXA-Messung. Bei der QUS-Methode wurden SOS-Werte an Ferse, Kniescheibe und Phalangen des Daumens gewonnen, während BUA-Werte überwiegend an der Ferse gesammelt wurden. Diese Messwerte korrelieren offenbar mehr mit der Knochengröße als mit Veränderungen von Knochendichte.

Knochendichtemessung – strahlenarm!

Der Nachweis einer niedrigen Knochendichte ist der wichtigste objektive Risikofaktor für einen Knochenbruch. Zudem ist die Knochendichtemessung für den Patienten einfach und nicht belastend durchzuführen. Bedenkt man die „natürliche" Strahlenexposition von ungefähr 2400 µSv pro Jahr – z. B. 100 µSv während eines Transatlantikfluges – dann ist die Strahlenexposition von 10 µSv für eine DXA-Messung so niedrig, dass sie auch mehrmals in jährlichen Abständen für eine Kontrolluntersuchung herangezogen werden kann. Die *Strahlendosen* der derzeit verwendeten Techniken betragen:

Röntgenbild, Lendenwirbelsäule seitlich	1000 µSv
QCT	100 µSv
DXA PA	1–10 µSv
pQCT	1 µSv
QUS	0 µSv

Laboruntersuchungen bei Osteoporose – wann sind sie nützlich?

Welche Untersuchungen sind notwendig?

Bei der primären Osteoporose sind die üblichen Laborparameter in Blut und Urin im Normbereich. Bei der Abklärung sekundärer Osteoporosen ist die Laborchemie aber unverzichtbar. Folgendes *laborchemisches Screening* sollte bei Osteoporoseverdacht regelmäßig durchgeführt werden:

▶ Blutkörperchensenkung oder CRP,
▶ kleines Blutbild,

Wenige Routineuntersuchungen von Blut, Serum und Urin sind zur Abklärung sekundärer Osteoporosen nötig.

Tabelle 5.4. Labortests zur Abklärung der sekundären Osteoporose

Basistests	Krankheiten	Weiterführende Tests
Blutbild	Malabsorption	PTH, Vitamin D, Kalzium (S), Ferritin, Vitamin B12
	Multiples Myelom	Knochenmarkbiopsie, Eiweißelektrophorese (S,U)
	Leukämie	Blutausstrich
	Knochenmetastasen	PSA, Ca15–3, CEA
TSH	Hyper/Hypothyreose	Thyroxin (T4), T3
Glukose (S,U)	Diabetes mellitus	Oraler Glukosetoleranz-Test
Kortisol (S)	Cushing-Syndrom	ACTH, Dexamethason-Test
	M. Addison	ACTH
HIV-Antikörper	Aids	Infektionsdiagnostik
HLA B-27	M. Bechterew	CRP
Testosteron (S)	Hypogonadismus	SHBG, LH, FSH, Prolaktin, Östrogen
Kalzium (S)	Hyperparathyroidismus	PTH, Ca (S)
	Malabsorption	Blutbild, aP
	M. Crohn	PTH, Vitamin D
	Zöliakie	aP, Gliadin
	Osteomalazie	PTH, Vitamin D, aP
Alkalische Phosphatase	Chron. Niereninsuffizienz	PTH, Kalzium, aP (S)
	Osteomalazie	PTH, Vitamin D, Kalzium (S)
Eiweißelektrophorese	Multiples Myelom	Blutbild, KM-Biopsie
Leberenzyme	Hämochromatose	Eisen (S,U), Ferritin (S)
	Lebererkrankungen	
	Primäre biliäre Zirrhose	Antikörper
Kreatinin	Niereninsuffizienz	PTH, Kalzium, Phosphat (S)
Mastzelltryptase	Mastozytose	Hautbiopsie, KM-Biopsie

▶ Kalzium und Phosphat (Serum),
▶ alkalische Phosphatase (Serum),
▶ Glukose (Serum/Urin),
▶ Transaminasen und Gamma-GT (Serum),
▶ Kreatinin (Serum).

Nur bei entsprechendem Verdacht und bei auffallenden Laborwerten im Screening sind folgende Serumtests zusätzlich von Interesse:

▶ TSH sowie T3 und T4,
▶ Östrogen und/oder Testosteron,
▶ Vitamin-D-Metaboliten,
▶ Parathormon,
▶ Proteinelektrophorese, Immunoelektrophorese.

Es ist bemerkenswert, dass nur etwa 20 % der Frauen, aber bis zu 64 % der Männer mit Osteoporose im Rahmen der diagnostischen Abklärung eine zugrunde liegende Krankheit aufweisen (sekundäre Osteoporose).

Die Bedeutung der Knochenumbaumarker

Parameter des Knochenumbaus sind wichtig für Diagnosestellung und Monitoring progressiver Knochenerkrankungen wie z. B. Knochenmetastasen oder M. Paget. „Knochenmarker" erlauben es zwar nicht, eine Osteoporose zu diagnostizieren, sie können aber einige klinische *Fragestellungen* beantworten:

Knochenumbaumarker erlauben nicht die Diagnosestellung einer Osteoporose.

▶ Wie groß ist die Rate des Knochenumbaus (high oder low bone turnover)?
▶ Wie hoch ist das Risiko für osteoporotische Frakturen?
▶ Wie effektiv ist die laufende Therapie der Osteoporose?

Metaboliten des Knochenumbaus (Resorption und Formation) gelangen ständig in den Blutstrom und werden von dort über den Urin ausgeschieden. Diese Produkte können biochemisch identifiziert und im Blut/Urin gemessen werden. Von diesen Werten leitet sich die Einteilung in „high turnover" oder „low turnover" Osteoporose ab. *Knochenumbaumarker* umfassen zwei Substanzgruppen:

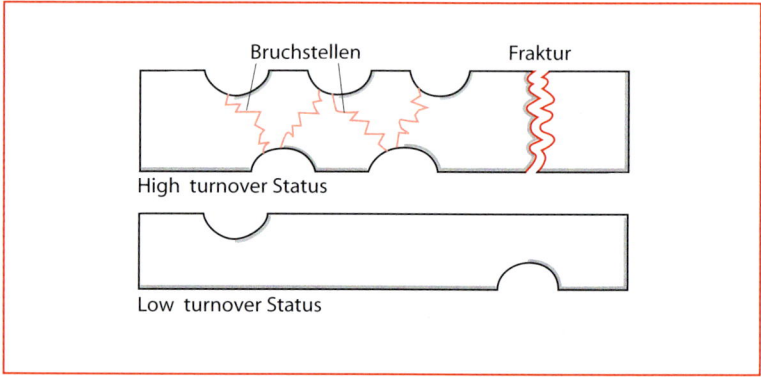

Abb. 5.8. Schematische Darstellung des „High-" und „Low-turnover-Status" osteoporotischer Knochenbälkchen, mit potentiellen Frakturlinien

▶ Enzyme, die bei der Knochenneubildung (von Osteoblasten produziert) oder Knochenresorption (von Osteoklasten abstammend) beteiligt sind,

▶ Metaboliten der Knochenmatrix, die im Rahmen des Abbaus oder der Neubildung (z. B. Typ-I-Kollagen) anfallen.

Knochenumbaumarker ersetzen in der Osteoporosediagnostik nicht die Knochendichtemessung, sie liefern aber wichtige Informationen über das zukünftige Ausmaß des Knochenschwundes und über das Frakturrisiko. Veränderungen der Knochenneubildung als Antwort auf eine Therapie verlaufen träge, sie sind erst nach mehreren Wochen erkennbar und erreichen nach Monaten ein Plateau. Biochemische Parameter der Knochenresorption fallen nach Beginn einer antiresorptiven Therapie dagegen innerhalb weniger Tage ab und erreichen bereits nach wenigen Wochen den Tiefpunkt. Mit dieser laborchemischen Analyse kann heute die richtige Medikamenteneinnahme und das Ansprechen der Therapie rasch beurteilt werden.

Parameter der Knochenneubildung: Dies sind vor allem die knochenspezifische alkalische Phosphatase (Knochen-AP), Osteokalzin und Osteonektin. Sie werden von Osteoblasten (möglicherweise auch von Endothelzellen) gebildet und spiegeln deren Aktivität wider. Die AP wird auch in verschiedenen anderen Organen wie z. B. Leber und Niere produziert. Die knochenspezifische AP kann mit hoher Spezifi-

Marker des Knochenbaus reflektieren die Osteoblastenaktivität.

Tabelle 5.5. Biochemische Marker des Knochenumbaus

Knochenresorption	Knochenformation
Blut	**Blut**
Tartrat-resistente saure Phosphatase (TRAP)	Gesamte und knochenspezifische alkalische Phosphatase
Freies Pyridinolin und Deoxypyridinolin	Osteokalzin
N- und C-Telopeptide des Typ-I-Kollagens	Prokollagen-I, C-und N-terminale Extensionspeptide
Cross-links	
Urin	
Kalzium/Kreatinin-Verhältnis im Nüchternurin	
Pyridinolin und Deoxypyridinolin	
Glykoside des Hydroxylysin	
N- und C-Telopeptide des Typ-I-Kollagens	

tät mittels Immunoassays unterschieden werden. Osteokalzin (OC) zeigt einen Tagesrhythmus und nur ungefähr 50 % kommen in die Blutbahn, während die restlichen 50 % in Hydroxylapatit eingebaut werden. OC reflektiert den Gesamtknochenumbau, also sowohl Resorption als auch Formation. Die Serumkonzentrationen des C- und N-terminalen Propeptids des Prokollagens Typ I (PICP und PINC) sind Marker des neugebildeten Kollagens im Körper, die also sowohl in den Osteoblasten im Knochen als auch in den Fibroblasten gebildet werden. PICP und PINC werden vollständig in das Blut sezerniert.

Parameter des Knochenabbaus: Diese bestehen überwiegend aus Abbauprodukten des Kollagens, wie z. B. den Kollagenquervernetzungen („cross-links"), die in das Blut freigesetzt und mit dem Urin ausgeschieden werden. Praktisch verwendet werden Desoxypyridinolin und „Cross-link-Telopeptide" des Kollagens Typ I. *Telopeptide* werden nach den endständigen Gruppen unterschieden:

▶ Amino-(N-)terminale Telopeptide (NTX, OSTEOMARK),
▶ Carboxy-(C-)terminale Telopeptide (CTX, CROSSLAPS).

Bei Messungen im Serum müssen erhebliche Tagesschwankungen und der Einfluss von Mahlzeiten berücksichtigt werden. Sowohl NTX

Hohe Spiegel der Resorptionsmarker korrelieren mit dem Frakturrisiko.

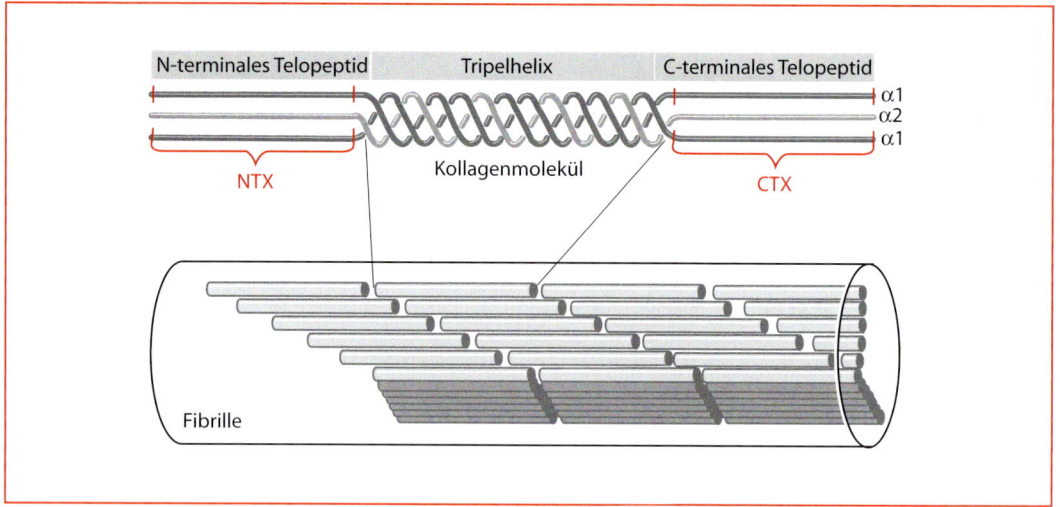

Abb. 5.9. Molekulare Struktur und Organisation des Kollagens in Fibrillen. Beachte Position der endterminalen CTX und NTX, die als biochemische Marker für den Kollagenabbau im Serum benützt werden

als auch CTX werden derzeit als die besten Parameter zur Beurteilung der Knochenresorption anerkannt.

Bone sialoprotein (BSP) ist ebenfalls ein interessanter sensitiver Marker des Knochenumbaus. BSP spielt auch eine wichtige Rolle für Adhäsion und Wachstum von Tumorzellen im Knochenmark (z. B. bei Brustkrebs und beim multiplen Myelom).

Hydroxyprolin sollte nicht mehr verwendet werden, da es auch ein Abbauprodukt von nicht knochenspezifischem Kollagen anderer Organe wie der Leber ist. Heute stehen knochenspezifischere Proteine, die zudem auch im Blut gemessen werden können, zur Verfügung.

Auch die *Kalziumausscheidung im 24-Stunden-Urin* ist als Marker des Knochenabbaus zu ungenau, da sie stark von der täglichen Kalziumaufnahme abhängt.

Die Wirksamkeit einer Behandlung kann mittels Knochenmarker nicht zuverlässig vorhergesagt werden. Daher müssen Veränderungen der Marker unter Therapie äußerst vorsichtig interpretiert werden. Die Ergebnisse des individuellen Patienten müssen mit der „least significant change" (LSC) verglichen werden. Die LSC ist die minimal

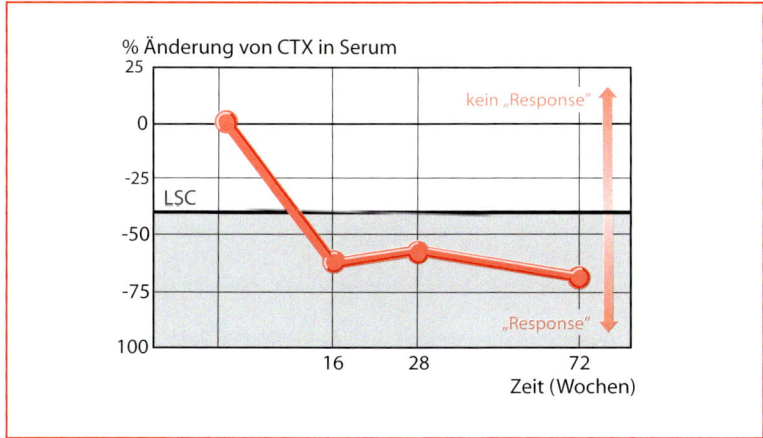

Abb. 5.10. Verlauf des Knochenresorptionsmarkers unter antiresorptiver Therapie. Eine Abnahme unter dem „least significant change" (LSC) wird als statistisch signifikant für ein Ansprechen der Therapie angesehen

notwendige Veränderung eines individuellen Patienten, um zumindest mit einer 95%igen Sicherheit die Veränderung als „real" und nicht als Ursache biologischer oder labormedizinischer Einflüsse einzustufen. Die LSC beträgt ungefähr 25% für die Formationsmarker und 40–65% für die Resorptionsmarker. Ungefähr 25% der Patienten, die mit Östrogen oder Bisphosphonaten therapiert werden, haben Veränderungen der Knochenresorptionsmarker, die größer als die LSC sind. Demgegenüber sind Raloxifen und Calcitonin mit kleineren Veränderungen der Knochenresorption verbunden. Trotzdem können diese Patienten durchaus eine vergleichbare Reduktion des Frakturrisikos aufweisen, selbst wenn sie eine geringe Reduktion der Knochenmarker oder eine geringe Zunahme der Knochendichte bewirken. Bei allen Fällen mit geringen oder *fehlenden Veränderungen der Knochenmarker* bzw. der Knochendichte ist eine klinische Abklärung angezeigt.

Der Vorteil einer Therapieüberwachung mit Knochenmarkern besteht darin, dass Veränderungen bereits innerhalb von Wochen nach Therapiebeginn nachgewiesen werden können. Es ist auch wichtig zu betonen, dass die Proben möglichst zur gleichen Tageszeit genommen werden und der Patient noch nüchtern ist. Weiterhin können die

Patienten können von einer antiresorptiven Therapie profitieren, selbst wenn die Knochenumbaumarker nicht abfallen und/oder die Knochendichte nicht ansteigt.

Werte des Knochenumbaus auch jahres- und tageszeitliche Schwankungen aufweisen. Leider liegen bisher noch keine Studien vor, ob die Bestimmung der Knochenmarker die Compliance der Patienten verbessern kann.

Wann ist heute eine Knochenbiopsie noch indiziert?

Die Knochenbiopsie kann entscheidend sein bei der Abklärung sekundärer Osteoporosen.

Um kein Missverständnis aufkommen zu lassen: die Diagnosestellung einer Osteoporose ist Domäne der Klinik und der Knochendichtemessung. Ferner ist darauf hinzuweisen, dass eine unveränderte Knochenhistologie in einer Beckenkammbiopsie eine Osteoporose an anderer Stelle, z. B. im Axialskelett nicht ausschließen kann. Trotzdem wird die Knochenbiopsie immer noch benötigt, um andere Erkrankungen des Knochens oder des Knochenmarks abzuklären.

Die *Gewinnung einer Knochenbiopsie* ist heute mit dem Einsatz der „Jamshidinadel" einfach und komplikationslos. Mit den neuen Biopsietechniken kann eine Knochenbiopsie problemlos ambulant durchgeführt werden und ist bei geschulter Anwendung praktisch schmerzfrei.

*Moderne histologische Einbettungs- und Untersuchungs*methoden (Methacrylateinbettung/Immunhistologie) erlauben heutzutage eine genaue Beurteilung der Knochenarchitektur, der Knochenstruktur, der Knochenzellen, des Knochenumbaus, der Mineralisation und des benachbarten Knochenmarkgewebes. In klinischen Studien können diese Parameter quantitativ mittels computergesteuerter Histomorphometrie bestimmt werden. Knochenbiopsien sind vor allem bei der Abklärung sekundärer Osteoporosen indiziert. Der Verdacht einer Mineralisationsstörung kann mittels Knochenbiopsie eindeutig abgeklärt werden. Ebenso liefert die histologische Auswertung des Knochengewebes wichtige Parameter zur Beurteilung des Knochenumbaus. Weitere Indikationen sind Erkrankungen des Knochenmarks oder maligne metastasierende Prozesse. Für den bloßen Nachweis eines Knochenschwundes ist jedoch eine Knochenbiopsie nicht mehr nötig.

Lebenslang stabile Knochen – frühzeitig vorbeugen!

Zum Erhalt eines stabilen Knochens und zur Vermeidung osteoporoseassoziierter Frakturen dient das folgende *Vorsorgeprogramm in 9 Stufen*. Eine Bedingung muss aber der Patient erfüllen: Er muss den Willen haben, sofort und konsequent damit anzufangen!

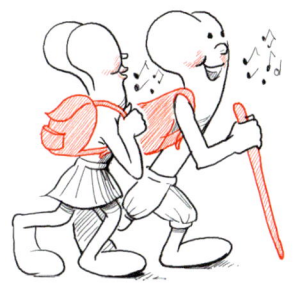

Stufe 1: Kalziumreiche Kost als Basis

Kalzium ist der wichtigste Mineralstoff zur Verhütung und Behandlung der Osteoporose. Ein Erwachsener hat über 1 kg Kalzium im Körper, davon 99 % im Skelett. 1/5 der gesamten Knochenmasse besteht aus Kalzium.

Die Prävention der Osteoporose beginnt in der *Kindheit* mit dem Aufbau des Skelettes. M. Drugay definiert die Osteoporose als eine „pädiatrische Erkrankung mit geriatrischen Konsequenzen". Kalziumreiche Kost liefert das Baumaterial, um bis zum 25. Lebensjahr das Erwachsenenskelett mit der maximalen Knochendichte zu vollenden. Kinder und Jugendliche brauchen bis zu viermal mehr Kalzium pro kg Körpergewicht als Erwachsene.

Bei gewichtsbewussten *Teenagern* kann dieses Ziel mit einer kalziumreichen, fettarmen Kost wie fettarme Milch, fettarmer Käse, fettarmer Joghurt, kalziumangereicherte Säfte und Brot erreicht werden. Bereits ein Becher Joghurt versorgt den heranwachsenden Menschen mit einem Drittel des täglichen Kalziumbedarfs. Mädchen im Alter zwischen 12 und 15 Jahren befinden sich in einer entscheidenden Periode der Knochenbildung. Eine klinische Studie zeigte, dass Mädchen im Alter von 16 Jahren bereits 95 % der späteren prämenopausalen Knochenmasse erreicht haben.

Der erste Schritt in Prävention und Therapie der Osteoporose ist eine kalziumreiche Kost. Studien haben aber gezeigt, dass 80 % US-amerikanischer Frauen unzureichend mit Kalzium versorgt sind.

Tabelle 6.1. Empfohlene tägliche Mengen von Kalzium

Altersgruppen	Dosierung (mg/Tag)	
Säuglinge	0–6 Monate	210
	6–12 Monate	270
Kinder	1–3 Jahre	500
	4–8 Jahre	800
	9–18 Jahre	1500
Erwachsene	19–50 Jahre	1200
	51 Jahre und älter	1500
Schwangere und Stillende		1500

Während der *Schwangerschaft und Stillzeit* ist der Bedarf an Kalzium besonders hoch, durchschnittlich 1200–1500 mg täglich.

Auch nach der *Menopause* ist es nicht zu spät, mit einer knochenbewussten Ernährung zu beginnen. Gerade in dieser Übergangszeit mit dem Abfall des Östrogenspiegels setzt ein dramatischer Knochenschwund ein. Studien haben gezeigt, dass 80 % aller postmenopausalen Frauen mit durchschnittlich 800 mg Kalzium pro Tag zu wenig über die Nahrung zuführen. In dieser Periode erhöhter Knochenresorption beträgt der tägliche Kalziumbedarf ungefähr 1500 mg. Präventive Maßnahmen mit ausreichender Kalziumzufuhr sollten bereits in der perimenopausalen Phase einsetzen.

Eine ausreichende Kalziumversorgung kann bei Gesunden über eine *knochenfreundlichen Ernährung* erzielt werden.

> Osteoporose ist keine unausweichliche Alterserscheinung. Sie kann absolut vermieden werden.

▶ *Milch und Milchprodukte* sind reich an Kalzium, insbesondere fettarme Milch und Hartkäse. Je härter der Käse, desto kalziumreicher. Viel Kalzium ist auch im Mozzarella zu finden. Fettarme Käsesorten sind besonders zu empfehlen. Laktose in der Milch sorgt zusätzlich für eine bessere Resorption des Kalziums.

▶ *Gemüse, Obst und Getreideprodukte* sind weitere Kalziumlieferanten. Schwarzbrot ist eine nützliche Kalziumquelle, Weißbrot und ähnliche aufbereitete Brotwaren sind hingegen kalziumarm. Zu beachten ist, dass „Knochenräuber" wie Oxalsäure, Koffein und ein hoher Konsum von Zucker, Salz, Phosphat, Fett und Eiweiß die Resorption von Kalzium dramatisch behindern können.

Tabelle 6.2. Gute Kalziumquellen (Durchschnittswerte)

Nahrungsmittel	Kalzium mg/100 g	
Milchprodukte	Vollmilch	111
	Eiscreme	120
	Entrahmte Milch	124
	Joghurt	134
	Käse	600–1000
Weitere Kalziumlieferanten	Bohnen	65
	Nüsse	75
	Petersilie	100
	Brokkoli, gekocht	130
	Spinat, gekocht	160
	Feigen, getrocknet	190
	Lachs	200
	Sojabohnen	200
	Grünkohl, gekocht	200
	Haselnüsse	225
	Mandeln	250
	Nusskuchen	254
	Hagebutten	257
	Ölsardinen	300
	Rhabarber, gekocht	300
	Sesamsamen	783
Getränke	Mineralwasser	2–60
	Orangensaft, angereichert	300

▶ *Mineralwasser*: Kalziumreiche Mineralwasser sind ebenfalls wertvolle Kalziumlieferanten. Die Kalziummenge in den verschiedenen Mineralwässern variiert sehr stark und reicht von 1–650 mg pro Liter. Der genaue Kalziumanteil pro Liter (mg/l) muss auf dem Etikett jeder Flasche angegeben sein.

Kalziumangereicherte Fruchtsäfte können das Dilemma bei Milchallergien lösen.

▶ *Fruchtsäfte*: Bei Patienten mit Milchallergie bieten sich kalziumangereicherte Fruchtsäfte an. Fruchtsäure und Vitamin C in den Säften steigern die Kalziumresorption zusätzlich auf bis zu 40 %, gegenüber 30 % bei Milchprodukten. Der Zusatz von Vitamin D erleichtert nochmals die Aufnahme von Kalzium über den Darm.

Kalziumtabletten. Eine Kalziumsubstitution in Form von Tabletten soll nur in Absprache mit dem Arzt erfolgen. Bei Einnahme von 1000 mg Kalziumkarbonat werden nur 400 mg aufgenommen. Die beste Resorption wird mit Kalziumzitrat erzielt, da diese Verbindung keine Magensäure für die Resorption benötigt. Zudem schützt es vor Nierensteinen und beeinträchtigt die Eisenresorption nicht. Folgende *Tipps* können helfen, Kalziumtabletten optimal auszunutzen:

▶ Eine Einzelmenge sollte 1000 mg Kalzium nicht überschreiten.
▶ Eine Dosis vor dem Schlafen verhindert Knochenverlust während der Nacht.
▶ Kalzium sollte mit dem Essen eingenommen werden. Laktose, Vitamin C sowie geringe Fett- und Proteinmengen fördern die Kalziumresorption.
▶ Gleichzeitige Einnahme von ballastreichen Nährstoffen sollte vermieden werden, da diese die Kalziumresorption hemmen.
▶ Kalzium sollte nicht mit fettreicher Nahrung oder gemeinsam mit einem Eisenpräparat eingenommen werden. Die beiden Elemente gehen eine unlösliche Verbindung ein.

Magnesium und viele Spurenelemente sind ebenso für die Knochengesundheit wichtig.

Andere nützliche Mineralstoffe. Mehrere Mineralstoffe begünstigen die Kalziumresorption wie z. B. Magnesium, Bor, Kupfer, Mangan, Zink, Silikat, Strontium, Fluor und Phosphor. Sie sind alle notwendig für normales Knochenwachstum und spielen eine Rolle im Knochenstoffwechsel und Knochenumbau. Diese Substanzen werden am Besten über verschiedene Obst- und Gemüsesorten aufgenommen, eine Zufuhr über Tabletten ist nur in Ausnahmefällen notwendig.

Magnesium ist besonders bedeutsam für die Knochengesundheit und hat folgende Wirkungen:

▶ Aktivierung von Osteoblasten,
▶ Zunahme der Mineralisationsdichte,
▶ Aktivierung von Vitamin D,
▶ Besseres Ansprechen des Knochengewebes auf Parathormon und aktives Vitamin D,
▶ Erleichterung des Kalziumtransportes.

Ungefähr 60 % des Magnesiums wird im Knochen gespeichert, der Rest in der Muskulatur und anderen Geweben. Die empfohlene Tagesdosis beträgt 300–500 mg mit einem durchschnittlichen Kalzium/Magnesium-Verhältnis von 2:1. Da hohe Dosen von Magnesium Durchfall verursachen können, sollte die Gesamtmenge über den Tag verteilt werden. Es gibt bisher jedoch keine klaren Belege, dass Magnesium zur Prävention der Osteoporose in der Gesamtbevölkerung nötig wäre.

Stufe 2: Sorgen Sie für ausreichende Vitaminzufuhr!

Vitamin D. Substitution von Vitamin D erhöht die Resorption von Kalzium und Phosphat aus dem Darm und verbessert die Reifung und Mineralisation der Knochenmatrix. 400–800 Internationale Einheiten (IE) werden täglich für einen gesunden Knochen benötigt. Ein tägliches Sonnenbad von 15 Minuten wäre nötig, um diese Vitaminmenge in der Haut selbst zu produzieren. Die heutigen Lebensverhältnisse, die Verwendung von Sonnenschutzcreme sowie die Angst vor Hautkrebs schließen die Eigenversorgung mit Vitamin D aber aus. Hinzu kommt, dass die Produktion von Vitamin D durch Sonnenlicht im Alter gegenüber der Situation in jungen Jahren um mehr als die Hälfte nachlässt. Eine tägliche Zufuhr von 800–1000 IE Vitamin D als Tablette oder Dragee ist preiswert und sinnvoll.

Die Kombination von Kalzium und Vitamin D optimiert die Wirkung antiresorptiver Medikamente.

Vitamin C. Es stimuliert die knochenaufbauenden Zellen (Osteoblasten), begünstigt die Reifung des Kollagens und erhöht die Kalziumresorption im Darm. 60 mg Vitamin C täglich ist die Minimaldosis, um die Mangelkrankheit Skorbut zu vermeiden, sie reicht aber nicht für den täglichen Bedarf aus. Die beste Quelle für Vitamin C sind Zitrusfrüchte. Idealerweise sollten täglich 1000 mg in Form von Kalziumaskorbat zugeführt werden.

Vitamin K. Dabei handelt es sich um ein „neues" knochenaufbauendes Vitamin, das zu der Gruppe der fettlöslichen Vitamine gehört. Es ist besser in seiner Funktion bei der Blutgerinnung bekannt, spielt jedoch auch eine Rolle in der Synthese des Osteokalzins, einem Baustein der Knochengrundsubstanz. Vitamin K vermittelt das Anheften des Kalziums an die Knochenmatrix und wird für die Frakturheilung benötigt. Patienten mit Frakturen zeigen gegenüber Patienten ohne Frakturen niedrigere Serumwerte von Vitamin K. 100–300 µg Vitamin K werden täglich empfohlen.

Vitamin A. Dies ist ebenfalls ein fettlösliches Vitamin und wird daher im Körper gespeichert. Es beeinflusst die Entwicklung der Knochenzellen. Die empfohlene tägliche Menge beträgt 5000 IE.

Vitamin B$_{12}$ und Folsäure. Diese beiden Substanzen, die besonders bei der Bildung roter Blutkörperchen von Bedeutung sind, sind ebenfalls für die Knochenbildung und Knochengesundheit wichtig. Vitamin B$_{12}$ schützt den Knochen gegen den negativen Einfluss von Homozystein, wobei die Blutwerte des Vitamins im Alter abnehmen. Die empfohlene tägliche Menge von Vitamin B$_{12}$ beträgt 1 mg.

Stufe 3: Auf das „Kreuz" achten!

Ein starker Rücken ist die Basis stabiler Knochen.

Die Lenden- und Brustwirbel sind einer hohen Druckbelastung ausgesetzt und bei einsetzendem Knochenschwund besonders früh frakturgefährdet. Die Osteoporose manifestiert sich in der Regel mit Grund- und Deckplatteneinbrüchen. Bei Vorliegen einer Osteoporose muss daher auf ein rückenschonendes Verhalten im Alltag geachtet werden:

Frakturen müssen nicht auftreten! Und für eine Frakturprävention ist es nie zu spät.

▶ *Stehende Tätigkeit*: Bequem aufrecht stehen mit angepasster hoher Arbeitsfläche.
▶ *Sitzende Tätigkeit*: Die Stuhllehne sollte den Rücken 15–20 cm über der Sitzfläche stützen. Ein krummer Rücken ist wegen der Gefahr der Keilwirbelbildung zu vermeiden. Nie länger in der gleichen Sitzhaltung verweilen, sondern immer wieder aufstehen und Dehnübungen ausführen.
▶ *Heben und Tragen von Lasten*: Nie mit gebogenem Rücken und gestreckten Beinen nach unten beugen (Schädigung der Bandschei-

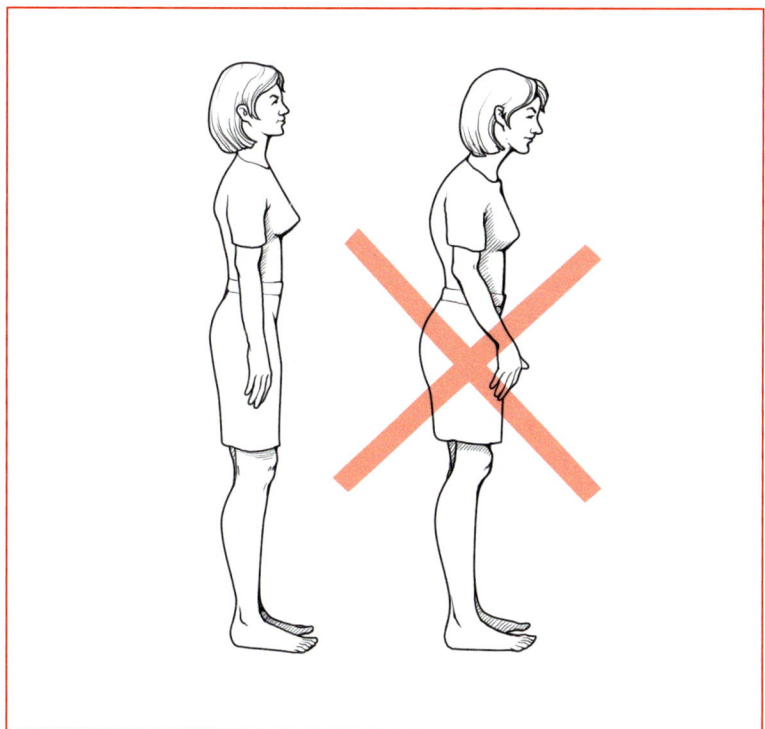

Abb. 6.1. Richtige und falsche Haltung im Stehen

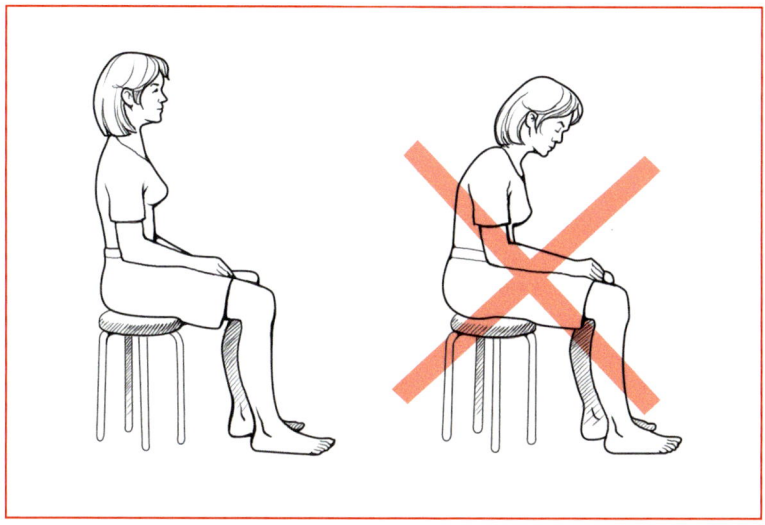

Abb. 6.2. Richtige und falsche Haltung im Sitzen

ben der Lendenwirbelsäule und Gefahr der Wirbelkörpereinbrüche). Man sollte wie ein Gewichtheber in die Knie gehen, die Last anheben und mit geradem Rücken wieder hochgehen. Dies gilt vor allem für das Anheben von Getränkekästen.

▶ *Hausarbeit*: Bei den täglichen Hausarbeiten sollte die gebückte Haltung vermieden werden. Besser ist es, in die Hocke zu gehen oder sich bei Gartenarbeiten hinzuknien.

▶ *Liegen und Schlafen*: Vermeiden Sie weiche, durchgelegene Matratzen. Zu empfehlen ist ein harter Brettrost mit einer flexiblen Matratze, damit der Körper gleichmäßig aufliegt. Empfehlenswert ist ein kleines, flaches Kissen zur Unterstützung von Kopf und Nacken.

Stufe 4: Regelmäßige körperliche Aktivität

Für körperliches Training ist niemand zu alt. Jeder kann individuell angepasste Übungen durchführen, sie müssen aber regelmäßig und täglich erfolgen.

Bewegung stärkt nicht nur Knochen, sondern auch Muskeln und Gelenke. Die Theorie, dass Druck- und Zugkräfte auf das Skelett zur Neubildung von Knochen führen, ist bekannt als *Wolffsches Gesetz*. Wer körperlich fit ist, behält die Sicherheit und Koordination beim Gehen. Körperliche Aktivität fördert auch die Gesamtdurchblutung und garantiert einen stabilen Blutdruck. Der Patient neigt somit weniger zu Schwindelattacken, einer häufigen Ursache von Stürzen mit Frakturfolge. Alle Personen, die regelmäßig körperlich trainieren, haben auch kürzere Erholungs- und Schmerzzeiten im Falle eines Knochenbruches. Das Training sollte nicht übertrieben werden, aber es muss regelmäßig erfolgen.

Übungsprogramme sollten in einer Gruppe erfolgen und Spaß machen!

Die besten *Übungen für den Knochen* sind solche, die gegen die Schwerkraft gerichtet sind: Treppensteigen, Laufen, Bergwandern, vorsichtiges Gewichtheben und Sprungübungen. Man sollte Sportarten wählen, die möglichst viele Muskelgruppen aktivieren und keine Beschwerden oder Schmerzen bereiten. Eine sportliche Übung, die keine Freude bereitet, wird gar nicht oder nur kurz ausgeführt. Sportvereine bieten viele Sportarten an, die die schweißtreibende Tätigkeit auch mit Vergnügen und gesellschaftlichem Engagement verbinden. Eine Altersgrenze gibt es nicht.

Tägliche Übungen zum Muskelaufbau stärken auch die Knochen!

Es konnte gezeigt werden, dass das Skelett von Kindern und Jugendlichen besonders sensibel auf mechanische Belastung reagiert. Eine Studie mit Tennisspielerinnen belegte, dass bei Trainingsbeginn vor der Menarche die Zunahme der Knochendichte im Oberarm 17–24 % betrug, verglichen mit nur 8–14 % bei Trainingsbeginn nach der Menarche. Bei 15–20 Jahre alten Gewichthebern betrug die Zunahme der Knochendichte im distalen und proximalen Unterarm 51 %, bzw. 41 %, verglichen mit einer altersentsprechenden Kontrollgruppe. Schwimmen dagegen erhöhte die Knochenmasse in der DXA-Messung nicht signifikant. Obwohl Eliteschwimmer ein intensives Trainingsprogramm absolvieren, war ihre Knochendichte vergleichbar mit einer Kontrollgruppe.

Stufe 5: Bitte nicht (mehr) rauchen!

Wir haben es im wahrsten Sinne des Wortes selbst in der Hand, das Rauchen aufzuhören und damit das Osteoporoserisiko um die Hälfte zu senken. Frauen, die täglich eine Schachtel Zigaretten rauchen, haben in der Menopause 10 % weniger Knochenmasse als Nichtraucherinnen. Ungefähr 20 % aller Oberschenkelbrüche gehen auf Kosten des Zigarettenrauchens. Die Frakturheilung wird durch Nikotin ebenfalls verzögert. Raucherinnen kommen auch 1–2 Jahre früher in die Menopause als Nichtraucherinnen. Studien haben gezeigt, dass Raucher besonders häufig und früh Wirbelfrakturen erleiden und zusätzlich eine verzögerte Frakturheilung aufweisen. *Rauchen schädigt den Knochen* auf vielfache Weise:

Die drei wichtigsten Risikofaktoren für Hüftfrakturen:
- Frakturen in der Anamnese
- Rauchen
- Untergewichtigkeit

- ▶ verminderte Produktion von Östrogen,
- ▶ gesteigerter Östrogenabbau in der Leber,
- ▶ verminderte Produktion von Testosteron beim Mann,
- ▶ verminderte Umwandlung der adrenalen Androgene in Östrogen,
- ▶ Schädigung des Knochens und der Knochenzellen durch toxische Substanzen,
- ▶ verminderte Durchblutung des Knochen/Knochenmarksystems,
- ▶ Beeinträchtigung der Lungenfunktion mit verminderter Sauerstoffaufnahme,
- ▶ Produktion freier Radikale.

Experten vermuten, dass der antiöstrogene Effekt des Rauchens die gesamte Wirkung einer Östrogentherapie in der Menopause aufhebt. So gesehen ist eine junge Raucherin aus dem Blickwinkel des Knochens bereits im Stadium der Menopause. Beim Mann senkt Rauchen den Testosteronspiegel und führt zum progressiven Knochenschwund. Der Knochenabbau betrifft vor allem den spongiösen Knochen, insbesondere die Brust- und Lendenwirbelsäule. Bei Rauchern werden im Körper zusätzlich Substanzen in höheren Konzentrationen gefunden, die Knochen und Knochenzellen schädigen: Kadmium, Blei und andere toxische Substanzen. Inzwischen stehen Erfolg versprechende Entwöhnungsprogramme zur Verfügung.

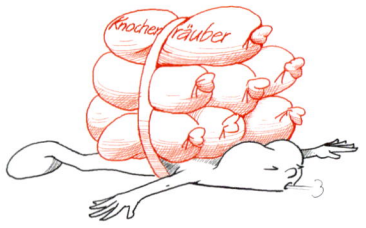

Stufe 6: Reduzieren Sie die „Knochenräuber" in der Nahrung

Es gibt noch andere Nahrungsbestandteile, die nicht sofort als schädlich erkannt werden und gerade deshalb in ihrer Gesamtheit den Knochen schwinden lassen. Dabei handelt es sich um Substanzen, die Kalzium für ihren Metabolismus, für die Neutralisation und Ausscheidung benötigen. Folgende *Knochenräuber* sind hervorzuheben:

Geringer Alkoholkonsum kann sogar die Knochendichte anheben und das Frakturrisiko senken!

Hoher Alkoholkonsum. Dieser hemmt die Resorption wichtiger Knochenbausteine und schädigt die Leber, ein wichtiges Organ für die Aktivierung von Vitamin D. Eine manifeste Leberzirrhose verursacht zusätzlich eine Malabsorption durch reduzierten Gallenfluss. Übermäßiger Alkoholkonsum schädigt auch direkt die Knochenzellen. Alkoholiker haben ferner Östrogen- bzw. Testosteronmangel, der zur Osteoporose beiträgt. Kleine Mengen von Alkohol haben jedoch einen positiven Einfluss auf die Knochenmasse gezeigt.

Eine Tasse Milch zum Kaffee neutralisiert die negative Kalziumbilanz!

Koffein. Koffein bewirkt eine gesteigerte Ausscheidung von Kalzium und Magnesium über den Urin. Vor allem Personen mit niedriger Kalziumaufnahme werden daher besonders getroffen. Wenn man den Kaffeekonsum nicht einschränken will, so empfiehlt sich zum Ausgleich der negativen Kalziumbilanz, auf jede Tasse Kaffee eine Tasse Milch zusätzlich zu trinken. Mehr als vier Tassen Kaffee täglich sind zu vermeiden. Bei Cola-Getränken ist der hohe Phosphat- und Zuckergehalt das größere Übel. Phosphat bewirkt eine enterale Kalziumbindung und damit eine verminderte Kalziumresorption. Tee als ein ebenfalls koffeinhaltiges Getränk scheint dagegen sogar mit einem verminderten Schenkelhalsfrakturrisiko verknüpft zu sein – möglicherweise aufgrund seines Gehalts an Phytoöstrogenen.

Das Leben kann „süßer" und gesünder sein, wenn wir den Zuckerkonsum drastisch reduzieren!

Zucker. In den letzten 100 Jahren hat der Zuckerkonsum um das Tausendfache zugenommen. Ungefähr die Hälfte der Kohlenhydrat-Aufnahme wird heute mit Zucker abgedeckt. Zucker ist ein reiner

Tabelle 6.3. Einfluss von Nahrungsmitteln auf den Kalziumstoffwechsel

Nahrungsmittel	Gesteigerte Kalzium-ausscheidung im Urin	Verminderte Kalziumresorption
Zu viel Eiweiß	x	
Zu viel Salz	x	
Zu viel Phosphat	x	
Zu viel Zucker	x	
Zu wenig Vitamin D		x
Oxalate (Spinat, Rhabarber)		x
Phytate (Weizen, Hülsenfrüchte)		x
Zu viel Eisen		x
Zu viel Kaffee (> 4 Tassen tgl.)	x	x

Kalorienlieferant, liefert also keine Nährstoffe oder Vitamine. Die Weiterverarbeitung des Zuckers in unserem Körper verbraucht viele wichtige Vitamine und erhöht die Ausscheidung wertvoller Nährstoffe über die Niere. Ferner behindert Zucker die Kalziumaufnahme im Darm und stimuliert die Säureproduktion im Magen, ein weiterer Knochenräuber. Vor allem die Kombination von Koffein und Zucker, wie z. B. in stark gezuckertem schwarzem Kaffee oder in „Softdrinks" wie Coca-Cola, ist ein wahrer „Knochenfresser". Es ist daher nicht verwunderlich, dass gesunde Zähne und stabile Knochen häufiger in Ländern mit niedrigem Zuckerverbrauch gefunden werden.

Salz. Es ist bekannt, dass hoher Salzkonsum mit einem höheren Risiko für Bluthochdruck verbunden ist. Hypertoniker scheiden vermehrt Kalzium mit dem Urin aus und leiden daher häufiger an Osteoporose als Personen mit normalem Blutdruck. Eine Salzaufnahme von weniger als 2400 mg täglich wird empfohlen. Jeweils 500 mg zusätzliche Salzzufuhr verursachen 10 mg Kalziumverlust aus dem Knochen, da Salz und Kalzium bei der Rückresorption in den renalen Tubuli konkurrieren. Neue Studien belegen, dass die Einschränkung des Salzkonsums mit einem niedrigeren Osteoporoserisiko verknüpft ist.

Eiweiß. Beim Eiweißabbau entstehen Säuren, die vor ihrer Ausscheidung über die Nieren mit Kalzium neutralisiert („gepuffert") werden müssen. Anderenfalls würde der Körper übersäuern. Ist der Eiweißkonsum sehr hoch und die Kalziumzufuhr sehr niedrig, so resultiert eine negative Kalziumbilanz mit Mobilisierung des Kalziums aus dem Knochen. So verbessert die Vermeidung einer exzessiven Proteinzufuhr (> 60 g/Tag) die Kalziumbilanz und damit die Knochengesundheit. Insofern weisen Vegetarier mit niedrigem Konsum tierischen Eiweißes immer eine positive Kalziumbilanz mit stabileren Knochen auf. Eskimos mit hoher Aufnahme tierischen Eiweißes und niedriger Kalziumzufuhr haben dagegen eine um 20 % höhere Knochenverlustrate als Europäer.

Phosphate. Sie bilden mit Kalzium eine feste kristalline Verbindung, die den Zähnen und den Knochen die sprichwörtliche Festigkeit verleiht. Wie beim Eiweiß kommt es aber auch hier auf das richtige Gleichgewicht an. Idealerweise sollte ein Teil Phosphat auf ein Teil Kalzium kommen, besser noch mehr Kalzium. In unserer Nahrung ist aber weitaus mehr Phosphat enthalten als wir benötigen. So kommt es zur Ausschüttung des Parathormons, das zur Neutralisierung des Phosphats Kalzium und Magnesium aus den Knochen löst. Ein hoher Anteil von Phosphat findet sich in Fleisch- und Wurstwaren, in „Softdrinks" und als chemischer Zusatz in vielen aufbereiteten Nahrungsmitteln.

Fette. Bevor Kalzium resorbiert werden kann, muss es mit Hilfe der Magensäure gelöst werden. Danach bildet es mit den vorhandenen Fetten eine Art Seife und erst in dieser aufbereiteten Form wird Kalzium durch die Darmwand in das Blut aufgenommen. Zuviel Fett bewirkt allerdings das Gegenteil: Kalzium und Magnesium gehen verloren und führen zu Knochenschwund. Die knochenschädigende Wirkung der zu hohen Fettaufnahme mit der Nahrung sieht man in den „Niedrig-Fett-Ländern" des Fernen Ostens, in denen das Osteoporoserisiko deutlich niedriger als in den USA ist.

Übersäuerung. Unser Körper wird von Säuren überschwemmt, die entweder im Körper selbst gebildet (Milchsäure, Kohlensäure) oder über die Nahrung (Eiweiß, Zucker, Fette) im Übermaß zugeführt werden. Unser Knochen beherbergt eine große Menge alkalischer Salze wie Kalzium, Kalium, Natrium und Magnesium, die sofort mobilisiert werden, um anflutende Säuren im Blut zu neutralisieren. Der Zusammenhang zwischen einem sauren pH-Wert und Osteoporose ist bekannt und wird in der Prävention der Osteoporose immer bedeutender. Neben den kalziumreichen Milchprodukten ist daher auch der Genuss von Gemüse und Obst zur Neutralisierung der Säure wichtig.

Stufe 7: Sorgen Sie für ein ideales Körpergewicht

Alle großen Osteoporoserisikostudien zeigen den Zusammenhang zwischen Osteoporose und Körpergewicht. Untergewichtige Menschen konsumieren nicht genügend Kalorien und damit zu wenig Baustoffe für ihren Knochen. Niedriges Körpergewicht und niedrige Muskelmasse bewirken geringe Zug- und Druckkräfte auf den Knochen und führen damit zu einer niedrigen Knochenmasse. Frauen mit wenig Fettgewebe produzieren zudem wenig Östrogen in den Fettzellen. Andererseits sollte aber ein Übergewicht wegen anderer Gesundheitsschäden nicht angestrebt werden.

Ein erfolgreiches Knochenaufbauprogramm umfasst den ganzen Körper. Fettgewebe und Knochen werden zentralnervös über das Hormon Leptin reguliert.

Stufe 8: Knochenschädigende Medikamente erkennen und wenn möglich vermeiden!

Einige Medikamente verursachen bei systemischem Einsatz schwere Osteoporose. Eine ausführliche Medikamentenliste wurde von der „National Osteoporosis Foundation" (NOF) (s. S. 173) erstellt.

Glukokortikoide. Die exogene Zufuhr von Glukokortikoiden ist die häufigste Ursache der sekundären Osteoporose. Dazu gehören alle vom Kortison abgeleiteten Substanzen wie z. B. Prednison und Dexamethason. Besonders betroffen sind Kinder und Frauen über 50 Jahre. Eine kurze lokale Anwendung der Kortisonderivate in Form von Salben oder Sprays ist dagegen für den Knochen nicht gefährlich. Eine Langzeittherapie mit hohen Dosen eines Kortisonsprays kann aber durchaus Osteoporose verursachen. Nicht alle Patienten reagieren jedoch mit dem gleichen Knochenverlust. Für das Osteoporoserisiko ist die Tagesdosis und die Einnahmedauer des Medikamentes entscheidend. Dabei sollte die Tagesdosis so niedrig wie möglich gehalten werden. Wenn Prednison unentbehrlich ist, sollte dem Patienten vorher klar gemacht werden: „Stoppen Sie das Rauchen, nehmen Sie Kalziumtabletten mit Vitamin D und treiben Sie regelmäßig Sport zur Muskelstärkung". Weitere Informationen über die glukokortikoidinduzierte Osteoporose finden sich in Kap. 8.

Schilddrüsenhormone. Sie werden zur Verhütung einer Struma oder zur Behandlung einer Hypothyreose eingesetzt. Eine Überdosierung muss vermieden werden, da sie über einen längeren Zeitraum ebenfalls eine Osteoporose mit Frakturen verursachen kann.

Antikoagulanzien. Heparin und Marcumar können bei langjähriger Einnahme schwere Osteoporose bewirken. Eine jährliche Kontrolle der Knochendichte mittels DXA ist daher bei Patienten mit Blutverdünnung zu empfehlen.

Antikonvulsiva. Carbamazepin, Phenytoin und Barbiturate können bei Langzeittherapie den Knochen schädigen und zu Mineralisationsstörungen führen.

Weitere Medikamente. Viele andere Medikamente können bei längerer Einnahme den Knochen schwächen. Die Liste umfasst Antidepressiva, Lithium, Antibiotika, Isoniazide, aluminiumhaltige Antazida, bestimmte Aromatasehemmer sowie Zytostatika. Alle Medikamente eines Patienten sollen daher vom Arzt auch auf ihre Knochenschädlichkeit überprüft werden. Ist dies der Fall, so können vorsorgliche Schritte eingeleitet werden, ohne auf eines der notwendigen Medikamente unbedingt verzichten zu müssen.

Stufe 9: Knochenschädigende Krankheiten erkennen und gezielt behandeln!

Primäre chronische Polyarthritis (PcP). PcP ist der wichtigste Vertreter chronischer Gelenkkrankheiten, die über die Jahre eine manifeste Osteoporose verursachen können. Erschwerend kommt hinzu, dass diese Patienten oft Kortisonpräparate einnehmen müssen, in der Bewegung eingeschränkt und häufig untergewichtig sind.

Chronische Lungenerkrankungen. Insbesondere chronische Bronchitis, Emphysem und Lungenfibrose erhöhen ebenfalls das Osteoporoserisiko. Hinzu kommt, dass das Risiko durch Medikamente zusätzlich erhöht wird.

Chronische Herzinsuffizienz. Diese führt über Bewegungseinschränkung und sekundären Hyperparathyreoidismus zu erhöhtem Knochenabbau. Daher sollten bereits im Vorfeld einer geplanten Herztransplantation mit vorausgegangener monatelanger Immobilisation und Medikation Bisphosphonate zur Stärkung des Knochens eingesetzt werden.

Diabetes mellitus. Diabetis mellitus stellt ebenfalls ein erhebliches Osteoporoserisiko dar. Der Insulinmangel führt zu einem erhöhten Knochenabbau und verminderter Kollagenproduktion. Betroffen sind vor allem Diabetiker, die auf Tabletten eingestellt wurden.

Entzündliche Darmerkrankungen und Magen/Darmoperationen. Diese führen zu einer verminderten Aufnahme von Kalzium und Vitamin D. Bei diesen Patienten muss besonders auf eine ausreichende Ernährung und Vitaminzufuhr geachtet werden.

Niereninsuffizienz. Die Pathogenese der renalen Osteopathie ist komplex, multifaktoriell und nur zum Teil verstanden. Diese sekundären Formen der Osteoporose sind detailliert in Kap. 8 beschrieben.

Behandlungsstrategie der Osteoporose

Anforderungen an ein wirksames Medikament

In den letzten Jahren haben Fortschritte in Diagnostik und Therapie dazu geführt, die Osteoporose besser zu verstehen, einfacher zu diagnostizieren und wirksamer zu behandeln. Zur Therapie der Osteoporose steht heute eine Vielzahl von Medikamenten zur Verfügung, die in zwei Gruppen eingeteilt werden:

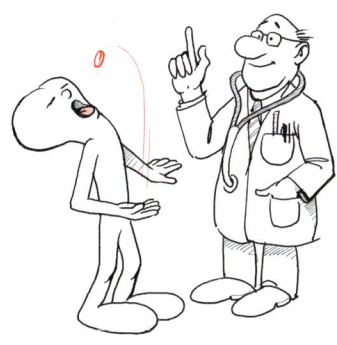

Antiresorptive Substanzen. Raloxifen, Bisphosphonate, Kalzitonine, Kalzium, Vitamin D, Vitamin-D-Metaboliten, Statine, Östrogene, Östrogen/Gestagen und Tibolon.

Die Behandlungsstrategie der Osteoporose ist heute erfolgreich und vorbildlich für die gesamte Medizin.

Osteoanabole Substanzen. Parathormon, Fluoride, Strontium (in Entwicklung), Anabolika und Testosteron.

Für viele dieser Substanzen lassen sich Veränderungen biochemischer Marker und/oder Zunahmen der Knochenmineraldichte („bone mineral density", BMD) mehr oder weniger eindrucksvoll nachweisen. Der Nutzen eines Medikamentes muss aber daran gemessen werden, ob die Knochenfestigkeit zunimmt und damit das Frakturrisiko gesenkt wird. Gerade hinsichtlich dieser Forderung unterscheiden sich die angebotenen Therapien ganz erheblich in der Güte der durch Studien gewonnenen Ergebnisse. In der Praxis wird die Entscheidung für oder gegen ein Medikament aber immer noch von den verschiedensten Motiven beeinflusst – von subjektiven Abwägungen im individuellen Fall, von Budgetproblemen bis hin zu einer generellen Verweigerungshaltung („unwillingness").

Es ist nie zu früh und nie zu spät, den Kampf gegen die Osteoporose aufzunehmen.

Bevor ein Medikament zum Einsatz kommt, muss der *Nutzen* belegt sein:

▶ Eruierung der optimalen Dosierung in Dosisfindungsstudien,
▶ zuverlässige Daten zur Arzneimittelsicherheit und zum Nebenwirkungsprofil,
▶ Erreichen einer positiven Knochenbilanz, messbar an Knochenmarkern und an der Knochendichte,
▶ Reduktion des Frakturrisikos, insbesondere an Wirbelkörpern,
▶ Verbesserung der Leistungsfähigkeit und Lebensqualität, messbar an der Schmerzreduktion, an der Mobilitätszunahme und an der Reduktion stationärer Krankenhaustage („patient's value"),
▶ Kosteneinsparung durch Verhinderung von Frakturen („society's value").

„Evidence based medicine" – Grundlage jeder rationalen Therapie

Der Einsatz eines Medikamentes richtet sich nach der Evidenz, d. h. dem exakten wissenschaftlichen Nachweis der Wirksamkeit. „Evidence based medicine" bedeutet, dass die Bewertung eines Medikamentes weniger durch persönliche Erfahrungswerte, Expertenmeinungen, Tierversuche oder Grundlagenforschung beeinflusst wird, sondern primär durch die Ergebnisse methodisch einwandfreier randomisierter kontrollierter Studien (*RCTs*) und Metaanalysen. Die Evidenzstärke bei Osteoporose orientiert sich an der Güte der Studien zur Senkung des Frakturrisikos und wird in 4 Stufen („levels of evidence") eingeteilt:

Ia   Metaanalyse oder mehrere randomisierte kontrollierte Studien (RCTs) mit konsistenten Ergebnissen
Ib   mindestens eine genügend große RCT
IIa   mindestens eine gut angelegte, kontrollierte Studie ohne Randomisierung
IIb   mindestens eine gut angelegte, quasi experimentelle Studie
III   gut angelegte, nicht experimentelle, deskriptive Studien, z. B. Vergleichsstudien, Korrelationsstudien, Fallkontrollstudien
IV   Berichte oder Meinungen von Expertenkreisen, klinische Erfahrungen anerkannter Autoritäten

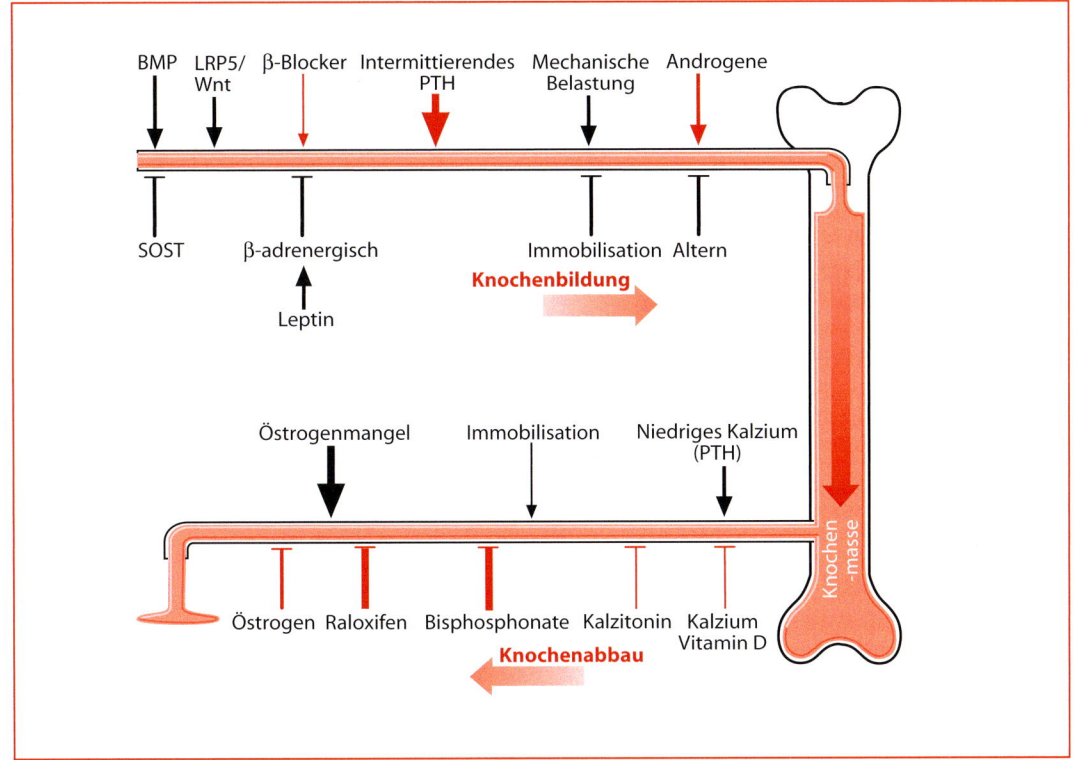

Abb. 7.1. Physiologische Faktoren und therapeutische Substanzen mit Einfluss auf Knochenumbau und Knochenmasse. Physiologische (*schwarz*) und pharmakologische (*rot*) Stimulatoren und Inhibitoren der Knochenformation und Resorption. Die klinische Bedeutung der jeweiligen Parameter ist durch die Dicke der Pfeile gekennzeichnet. *BMP* „bone morphogenic proteins"; *SOST* Sclerostin; *LRP5* „low density lipoprotein (LDL)-receptor-related protein"; *PTH* Parathormon. (Mod. nach Harada und Rodan 2000)

An dieser Einstufung orientieren sich die „Royal College of Physicians' Guidelines" aus dem Jahre 1999 mit dem „grading of recommendations". In Deutschland werden leicht modifizierte *Empfehlungsgrade* angewendet. Es werden jedoch ebenfalls die Klassen A, B und C unterschieden. A-klassifizierte Medikamente sind den anderen Medikamenten an Qualität und Wirkungsnachweis überlegen, sie sind daher bevorzugt einzusetzen. Folgende *Einstufungen* sind international anerkannt:

Tabelle 7.1. Übersicht der großen randomisierten kontrollierten Studien (RCTs) mit antiresorptiven Substanzen

Substanz	Studie	Erstautor Jahr	Patienten	Studiendauer
Alendronat	FIT 1	Black 1996 [7]	2027 1022/1005 ALN/PLA	3 Jahre
	FIT 2	Cummings 1998 [20]	4432 2214/2218 ALN/PLA	4 Jahre
	FOSIT	Pols 1999 [63]	1908 950/958 ALN/PLA	1 Jahr
	Liberman	Liberman 1995 [42]	994 526/355 ALN/PLA	8 Jahre
Risedronat	VERT-NA	Harris 1999 [32]	2458 813/815 RIS/PLA	3 Jahre
	VERT-MN	Reginster 2000 [67]	1226 407/407 RIS/PLA	3 Jahre
	HIP	McClung 2001 [50]	9331	3 Jahre
			5445 1812/1821 RIS/PLA 3886 1292/1313 RIS/PLA	
Raloxifen	MORE	Ettinger 1999 [23]	7705 5129/2576 RAL/PLA	3 Jahre
	MORE 1		3002/1522 RAL/PLA	
	MORE 2		1534/770 RAL/PLA	
Kalzitonin	PROOF	Chesnut 2000 [17]	1255 KAL/PLA	5 Jahre

ALN Alendronat, *RIS* Risedronat, *RAL* Raloxifen, *KAL* Kalzitonin, *PLA* Plazebo, *„Completers"* Prozentualer Anteil der Patienten, die die Studie nicht vorzeitig abgebrochen haben, *Vert.Fx* vertebrale Frakturen, *HipFx* Oberschenkelhalsfrakturen, *NonVert.Fx* nichtvertebrale Frakturen, *Klin.Fx.* klinische Frakturen, *BMD* Knochendichte

Primärer Endpunkt	„Completers"	Alter, Mittel	Prävalente Vert.Fx
Vert.Fx	89% ALA	55–81	100%
–20%/4mm	87% PLA	71	
Klin.Fx	4272 96%	54–81	0%
–20%/4mm	93% ALA	68	
	94% PLA		
BMD LWS	?	–85	?
		63	
Vert.Fx	89%	45–80	18%
–20%/4mm		64	
Vert.Fx	55% PLA	–85	80%
–15%	60% RIS	69	
Vert.Fx	54% PLA	–85	98%
–15%	62% RIS	71	
HipFx	64%		18% Gesamt
Sekundär: NonVert.Fx, BMD			31% Gruppe 1
	57% RIS	70–79	
	57% PLA		
	41% RIS	>80	
	42% PLA		
Vert.Fx	89%	31–80	
–20%/4mm, BMD	79% RAL	67	
Sekundär: NonVert.Fx	75% PLA		
		65	11%
		68/69	89%
Vert.Fx	41%	68	79%
Sekundär: NonVert.Fx			

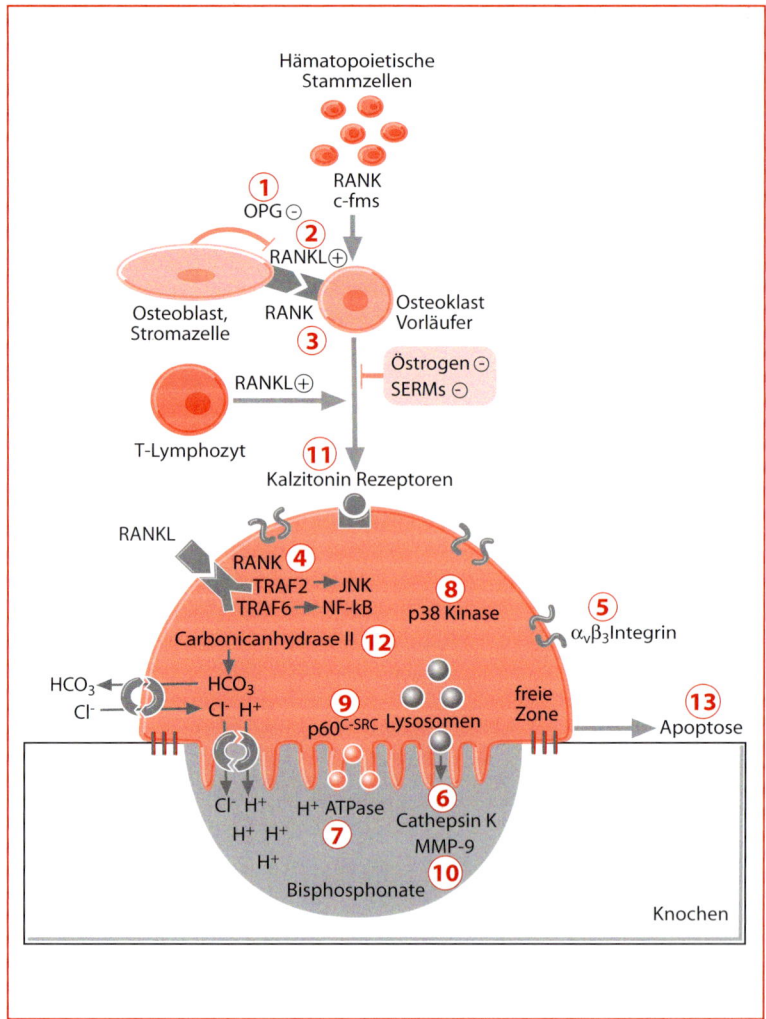

Abb. 7.2. Rekrutierung, Differenzierung und Aktivierung des Osteoklasten. Die Zahlen symbolisieren potenzielle therapeutische Angriffspunkte. (Mod. nach Rodan und Martin 2000)

❗ *Klasse A:* Der konsistente Nachweis einer signifikanten Reduktion von Frakturen, in der Regel von Wirbelkörperfrakturen, wird in mehreren großen oder in mindestens einer ausreichend großen RCT gefordert. Diese Datenlage erfüllen Raloxifen, Alendronat und Risedronat. Sie haben die Zulassung und werden nachfolgend detaillierter besprochen. Tabelle 7.1 gibt einen Überblick über die wichtigsten RCTs dieser Medikamente.

❗ *Klasse B:* Die Qualität der Evidenz ist deutlich geringer. Die Ergebnisse verschiedener Studien oder die Ergebnisse im Rahmen einer Subgruppenanalyse sind widersprüchlich: Etidronat, Fluoride und Kalzitonin-Nasenspray.

❗ *Klasse C:* Es liegen nur retrospektive und/oder Kohortenstudien vor: injizierbares Kalzitonin, Östrogene/Gestagene (HRT), Testosteron und Vitamin-D-Metaboliten.

Probleme bei der Interpretation von Osteoporosestudien

Einstufung und Vergleich der Medikamente nach den Kriterien der „evidence based medicine" sind mit *methodischen Problemen* behaftet, die im Rahmen einer Interpretation und Bewertung berücksichtigt werden müssen:

Es gibt nur *wenige direkte Vergleiche* der Medikamente untereinander. Der Vergleich unterschiedlicher Studien ist aber nur bedingt zulässig, da das Studiendesign nie identisch ist. Diese Probleme werden in einem späteren Kapitel am Beispiel der Oberschenkelhalsfrakturen genauer erläutert. Anzahl, Alter und Einschlusskriterien der Patienten, bestehende Frakturen bei Studieneinschluss, Frakturdefinitionen, Verwendung von Begriffen wie Inzidenz oder Rate, Dauer der Studien, Messmethode und Messgenauigkeit, Abbruchkriterien sowie Auswertmethoden beeinflussen die Studienergebnisse. Signifikante Ergebnisse finden sich im Rahmen einer nachträglichen Auswertung oft nur in Untergruppen, teils nur nach Neudefinition der Einschlusskriterien und unter Verwendung spezieller Statistiken.

In den *Kontrollgruppen* werden regelmäßig Kalzium und Vitamin D verabreicht. Da diese Kombination selbst bereits wirksam ist, wird die Evidenz des getesteten Medikamentes in der Regel unterschätzt. Dosis und Kriterien für die Supplementation sind in den Studien sehr unterschiedlich.

Die meisten RCTs benutzen die Wirbelkörperfraktur als den *primären Endpunkt*, da dieser Frakturtyp am frühesten und am häufigsten auftritt (ungefähr dreimal häufiger als Oberschenkelhalsfrakturen). Ebenfalls werden klinische und radiologisch nachgewiesene Wirbelkörperfrakturen unterschieden. Ob traumatische Frakturen oder Frakturen nicht belasteter Skelettareale für eine Studie überhaupt relevant sind, bleibt offen.

RCTs bei Osteoporose sind nur unter erheblichem *finanziellen Aufwand* möglich. Medikamente, die keinen Patentschutz mehr besitzen oder deren Patentschutz in nächster Zeit ausläuft, werden aus betriebswirtschaftlichen Gründen in RCTs kaum mehr getestet werden. Dies gilt insbesondere für Fluoride, Kalzitonine und Vitamin-D-Metaboliten. Die Existenz potenter Medikamente gegen Osteoporose erschwert zunehmend die Erprobung neuer Medikamente in plazebokontrollierten Studien.

Gesamtkonzept der Osteoporosetherapie

Geduld und Beharrlichkeit sind die wichtigsten Eigenschaften für Patient und Arzt, um die Osteoporose zu besiegen.

Ein *erfolgreiches Behandlungskonzept* der Osteoporose umfasst vielfältige Aspekte:

► Schmerztherapie,
► Bewegungstherapie und Gymnastik,
► Sturzprophylaxe,
► gesundheitsorientierter Lebensstil,
► knochenbewusste Ernährung,
► Vitamin-D- und Kalzium-Substitution,
► antiresorptive Therapie (Raloxifen, Bisphosphonate, Kalzitonin),
► osteoanabole Therapie (Parathormon, Strontium, Anabolika),
► neue Therapieansätze (Statine, Wachstumsfaktoren, Tetrazykline, Leptin).

Die einzelnen Komponenten dieses therapeutischen Spektrums sollten individuell auf die Bedürfnisse des Patienten angepasst zum Einsatz kommen. Auf der Basis der evidenzbasierten Medizin bietet sich folgende *medikamentöse Behandlungsstrategie* an:

► Alle Patienten erhalten Vitamin D und Kalzium als Basistherapie.
► Hormonsubstitution wird nur noch bei klimakterischen Beschwerden eingesetzt.

- ▶ Früher Einsatz von Raloxifen oder stickstoffhaltiger Bisphosphonate.
- ▶ Bei manifester Osteoporose Option einer Therapie mit Parathormon.

Schmerztherapie – der erste Schritt!

Osteoporose ist keine unabwendbare Alters- oder Modekrankheit, erst recht dürfen schmerzhafte Frakturen nicht als unausweichliche Folgen dieser Krankheit akzeptiert werden. Es wird immer noch zu wenig realisiert, dass der Schmerz einer Brustwirbelfraktur durchaus mit dem Vernichtungsschmerz eines Herzinfarktes vergleichbar sein kann. Bei einem Herzinfarkt wird sofort die aufwendige Intensivmedizin eingeleitet, eine ältere Frau mit frischer, schmerzhafter Wirbelfraktur erhält häufig nicht einmal die klassische Schmerztherapie!

Die Schmerzspirale durchbrechen! Der Schmerz gehört zu den größten Problemen in der Betreuung von Patienten mit Osteoporose. Ungenügendes Schmerz-Management ist heute nicht mehr zu akzeptieren.

Grundprinzipien der Schmerztherapie

Als *allgemeine Grundprinzipien der Schmerztherapie* – auch im Rahmen einer konservativen Frakturbehandlung – gelten:

- ▶ Vor Therapiebeginn sind Ursache, Typ und Intensität des Schmerzes zu erfassen.
- ▶ Die Schmerzwahrnehmung des Frakturpatienten wird von sozialen und psychischen Faktoren beeinflusst und muss bei der Therapieplanung berücksichtigt werden.
- ▶ Im Behandlungsverlauf sind Wirkung und Nebenwirkung der Behandlung zu überprüfen und zu dokumentieren (Skala der Schmerzintensität).
  Grundprinzipien medikamentöser Therapie sind:
- ▶ Die Medikamente werden so lange wie möglich oral appliziert.
- ▶ Die Schmerzmedikamente werden regelmäßig nach Zeitplan entsprechend ihrer Wirkdauer eingenommen. Die Basis der Behandlung stellen Präparate mit langer Wirkdauer (oft retardierte Formen) dar.
- ▶ Die Therapie wird stufenweise bis zum Erreichen einer adäquaten Schmerzlinderung aufgebaut.

Das WHO-Stufenschema ist auch beim Osteoporoseschmerz anzuwenden!

Diese schrittweise Schmerzbehandlung richtet sich nach dem *WHO-Stufenschema*:

!   *Stufe I:* Nichtopioidanalgetika (z. B. Ibuprofen, Naproxen, Diclofenac, Celecoxib, Rofecoxib, Paracetamol, Metamizol). Bei Insuffizienz der Stufe I wird ein schwaches Opioid ergänzt.

!   *Stufe II:* Schwach wirkende Opioide (z. B. Codein, Dihydrocodein, Tramadol, Tilidin/Naloxon). Bei Insuffizienz der Stufe II wird das schwache durch ein starkes Opioid ersetzt.

!   *Stufe III:* Stark wirkende Opioide (z. B. Hydromorphon, Morphin, Fentanyl, L-Methadon, Oxycodon, Buprenorphin).

Ein Korsett sollte, wenn überhaupt, nur kurzzeitig in der akuten Schmerzphase angelegt werden. Die Gefahr einer Querschnittslähmung bei einem osteoporosebedingten Wirbelbruch ist wirklich minimal, da die Hinterkante des Wirbelkörpers selten einbricht.

Ist der Schmerz mit diesem Schema nicht zufriedenstellend zu behandeln, so sollte gemeinsam mit einer *Schmerzambulanz* ein individueller Behandlungsplan erarbeitet werden. Muskelrelaxanzien zur Linderung der Muskelverspannungen sollten möglichst vermieden werden, da sie wegen der gleichzeitig sedierenden Wirkung das Sturzrisiko erhöhen. Neben der Schmerztherapie sollte gleichzeitig ein Behandlungsplan der Osteoporose festgelegt werden, der vom Hausarzt über einen Zeitraum von 1 bis 3 Jahren fortgeführt werden sollte.

Experimentelle Arbeiten an humanen Osteoblasten belegen, dass bei der Entscheidung für ein bestimmtes Analgetikum etwaige Nebenwirkungen auf die Knochenbruchheilung beachtet werden sollten. Während z. B. Tramadol mit seiner analgetischen Wirkung über zentrale Rezeptoren keine negative Wirkung auf die Osteoblasten zeigt, hat Diclofenac einen wachstumshemmenden Effekt auf die Osteoblasten und damit auf die Frakturheilung. Besonders in den ersten Tagen nach Fraktur soll Diclofenac die Osteoblastenproliferation hemmen.

Den Patienten behandeln – nicht nur die Krankheit!

Der osteoporotische Rückenschmerz setzt schlagartig ein und wird von Frakturen der Wirbelkörper verursacht. Ein schmerzhafter Druckpunkt im Bereich der Wirbelfraktur ist charakteristisch, die Rückenmuskeln sind verspannt und ebenfalls druckschmerzhaft. Dieser Schmerz kann Wochen bis Monate bestehen bleiben. Bei allen Patienten sollte eine Röntgenaufnahme des betroffenen Skelettareals durchgeführt werden, um das Ausmaß der Knochendestruktion zu dokumentieren. Ein Knochenszintigramm kann frühzeitig und häufig noch vor dem konventionellen Röntgenbild die Frakturstelle verraten. Auch sehr kleine Frakturen – Mikrofrakturen – hervorgerufen durch mechanische Überbelastung können Schmerz verursachen. Bei erhöhtem intraossären Druck tritt Flüssigkeit in den periostalen Raum, drückt auf benachbarte Nerven und verursacht eine schmerzhafte periostale Reizung. Das Auftreten von Schmerz während der Heilungsphase einer Fraktur steht im Zusammenhang mit der Freisetzung von Zytokinen.

Die psychische Verarbeitung und Bewältigung einer chronischen Erkrankung wie der Osteoporose ist ein langfristiger Prozess, der in charakteristischen Phasen über Jahre abläuft. Eine große Bedeutung hat dabei die Persönlichkeitsstruktur des Patienten und seine Erfahrung mit bisherigen Lebenssituationen. Daneben bieten Bezugspersonen (Familie, Freunde, Nachbarn und Gemeinschaften) eine Unterstützung in dieser Krisensituation. Dem behandelnden Arzt kommt in dieser Anfangsphase die Aufgabe zu, den Patienten zu führen, ihn aufzuklären und ihn vor allem psychisch wieder aufzubauen: „It is part of the cure to wish to be cured".

Akute Phase des Frakturschmerzes

Zur Sofortbehandlung des akuten Schmerzes werden bevorzugt *peripher wirksame Analgetika* verordnet. Diese umfassen Acetylsalicylsäure, Paracetamol, Metamizol und andere nichtsteroidale Antirheumatika, die lokal die Prostaglandine blockieren. Diese Medikamente sollten aber nur für eine kurze Zeitperiode verordnet werden, um Schäden der Magenschleimhaut oder des Knochenmarks zu vermeiden. Neue antirheumatische Substanzen wie z. B. die *COX-2-Hemmer* zeigen diese Nebenwirkungen nicht mehr. Diese haben weitgehend das *Kalzitonin* verdrängt. Bei sehr starken Schmerzen, z. B. bei frischen Frakturen können die oben beschriebenen Medikamente auch mit einem schwachen *Opioid* kombiniert werden. Wird auch damit keine zufriedenstellende Schmerzlinderung erreicht, so sollte eine Schmerzambulanz konsultiert werden. Bettruhe ist im akuten Stadium zu empfehlen, allerdings nur so lange, bis der akute Schmerz nachlässt („so konsequent wie nötig, aber so kurz wie möglich"). Danach können Phasen vorsichtiger und kurzzeitiger Achsbelastung – abwechselnd mit Übungen zu Entlastungshaltungen – mehrmals pro Tag eingebaut werden. Zusätzlich ist eine Behandlung mit kalten Wickeln

In der Phase des akuten Frakturschmerzes muss der Arzt den Patienten geduldig führen und ihn psychisch wieder aufrichten.

Ein Rat für den Patienten: Nie verzweifeln! Wenn eine Maßnahme nicht zum Erfolg führt, wird es eine andere sein!

zur Durchblutungsförderung sinnvoll, während eine Wärmebehandlung erst bei chronischen Schmerzen in Frage kommt. Weitere Therapieoptionen schließen Physiotherapie, Atemübungen, Yoga, Akupunktur, Elektrotherapie und lokale Anästhetika mit ein. In ausgewählten Fällen tragen auch stabilisierende orthopädische Maßnahmen wie Korsett und Stützmieder zur Schmerzlinderung bei, sie sollten aber nur kurzfristige Anwendung finden. Der akute, durch eine Fraktur verursachte Schmerz sollte nach durchschnittlich 10 Wochen behoben sein.

Chronische Phase des Frakturschmerzes

Schmerz-Management kann im hohen Alter schwierig sein, da zahlreiche Begleiterkrankungen die Pharmakokinetik der Schmerzmedikamente modifizieren können. Eine regelmäßige Kontrolle der Schmerzmedikation ist daher nötig.

Mit fortschreitender Frakturheilung nimmt der akute Schmerz langsam ab, dieser kann jedoch in einen chronischen Schmerz übergehen, bedingt durch Skelettdeformierungen nach Fraktur. Schmerzhaft können auch Muskelverhärtungen und Schäden der Wirbelgelenke sein. Patienten klagen häufig über nächtliche Schmerzen, die auf nichtsteroidale Antirheumatika (COX-2-Hemmer) ansprechen. Dieser chronische Schmerz kann zu Schlaflosigkeit, Reizbarkeit, Angst und Depression führen, die wiederum das Schmerzempfinden nur noch mehr betonen. Hinzu kommt, dass Schmerzempfindlichkeit beim individuellen Patienten sehr unterschiedlich sein kann. Diese „Schmerzspirale" im frühen Stadium muss daher durchbrochen werden. Im Vordergrund der Behandlung stehen physikalische Therapie, Analgetika, intravenös applizierte Bisphosphonate bis hin zur perkutanen Injektion von Knochenzement in die Wirbelkörper (Vertebro- und Kyphoplastie).

Ist der Schmerz erträglich geworden, so geht es um die *Mobilisierung* des Patienten und die Kräftigung der Rückenmuskulatur. Dies geschieht mit Anspannungsbewegungen kombiniert mit Entlastungslagerung. Jeder Patient sollte ein individuelles Programm in Absprache mit einem Physiotherapeuten bekommen. Bewegungsbäder im warmen Wasser (Thermalbad) bewirken zusätzlich durch den gewichtsentlastenden Auftrieb im Wasser Muskellockerung und Beschwerdelinderung. Vor allem das Schwimmen stellt eine ideale Kombination aus Wirbelsäulenentlastung und Muskeltraining dar. Wenn es der Beschwerdeverlauf erlaubt, kann die Krankengymnastik nach und nach durch sporttherapeutische Maßnahmen abgelöst werden. Wichtig ist, dass die Übungen regelmäßig ausgeführt werden und dem Alter angepasst sind. Das Training sollte unter krankengymnastischer Leitung oder im Rahmen einer Rückenschulung erlernt und später als Heimprogramm selbständig fortgeführt werden. Schwerpunkt ist die Stabilisierung und Kräftigung der Rückenmuskulatur („Wirbelsäulengymnastik"). Dabei sollten Übungen vermieden werden, die ein erhöhtes Risiko für Wirbelfrakturen beinhalten, vor allem eine Beugung der Wirbelsäule nach vorne.

Magnetfeldtherapie

Es ist schon lange bekannt, dass die Belastung des Knochens Kraftlinien und damit elektrische Potentiale erzeugt, die für den Heilungsprozess, die Schmerzlinderung und die Erneuerung des Knochens von besonderer Bedeutung sind („piezoelektrischer Effekt"). Diese induzierten elektromagnetischen Felder im Knochen sind wichtige Signale für benachbarte Knochenzellen, den Knochen neu nach den jeweiligen Bedürfnissen zu modellieren. Die uns im Röntgenbild vertrauten „Trajektionslinien" der Knochenbälkchen spiegeln diese Zug- und Druckspannungen wider. Der Versuch liegt daher nahe, mit dem Anlegen von starken Magnetfeldern in Drahtspulen die Heilung von Knochenbrüchen, die Schmerzlinderung und die Modellierung des neugebildeten Knochens zu beschleunigen. In der Praxis wird diese Behandlung als „Magnetfeldtherapie" angewendet. Bis jetzt sind von den Krankenkassen folgende *Indikationen* zur Behandlung anerkannt worden:

▶ verzögerte Knochenbruchheilung,
▶ Pseudoarthrose,
▶ Endoprothesenlockerung.

Der Erfolg der Magnetfeldtherapie wird zwar in Studien mit kleinen Fallzahlen berichtet, es ist jedoch nicht geklärt, welcher Einfluss des Magnetfeldes für den beschriebenen Heilungserfolg verantwortlich sein soll. Eine Ursache mag in der Erwärmung, der besseren Durchblutung und damit im höheren Sauerstoffgehalt der Gewebe liegen. Randomisierte Studien müssen den Wert der Magnetfeldbehandlung im klinischen Alltag belegen. Für die Behandlung der systemischen Osteoporose ist sie nicht geeignet.

Die lokale Magnetfeldtherapie wird immer häufiger angewendet, diese Methode muss aber ihre Effektivität noch in randomisierten Studien belegen.

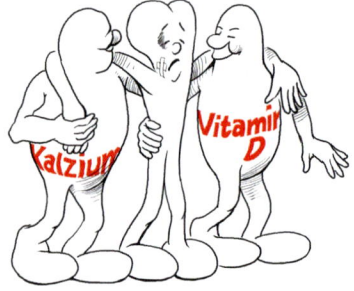

Kalzium und Vitamin D – die besten Freunde des Skelettes!

Kalzium – ein lebenslanger Begleiter!

Kalzium ist der bedeutendste Mineralstoff im Körper und wird bis zu 99 % im Knochen abgelagert. Die empfohlene Tagesdosis für Erwachsene beträgt 1000 mg Kalzium (mit 1500 mg etwas höher für Mädchen, schwangere und stillende Frauen, postmenopausale Frauen ohne Östrogensubstitution sowie für ältere Personen).

Zahlreiche Studien haben gezeigt, dass erhöhte Kalziumaufnahme den postmenopausalen Knochenschwund und damit das Frakturrisiko reduziert, auch bei Personen, die bereits Frakturen erlitten haben. Es gibt Hinweise, dass erhöhte Kalziumzufuhr in der Perimenopause den Knochenschwund effektiver verhindert als in der postmenopausalen Phase. Die konsequente Zufuhr von Kalzium und Vitamin D verringert das Frakturrisiko um 40 %. Die tägliche Aufnahme von 1000 mg Kalzium unterdrückt den Knochenabbau durch Suppression der Parathormonsekretion. Erhöhte Kalziumgabe bei Heranwachsen-

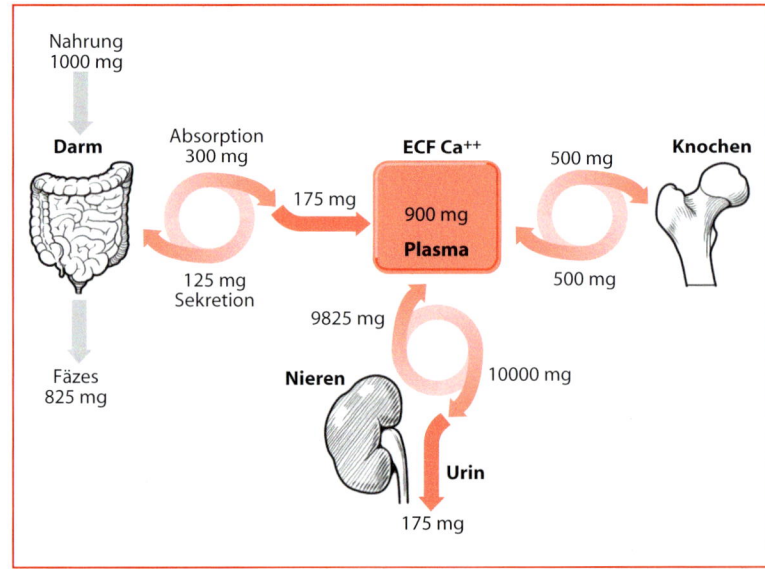

Abb. 7.3. Kalziumstoffwechsel beim normalen Erwachsenen. Beachte die Verteilung des Kalziums und Ausscheidung über Stuhl und Urin. *ECF* extrazelluläre Flüssigkeit

Tabelle 7.2. Kalziumgehalt in gebräuchlichen Kalziumpräparaten

Kalziumsalz	mg Kalzium/ 1000 mg Kalziumsalz	Kalziumanteil (%)
Kalziumkarbonat	400	40,0
Kalziumphosphat	388	38,8
Kalziumlaktat	184	18,4
Kalziumglukonat	93	9,3
Kalziumzitrat	241	24,1

den begünstigt den Aufbau der maximalen Knochenmasse. Ein größeres „Minerallager" im Teenageralter vermindert das Osteoporoserisiko in den älteren Lebensabschnitten. Während Kalzium allein eine manifeste Osteoporose weder behandeln noch heilen kann, so unterstützt es doch die Effektivität anderer Behandlungsoptionen, die die Knochenresorption verhindern oder die Formation steigern.

Kalziumgabe allein ist in der Behandlung der manifesten Osteoporose nicht sinnvoll, aber es steigert die Effektivität der Medikamente.

Der beste Weg, um genügend Kalzium aufzunehmen, ist ein ausgewogener *Ernährungsplan*. Kalziumreiches Mineralwasser, fettarme Milchprodukte, grünes Gemüse und kalziumangereicherte Fruchtsäfte sorgen für eine ausreichende Kalziumzufuhr. Die Erfahrung hat jedoch gezeigt, dass die meisten Patienten mit der Nahrung allein nicht genügend Kalzium aufnehmen. Für diese Situation stehen *Kalziumpräparate* als Tabletten oder Pulver zur Verfügung, wobei jede Darreichungsform Vor- und Nachteile aufweist:

In der Natur vorkommendes Kalzium (Austernschalen, Knochenmehl, Eierschalen, Dolomit). Diese Kalziumpräparate sind preiswert und einfach einzunehmen, sie werden jedoch schlecht resorbiert. Viele Präparate haben zudem einen höheren Anteil an Schwermetallen.

Kalziumkarbonat. Hierbei handelt es sich um das gängigste und preiswerteste Präparat. Es hat den höchsten Anteil an elementarem Kalzium, ist aber schwerer resorbierbar und kann Verstopfung und Darmbeschwerden verursachen. Ausreichende Flüssigkeitszufuhr und Körpertraining können Abhilfe schaffen. Bei Kau- und Brausetabletten wird das Kalzium zuverlässig im Magen aufgelöst. Die gleichzeitige Gabe von Vitamin C und D führt ebenfalls zu einer verbesserten Auflösung und Resorption.

Es ist ein langer Weg vom Kalzium im Mund bis zum Kalzium in den Knochen! Kalzium braucht dazu viele spezielle „Helfer".

Gebundenes Kalzium. An organische Säuren gebundenes Kalzium wie z. B. an Zitrat, Laktat oder Glukonat hat den Vorteil einer guten Resorption, ist selbst bei geringer Magensäure leicht verdaulich und führt seltener zu Verstopfung und Blähungen. Bei älteren Patienten wird Kalziumzitrat bevorzugt. Es trägt auch weniger zur Bildung von Nierensteinen bei. Kalziumzitratpräparate enthalten proportional weniger Kalzium, d. h. es müssen größere Tabletten eingenommen werden.

Einige wenige Patienten dürfen Kalzium nur unter ärztlichen Überwachung oder gar nicht einnehmen. Dazu gehören Patienten mit Hyperkalzämie, Nephrolithiasis oder Niereninsuffizienz. Folgende praktische Überlegungen können für eine *effektive Kalziumaufnahme* von Vorteil sein:

► Kalzium wird im Dünndarm, vor allem im Duodenum und im proximalen Jejunum, innerhalb von vier Stunden nach Aufnahme resorbiert. Während des raschen Skelettwachstums im Kindesalter werden bis zu 75 % des zugeführten Kalziums resorbiert, dieser Wert sinkt bis auf 30 % beim Erwachsenen.
► Die Einzelmenge sollte 1000 mg Kalzium nicht überschreiten. Die Verteilung der Tagesmenge auf mehrere Einzeldosen ist zu empfehlen. Eine Dosis vor dem Schlafen verhindert den Knochenverlust in der Nacht.
► Das Kalzium sollte mit dem Essen eingenommen werden. Laktose, Vitamin C sowie geringe Fett- und Proteinmengen fördern die Resorption.
► Einige Nahrungsbestandteile behindern die Kalziumabsorption: ballast- und fettreiche Nahrung, Zink, Eisen, Spinat, Kaffee, Alkohol und Antazida. Deshalb sollte Kalzium nicht mit diesen Substanzen zusammen eingenommen werden.
► Ein Kalzium-Phosphat-Verhältnis von 2:1 ist anzustreben. Dies ist in der Regel durch Vermeidung von Coca-Cola und phosphatreicher Nahrung zu erreichen.
► Kalzium kann mit bestimmten Medikamenten interagieren: Schilddrüsenhormone, Tetrazyklin, Antiepileptika und Kortikosteroide. Daher sollten diese Medikamente stets isoliert eingenommen werden.
► Die Angst vor Nierensteinbildung ist bei richtiger Wahl der Kalziumpräparate und bei ausreichender Flüssigkeitszufuhr unbegrün-

det. Der Kalziumspiegel in Blut und Urin sollte zu Beginn der Therapie kontrolliert werden.

Trotz des klaren Zusammenhangs zwischen Kalziumaufnahme und Knochenmasse ist die Häufigkeit der Osteoporose in *Entwicklungsländern* mit geringer Kalziumaufnahme erstaunlich niedrig. Für dieses scheinbar paradoxe Verhalten gibt es mehrere Erklärungen:

▶ unzuverlässige Berichte und Studien,
▶ niedrigere Lebenserwartung der Bevölkerung,
▶ Einfluss weiterer Faktoren (genetische Unterschiede, körperliche Aktivitäten, unterschiedliche Sonnenlichtexposition),
▶ Ernährungsbesonderheiten (Soja oder andere knochenfreundliche Produkte).

Vitamin D – Sonnenlicht allein reicht nicht mehr aus!

Vitamin D ist einer der wichtigsten Regulatoren des Kalziums mit zahlreichen *Wirkungen auf das Skelett*. Es

▶ steigert die Kalziumabsorption aus dem Darm in die Blutbahn,
▶ vermindert die Kalziumexkretion über die Niere,
▶ steigert die Rekrutierung, Reifung und Aktivität der Knochenzellen,
▶ steigert den Einbau des Kalziums in den Knochen (Mineralisation). Weitere nützliche *Effekte des Vitamin D* sind:
▶ Zunahme der Muskelmasse,
▶ Verbesserung der Koordination,
▶ Verringerung des Fallrisikos,
▶ Senkung des systolischen Blutdruckes,
▶ niedrigeres Brust- und Dickdarmkrebsrisiko,
▶ antiinflammatorische Wirkung, insbesondere bei allergischen Erkrankungen.

> Vitamin D reguliert nicht nur den Kalzium-Stoffwechsel, selbst das Immunsystem wird beeinflusst.

Vitamin D wird in Internationalen Einheiten (IE) gemessen. Die *empfohlene Tagesmenge* von Vitamin D beträgt 200 bis 400 IE, dabei handelt es sich jedoch um eine Erhaltungsdosis. Diese Menge reicht aber nicht für den therapeutischen Einsatz aus, dafür werden zwischen 400 bis 1000 IE benötigt.

Abb. 7.4. Stoffwechselwege des Vitamin D. *CaBP* kalzi-umbindendes Protein

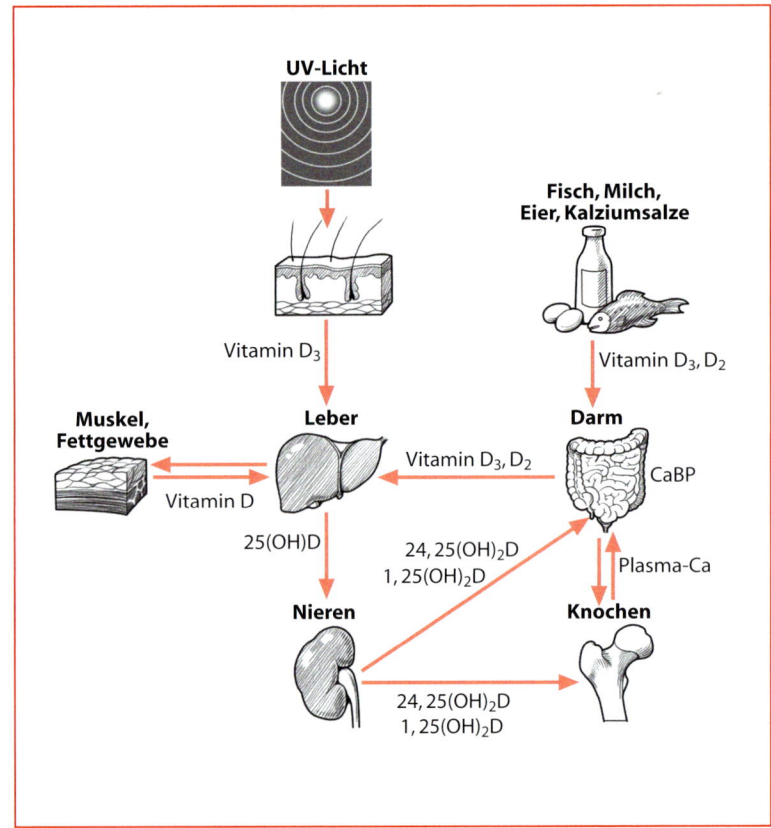

Rachitis ist eine Knochenkrankheit im Kindesalter, hervorgerufen durch Vitamin-D-Mangel. Bei Erwachsenen wird die Vitamin-D-Mangelkrankheit als *Osteomalazie* bezeichnet. Ein relativer Vitamin-D-Mangel tritt häufig bei älteren Menschen und bei Patienten mit gastrointestinalen Erkrankungen auf. Folgende Faktoren führen zu einem *Kalzium-/Vitamin-D-Mangel bei älteren Personen*:

▶ ungenügende Aufnahme von kalziumreicher Nahrung,
▶ eingeschränkte Absorption im Magen-Darm-Trakt,
▶ eingeschränkte Sonnenexposition über das ganze Jahr,
▶ daraus folgend eingeschränkte Vitamin-D-Synthese in der Haut,
▶ eingeschränkter Umbau des Vitamin D in die aktive Form.

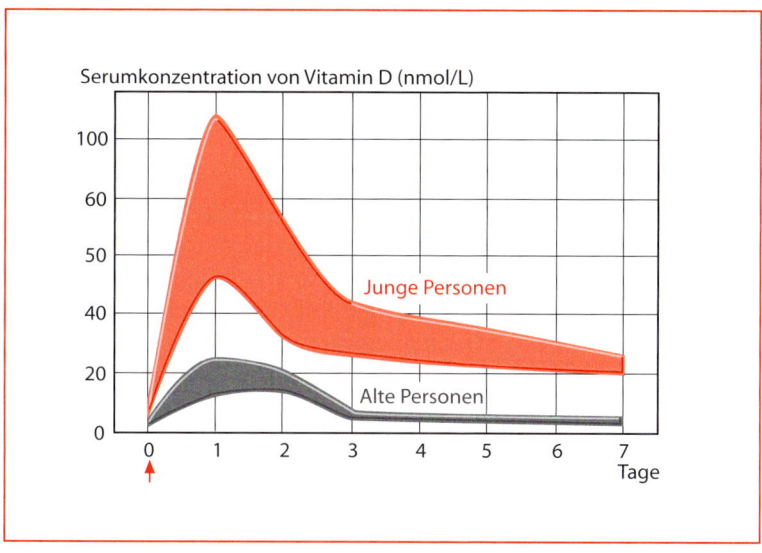

Serumkonzentration von Vitamin D (nmol/L)

Junge Personen

Alte Personen

Tage

Abb. 7.5. Dramatische Abnahme der Vitamin-D-Produktion in der Haut im Alter. (Mod. nach Holik et al. 1989)

Im Alter ist daher fast regelmäßig ein sekundärer Hyperparathyreoidismus mit beschleunigtem Knochenabbau nachzuweisen. Vitamin-D-Zufuhr führt daher zu einem Abfall des Parathormonspiegels im Serum, zu einer Abnahme des Knochenumbaus und damit zu einer Zunahme der Knochendichte. Daher kann die Verordnung von 1000 mg Kalzium und 1000 IE Vitamin D täglich für die Prävention der postmenopausalen und senilen Osteoporose empfohlen werden. Alternativ können auch 150.000 IE alle 6 Monate intramuskulär verabreicht werden. Diese Applikationsform bietet sich vor allem bei Patienten mit unzureichender Compliance an.

Vitamin D ist besonders wichtig in der Kindheit während des Skelettwachstums. Kinder benötigen *Vitamin D im Wachstum* zur

▶ erhöhten Absorption von Kalzium aus der Nahrung,
▶ Rekrutierung, Reifung und Aktivierung der knochenbildenden Zellen,
▶ Mineralisation und Härtung des neuen Knochens.

Eine adäquate Zufuhr von Vitamin D – empfohlene Menge von 1000 IE täglich – ist daher für die normale Entwicklung des Skelettes bedeutsam.

Deutschland ist heute ein „Vitamin-D-Mangel-Land", und nicht nur in den Wintermonaten!

Vitamin D gehört zur Gruppe *fettlöslicher Vitamine* wie auch die Vitamine A, E und K. Diese Vitamine können langfristig im Körper gespeichert werden. Patienten mit Fettresorptionsstörungen weisen daher Mangel an diesen Vitaminen auf. Diese Patienten sollten daher mit Multivitaminpräparaten behandelt werden.

Als *Schlussfolgerung* aus dieser Übersicht über Kalzium und Vitamin D ist zu ziehen, dass jede Person im Rahmen der Osteoporoseprävention und -therapie mindestens 1000 mg Kalzium und 1000 IE Vitamin D („1000er Regel") entweder über die Ernährung oder über Nahrungsergänzungsmittel täglich und über das ganze Jahr erhalten soll. Bei älteren Patienten mit mangelhaftem Ernährungszustand sollten zusätzlich Multivitamin- und Proteinpräparate eingesetzt werden.

Kann zu viel Kalzium und Vitamin D schädlich sein?

Nur ganz selten ist von einer Kalzium- und Vitamin-D-Gabe abzuraten!

Kürzlich wurden obere Grenzen für die tägliche Kalzium- und Vitamin-D-Zufuhr bei Kindern über einem Jahr festgelegt: 2500 mg Kalzium und 2000 IE (50 µg) Vitamin D täglich. Bei Überdosierung können sowohl Kalzium als auch Vitamin D gesundheitsschädlich sein. Zu hohe Kalziumzufuhr behindert die Absorption anderer Mineralstoffe wie z. B. Eisen und Zink. Das Risiko für Nierensteine ist ein komplexes Thema, da auch viele andere Mechanismen berücksichtigt werden müssen. Im Allgemeinen führt eine normale Kalziumzufuhr nicht zu einem erhöhten Risiko für Kalziumoxalatsteine, da Oxalsäure bereits im Magen-Darm-Trakt an Kalzium gebunden wird. Bei Erwachsenen führt erst die Aufnahme von mehr als 4 g Kalzium täglich zu einer Hyperkalzämie mit Nierenschädigung und ektopischer Kalzifizierung. Vitamin-D-Intoxikation verursacht eine Schädigung des zentralen Nervensystems mit Depression, Brechreiz und Anorexie. Eine Vitamin-D-Dosis von über 4000 IE täglich kann bei Erwachsenen zu toxischen Reaktionen führen.

Ist aktives Vitamin D besser als die Vorstufe?

Aktives Vitamin D ist nur im Rahmen von chronischen Nieren- und Leberkrankheiten anzuraten. Es ist metabolisch hochaktiv und muss daher engmaschig kontrolliert werden!

Der Vitamin-D-Metabolismus ist bei Patienten mit chronischen Nieren- und Lebererkrankungen gestört, sodass vor allem bei diesen Patienten der Einsatz aktiver Formen des Vitamin D sinnvoll ist. Aktive Vitamin-D-Metaboliten sind physiologisch und grundsätzlich nichttoxische Substanzen. Sie sind aber metabolisch hochaktiv, sodass in regelmäßigen Abständen die Kalziumspiegel im Blut und Urin kontrolliert werden müssen, um eine Hypo- oder Hyperkalzämie und/oder Hyperkalzurie mit Nierensteinbildung auszuschließen. Empfohlene *Dosen des aktiven Vitamin D* sind:

Alfacalcidol   0,25–1,0 µg täglich oral
Kalzitriol   0,5 µg täglich oral

Vitamin K ist ebenfalls ein wichtiges Vitamin für die normale Knochenbildung. In Studien verringert seine Zufuhr das Frakturrisiko. Vitamin K wird für die Umwandlung von Osteokalzin in seine aktive Form im Knochen benötigt. Die *empfohlene Tagesdosis* für Vitamin K beträgt 100 bis 300 IE. Vitamin K ist im Rahmen der Therapie des Knochenschwundes bei Patienten mit Leberzirrhose wichtig. In der Apotheke wird Vitamin K_1 als Phytomenadion in Form von Injektionslösungen, Tropfen und Kautabletten angeboten.

> Vitamin K – das „neue" knochenaufbauende Vitamin!

Vitamin A darf in Bezug auf den Knochen nicht überdosiert werden. Zufuhr von mehr als 1500 µg täglich hat in mehreren Studien zu einem erhöhten Risiko für Oberschenkelhalsfrakturen geführt.

Weitere wichtige Nahrungsbestandteile für den gesunden Knochen sind Magnesium und vier wichtige Spurenelemente: Bor, Silizium, Zink und Kupfer. Magnesium spielt an mehreren Stellen des Vitamin-D-Stoffwechsels und in der Regulation des Parathormons eine wichtige Rolle. Ferner aktiviert Magnesium die alkalische Phosphatase des Knochens. Einige Studien an älteren Patienten haben gezeigt, dass eine höhere Magnesiumzufuhr mit einer höheren Knochendichte korreliert. Eine Magnesiumsupplementierung ist jedoch nur bei Personen mit Magnesiummangel zu empfehlen. Die empfohlene Tagesdosis von Magnesium beträgt 200 bis 500 mg.

> Die Vitamine A, D, E und K sind fettlöslich und werden daher im Körper gespeichert. Diese Vitamine können daher auch monatlich in wesentlich höheren Dosierungen oral oder intramuskulär (z.B. Vitamin D bei Zöliakie) verabreicht werden.

Hormonersatztherapie – mehr Risiken als Nutzen?

Hormonersatztherapie (HRT) bei Frauen – „for symptoms only!"

Der bereits Jahre vor der Menopause beginnende Östrogenmangel führt zu einem progredienten Knochenverlust. Nach der Menopause mit einem abrupten Abfall des Östrogenspiegels kommt es zu einem Schwund von jährlich 1–4 % Knochenmasse. Jede Frau in der Meno-

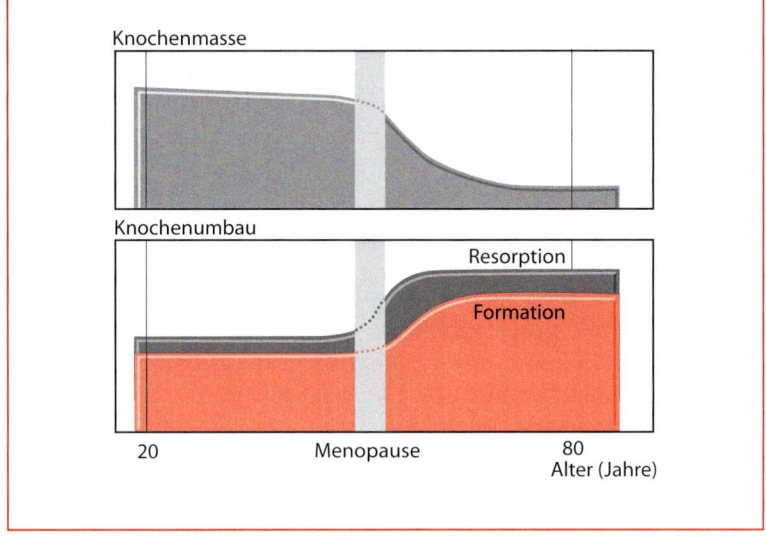

Abb. 7.6. Verlauf der Knochenmasse, Knochenresorption und Knochenneubildung vor, während und nach der Menopause, ohne Therapie

Der Östrogenabfall um die Menopause löst einen dramatischen Knochenschwund über einen Zeitraum von 5 Jahren aus. Der jährliche Knochenverlust kann bis zu 4 % betragen. Erst 5 bis 8 Jahre nach der Menopause geht der jährliche Knochenschwund auf etwa 1 % zurück.

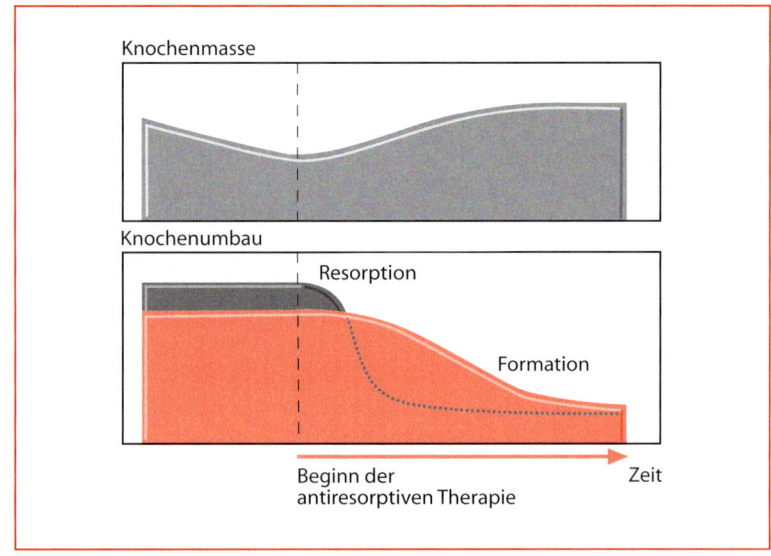

Abb. 7.7. Erhalt und/oder Zunahme der Knochenmasse, Abnahme des Knochenumbaus während und nach der Menopause unter dem Einfluss einer antiresorptiven Therapie (Östrogen (HRT) und/oder Bisphosphonate)

pause steht vor der weitreichenden Entscheidung, ob sie den Östrogenmangel ausgleichen will. Die Entscheidung für oder gegen eine Hormonsubstitution muss immer gemeinsam mit dem Gynäkologen diskutiert und getroffen werden. Derzeit sind jedoch die Indikationen für HRT stark auf klimakterische Beschwerden limitiert. HRT sollte nicht mehr zur Verhütung chronischer Erkrankungen wie z. B. der Osteoporose eingesetzt werden.

Die Daten der Östrogen/Gestagen-Arbeitsgruppe der „Women's Health Initiative Study" (WHI, 2003) haben den Sinn der HRT in der Prävention und Therapie der Osteoporose neu zur Diskussion gestellt. Diese Megastudie hat gezeigt, dass HRT das Risiko vertebraler, nicht-vertebraler und Oberschenkelhalsfrakturen signifikant senkt. Damit wurde erstmals die Wirksamkeit von HRT bezüglich des Frakturrisikos belegt. Gleichzeitig aber hat die Studie gezeigt, dass kardiovaskuläre Erkrankungen und Brustkrebs unter HRT zunehmen. Daraus folgt, dass HRT auf möglichst wenige Jahre unmittelbar nach der Menopause beschränkt sein sollte. Frauen, die Risikofaktoren für Osteoporose haben und HRT nicht über längere Zeit einnehmen wollen, sollten auf Raloxifen oder Bisphosphonate umsteigen.

Tibolon ist ein synthetisches Analog der gonadalen Steroide, das eine kombinierte Wirkung von Östrogen, Gestagen und Androgen aufweist. Das Endometrium wird nicht beeinflusst, sodass eine Kombination mit Gestagen nicht notwendig ist. Tibolon reduziert bei einer täglichen Dosis von 2,5 mg die Knochenumbaurate um 30–50 % und erhöht dadurch die Knochenmasse um 2–5 % in den ersten 2 Jahren. Diese Wirkung entspricht in etwa der konventionellen HRT. Die Wirkung auf das Frakturrisiko muss noch in Studien belegt werden.

> Studien haben belegt, dass 25–30 % der HRT-Verschreibungen gar nicht begonnen werden, und 50 % der Patientinnen die Behandlung nach 6 Monaten selbst wieder abbrechen.

Was sind die Risiken und Nebenwirkungen der HRT?

In den letzten Jahren wurden viele *Studien* bezüglich der Risiken und Vorteile der HRT geplant, durchgeführt und publiziert. HRT wird inzwischen über viele Jahre von Millionen von Frauen nach der Menopause eingesetzt. Die Ergebnisse der neuesten kontrollierten Studien zeigen jedoch keinen protektiven Effekt von HRT bei der koronaren Herzkrankheit, eine Verminderung des Risikos wurde nur bei kolorektalen Tumoren und bei osteoporotischen Frakturen nachgewiesen. Hervorzuheben ist, dass unter HRT sogar ein erhöhtes Risiko für Herzinfarkt, Schlaganfall, invasiven Brustkrebs und venöse Thrombo-

> Die WHI Studie hat gezeigt, dass HRT nicht mehr zur Prävention chronischer Erkrankungen eingesetzt werden soll. Sie hat aber auch belegt, dass die HRT das Frakturrisiko bei Osteoporose signifikant senken kann.

embolien auftrat. Die Ergebnisse dieser großen kontrollierten Studien sprechen in der Tat gegen die Langzeit-HRT, die nicht länger empfohlen werden kann. „Better safe than sorry", wie ein Sprichwort sagt!

Trotz ungefähr 50 Beobachtungsstudien gibt es immer noch keinen klaren Konsens bezüglich des Brustkrebsrisikos unter HRT. Die meisten Experten stimmen darin überein, dass Östrogenersatz Brustkrebs in seinem Wachstum eher fördert als ihn verursacht. Das Brustkrebsrisiko unter Östrogenersatz scheint nach den Studien zeit- und dosisabhängig zu sein und nimmt um ungefähr 25 bis 70 % nach 10 bis 15 Jahren HRT zu.

In der *HERS-Studie* zeigte die Östrogensubstitution bei Frauen mit schweren kardiovaskulären Erkrankungen keinen protektiven Effekt gegen den Herzinfarkt.

Eine weitere große prospektive Studie („Woman's Health Initiative"), die zur Beantwortung vieler Fragen bezüglich des Östrogenersatzes geplant wurde, schloss mehr als 25.000 ältere, im allgemeinen gesunde, postmenopausale Frauen ein. Der Östrogen/Gestagenarm wurde eingestellt, als Zwischenergebnisse zeigten, dass die HRT eine geringe Risikozunahme für Herzinfarkt, Schlaganfall, Lungenembolie und Brustkrebs zeigte. Es wurde jedoch auch eine Risikoreduktion für Oberschenkelhalsfraktur und Dickdarmkrebs nachgewiesen, die Nachteile insgesamt überwogen jedoch diese Vorteile. Es konnte auch klar gezeigt werden, dass die Hormontherapie die Lebensqualität bei älteren Frauen ohne klimakterische Beschwerden nicht verbesserte. Das gleiche negative Ergebnis zeigte sich bei kognitiven Leistungen, Depression und Sexualfunktion.

Frauen mit vasomotorischen Symptomen müssen die therapieinduzierten Risiken gegen den Vorteil der Symptomerleichterung abwägen. Eine Behandlung der Symptome ist jedoch nur wenige Jahre notwendig und damit auch vertretbar. Unter Berücksichtigung anderer effektiver Medikamente ist die Verwendung der Hormontherapie zur Prävention und Behandlung der Osteoporose heute nicht mehr nötig. *Eine HRT ist derzeit nur noch zur Behandlung klimakterischer Beschwerden indiziert*, und dabei sollte sich die Behandlung auf wenige Jahre beschränken.

Eine HRT ist nach wie vor sinnvoll zur Behandlung klimakterischer Beschwerden. Die Behandlung sollte möglichst nicht länger als 4 bis 5 Jahre erfolgen. Vor Therapiebeginn muss ein Mammakarzinom in der Familienanamnese ausgeschlossen sein.

Pflanzliche Östrogene – wie effektiv sind sie?

Bei Frauen ist ein zunehmendes Interesse für natürliche Alternativen zu Östrogen zu beobachten. Phytoöstrogene, auch pflanzliche Östrogene genannt, sind nichtsteroidale Substanzen (Isoflavone, Lignane, Coumestane, Stilbene und Lactone). Sie kommen in der Natur in Sojaprodukten, Bohnen, Tee, Milch und Bier vor. Die Pflanzen enthalten drei große Klassen von Phytoöstrogenen: Isoflavone, Lignane und Coumestane. Sie sind strukturell dem Östrogen ähnlich und werden im Körper in sehr schwach wirksame Formen des Östrogens umge-

Pflanzliche Östrogene haben vielfältige Wirkungen im ganzen Körper. In einer Dosierung von 100 mg Soja-Isoflavonen täglich haben Studien einen Anstieg der Knochendichte gezeigt.

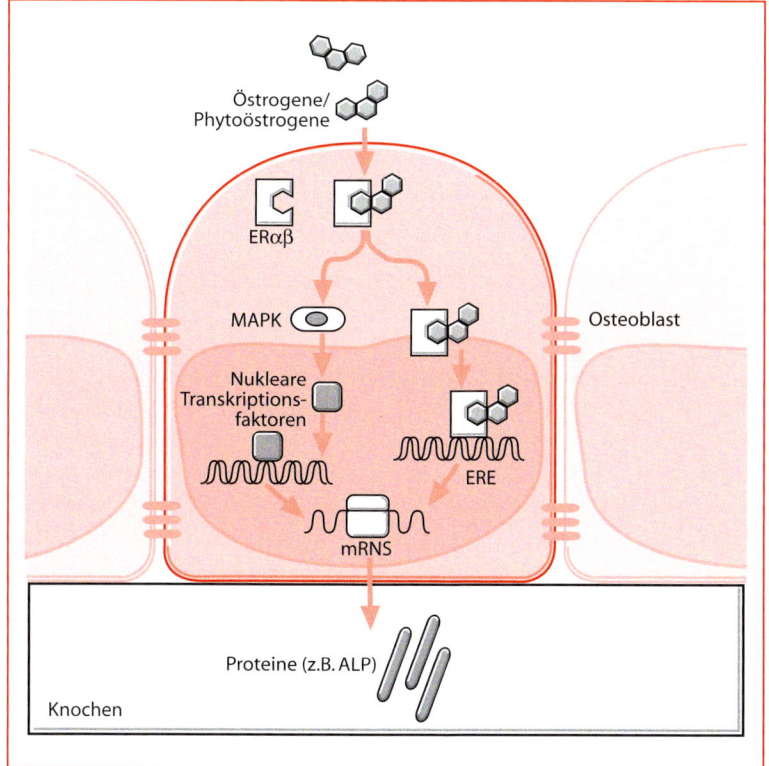

Abb. 7.8. Ähnliche Wirkungsmechanismen der Östrogene und Phytoöstrogene mit Stimulierung der Osteoblasten und Produktion von Proteinen, Hauptbestandteil der Knochenmatrix. *ER* Östrogen-Rezeptor; *MAPK* „mitogen-activated protein kinase". (Mod. nach Migliaccio und Anderson 2003)

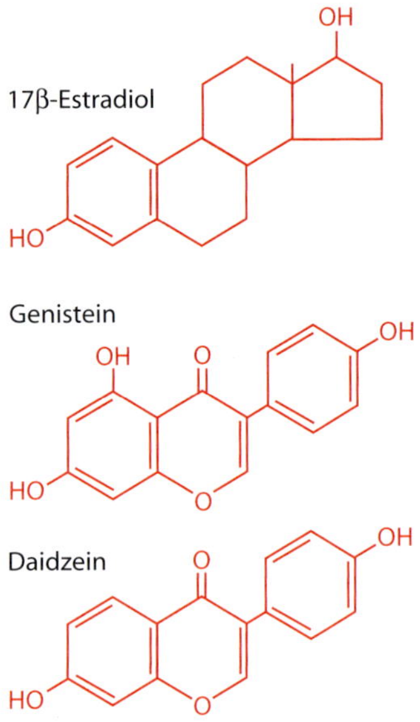

Abb. 7.9. Molekulare Struktur des 17-β-Östradiols und natürlicher Östrogene in der Sojabohne (Genistein und Daidzein)

Die Sojabohne ist die Königin der Phytoöstrogene!

wandelt. Diese Moleküle zeigen nicht die übliche chemische Struktur von Östrogen, sie haben jedoch strukturelle Eigenheiten, die den Östrogenen nahe kommen. Aufgrund ihrer strukturellen Ähnlichkeit mit dem Östrogen binden sich diese Moleküle an die Östrogenrezeptoren (ER) und lösen eine biologische Wirkung aus. Obwohl die „pflanzlichen Östrogene" deutlich schwächer sind als tierische Östrogene, haben sie doch einen positiven Effekt auf vegetative Symptome.

Isoflavone werden in besonders hoher Konzentration in Sojaprodukten gefunden. Die meisten Sojaprodukte enthalten ungefähr 2 mg/g Isoflavone, wobei die obere Grenze der Isoflavon-Zufuhr ungefähr 100 mg pro Tag betragen soll. *Lignane* werden in Obst, Gemüse und Bier gefunden. Zwei kleine Studien haben gezeigt, dass Phytoöstrogene das Frakturrisiko signifikant reduzieren können. Ein weiterer Vorteil ist, dass sie wie Östrogen wirken, aber keine tumorauslösende Wirkung haben sollen. Die empfohlene Tagesdosis für *Ipriflavon* beträgt 600 mg täglich, in 2 bis 3 Portionen über den Tag verteilt. Obwohl die ersten Ergebnisse vielversprechend sind, so sind doch größere und vor allem randomisierte Studien nötig, um die Wirksamkeit der Phytoöstrogene zur Prävention und Therapie der Osteoporose eindeutig zu belegen. Phytoöstrogene haben signifikante biologische Effekte, wobei sich das Spektrum dieser Wirkungen gegenüber dem des Östrogens oder der SERMs (selektive Östrogenrezeptormodulatoren) deutlich unterscheiden kann. Zell- und Tierversuche haben gezeigt, dass diese Wirkungen zu einem großen Teil über den klassischen Östrogenrezeptormechanismus ausgelöst werden, wahrscheinlich über die Osteoblasten. Die Stimulierung sowohl der Zellproliferation als auch der alkalischen Phosphatase, ein Marker der Osteoblastenaktivität, lässt darauf schließen, dass *Genistein* die Knochenbildung stimulieren kann. Genistein hemmt zudem die Synthese und Sekretion von Interleukin-6. Dies wird als Hinweis dafür angesehen, dass Genistein die Osteoklastenaktivität über einen osteoblastengesteuerten Effekt hemmen kann – ein Mechanismus, der auch für Prostaglandin E_2 angenommen wird.

Vor einem breiten und wissenschaftlich abgesicherten Einsatz von *Sojaprodukten* und anderen Isoflavonen zur Prävention der Osteoporose müssen noch die Ergebnisse randomisierter klinischer Studien abgewartet werden. Es muss auch daran erinnert werden, dass pflanzliche Produkte nicht von der FDA kontrolliert werden. Dies bedeutet, dass Reinheit, Sicherheit und Wirksamkeit einer pflanzlichen Substanz keinem international akzeptierten Standard unterliegen und dass die Mengen einer aktiven Substanz in den verschiedenen Darreichungsformen stark variieren können. Bei der Herstellung von Kapseln oder Tabletten besteht auch die Möglichkeit einer Kontamination mit anderen Substanzen. Ferner können Metabolismus und Wirkung der aktiven Substanzen durch Nahrungsmittel, Darmfunktion, Darmbakterien und individuelle Unterschiede stark beeinflusst werden. Inzwischen stehen aber standardisierte und gentechnik-freie pflanzliche Extrakte als Ersatz für die HRT zur Verfügung, die geforderten Studienergebnisse werden in Kürze erwartet.

Dehydroepiandrosteron (DHEA) – nützlich auch bei Knochenschwund?

Diese Substanz hat in der Öffentlichkeit und in den Medien eine große Beachtung gefunden. DHEA ist inzwischen ein beliebtes Mittel, um altersbedingte Veränderungen hinauszuzögern. Es gehört zu den wichtigen adrenalen Androgenen in der Blutzirkulation. Der Einfluss

DHEA – ein aufsteigender Stern in der Prävention der Osteoporose?

von DHEA auf den Knochenmetabolismus wurde in mehreren Studien untersucht. Dabei konnte gezeigt werden, dass adrenale Androgene den durch Östrogenmangel induzierten Knochenschwund verhüten können. Beim Einsatz pharmakologischer Dosen von DHEA wurden verschiedene Wirkungen auf Blutlipide berichtet, keine dieser Studien untersuchte jedoch den Effekt auf den Knochen. DHEA-Präparate sollten daher für die Prävention der Osteoporose erst verwendet werden, wenn klare klinische Studienergebnisse vorliegen.

Testosteron – gut auch für die Knochen des Mannes?

Liegt bei einem jungen Mann eine niedrige Knochendichte vor, so muss stets eine sekundäre Osteoporose ausgeschlossen werden. Möglichkeiten einer zugrunde liegenden Erkrankung sind Hypogonadismus oder das Klinefelter-Syndrom. Die Therapie der Wahl ist ein früher Einsatz der Testosteronersatztherapie. Der Hypogonadismus des Mannes ist mit niedrigen Kalzitriolwerten und verminderter Kalziumresorption aus dem Darm verknüpft.

Der Einsatz von Testosteron sollte nur bei Männern mit erniedrigten Serumspiegeln erwogen werden – ein Prostatakarzinom muss vorher ausgeschlossen sein. Die Verabreichung in Gelform ist sicher ein praktischer Fortschritt.

Unter Therapie mit Testosteron nimmt die Knochendichte zu, wobei eine bessere Korrelation der Knochendichte mit den Östrogen- als mit den Testosteronspiegeln im Blut nachgewiesen wurde. Dies zeigt, dass beim Mann die Umwandlung von Testosteron in Östrogen eine wichtige Rolle im Knochenstoffwechsel spielt. Die Behandlung mit Testosteron steigert auch die Muskelmasse und das Gesamtwohlbefinden. Der Einsatz von Testosteron sollte auf Männer mit niedrigen Spiegeln freien Testosterons beschränkt bleiben. Zusätzlich müssen Kontraindikationen wie z. B. Prostatahypertrophie oder Prostatakarzinom ausgeschlossen sein. Blutbild, Glukose im Serum/Blut sowie das prostataspezifisches Antigen (PSA) sollten regelmäßig kontrolliert werden. Bei Männern mit niedrigen Testosteronwerten im Serum wird eine Testosteronersatztherapie mit intramuskulären Injektionen von 100–250 mg Testosteronenanthat alle drei bis vier Wochen oder mit Testosteron-Gel 25–50 mg täglich empfohlen. Die genaue Dosierung und Applikation richten sich nach dem klinischen Bild und dem Testosteronspiegel im Blut.

Anabole Steroide – starke Muskeln für starke Knochen!

Die Wirksamkeit dieser Substanzgruppe bei Osteoporose ist seit langem bekannt und ist auf ihre Wirkung auf die Muskulatur zurückzuführen, obwohl auch eine direkte Wirkung auf knochenbildende Zellen beschrieben wurde. Diese Substanzen sind bei älteren Menschen mit Muskelschwäche oder sogar Kachexie indiziert. Die Therapie mit anabolen Steroiden bei älteren Menschen hat zusätzlich zu ihrer antikatabolen Wirkung eine signifikante anabole Wirkung auf den Knochen. Die Behandlung sollte auf 3 Jahre beschränkt bleiben, dabei sollten die gut bekannten Nebenwirkungen (Virilisation bei Frauen und Leberschäden) bedacht werden. Bei Männern kann eine verminderte Sexualfunktion auftreten. Vor Therapiebeginn muss ein Prostatakarzinom wegen der möglichen Stimulierung durch Anabolika ausgeschlossen sein. Nandrolondecanoat ist das am häufigsten benutzte Präparat und wird intramuskulär in einer Dosis von 25–50 mg alle 4 Wochen injiziert. Dieses Medikament kann auch als adjuvante Therapie bei älteren Frauen wie bei Männern mit Osteoporose eingesetzt werden.

> Besonders bei älteren Patienten korreliert der Knochenschwund mit Muskelschwund!

Bisphosphonate – potente antiresorptive Substanzen!

Eine neue Ära in der Behandlung von Knochenkrankheiten begann vor 30 Jahren mit Einführung der „Bisphosphonate". Diese Substanzen werden auf der Oberfläche des Knochens angereichert, sie hemmen die Osteoklasten und damit den Knochenabbau (antiresorptives Prinzip). Bisphosphonate werden seit langem beim M. Paget, bei der Hyperkalzämie und bei Patienten mit Knochenmetastasen erfolgreich eingesetzt. Sie stoppen nicht nur die Knochenzerstörung, sondern hemmen auch das Tumorwachstum im Knochen/Knochenmark. Neue Indikationen sind daher die Verhütung von Metastasen (adjuvanter Ansatz), die Schmerztherapie und die Beeinflussung des Immun-/Stromasystems im Knochenmark.

Bei der Osteoporose hemmen die Bisphosphonate den Knochenabbau und führen damit zu einer kontinuierlich positiven Knochenbilanz. Spongiöser wie kompakter Knochen nehmen gleichermaßen an Dichte zu.

Die stickstoffhaltigen Bisphosphonate sind effektive Medikamente zur Behandlung aller Formen der Osteoporose.

> Mit Einführung der Bisphosphonate begann eine neue Ära in der Behandlung von Knochenkrankheiten.

Überblick über die Bisphosphonate

Bisphosphonate (früher fälschlicherweise als „Diphosphonate" oder „Biphosphonate" bezeichnet) sind Analoga des physiologisch vorkommenden Pyrophosphats, bei dem der Sauerstoff der zentralen P-O-P-Bindung durch Kohlenstoff ersetzt wird (P-C-P-Bindung). Diese Modifizierung macht sie resistent gegenüber Hitze und enzymatischer Spaltung. Die pharmakologisch eingesetzten Bisphosphonate sind nach genauer chemischer Nomenklatur „geminale Bisphosphonate", da beide C-P-Bindungen am gleichen Kohlenstoffatom lokalisiert sind. Etidronat wurde schon vor mehr als 100 Jahren synthetisiert. Durch Substitution der beiden Hydrogen-Atome am C-Atom oder durch Veresterung der Phosphatgruppen ist es möglich, verschiedene Bisphosphonate zu synthetisieren. Jedes der zahlreichen Bisphosphonate hat sein eigenes charakteristisches Wirkungsprofil. Die Dynamik dieser Substanzgruppen zeigt sich darin, dass die neuesten Bisphosphonate 20.000mal potenter sind als Etidronat, das Bisphosphonat der ersten Generation. Sie unterscheiden sich durch 2 Seitenketten: eine bindet sich an die Mineralsubstanz der Knochenoberfläche, die andere bestimmt Klasse und Potenz des Bisphosphonats (stickstoffhaltige Kette).

Bisphosphonate haben eine hohe Affinität zu Strukturen der Knochenoberfläche. Der Großteil der resorbierten Menge wird innerhalb von Stunden auf der Oberfläche des Knochens abgelagert, vor allem im Bereich der Resorptionslakunen, also auf der arrodierten Knochenoberfläche und unter den Osteoklasten. Dies führt zu einer wirksamen Hemmung der Osteoklasten mit Verminderung der Knochenresorption, zu einer Reaktivierung der supprimierten Osteoblasten und damit insgesamt zu einer positiven Bilanz der Knochenmasse.

Bisphosphonate lagern sich innerhalb von Stunden auf der Oberfläche des Knochens ab. Der Rest wird unverändert über die Nieren ausgeschieden. Ablagerungen außerhalb des Knochens finden nicht statt.

Wirkungsmechanismen und Pharmakokinetik

Auch wenn die *Wirkungsmechanismen* noch nicht vollständig geklärt sind, so sind doch folgende experimentell und klinisch belegt:

▶ Der Einbau der Bisphosphonate in die Hydroxylapatit-Kristalle und Knochenmatrix führt zu einer verminderten Auflösbarkeit der Knochensubstanz und zu einer Veränderung des Mineralisationsprozesses (physikalisch-chemischer Effekt).

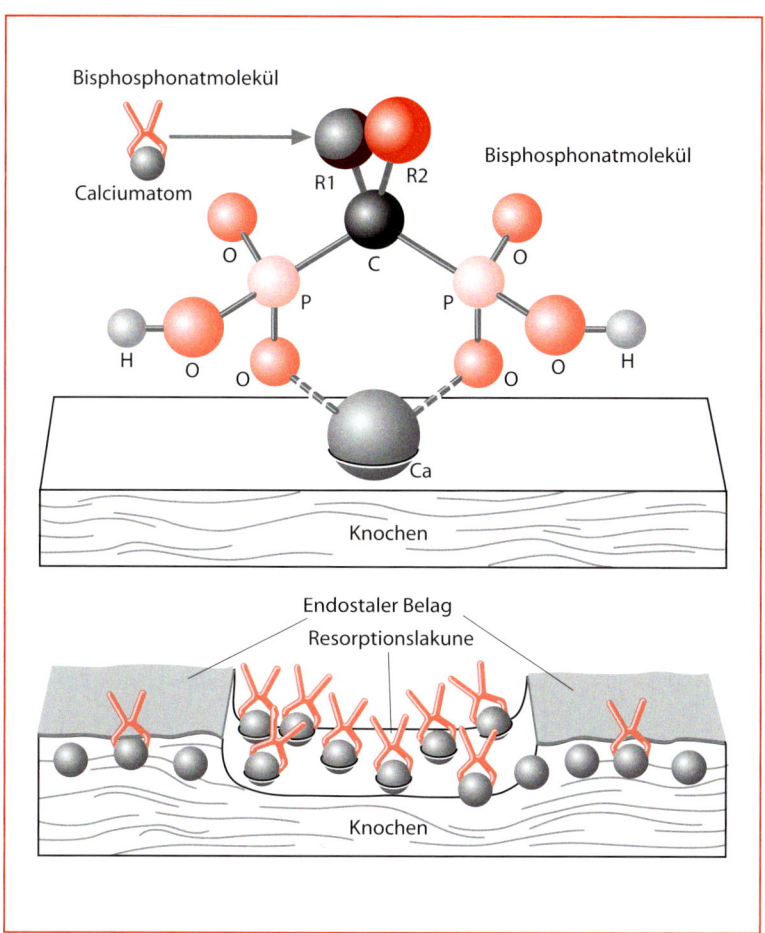

Abb. 7.10. Molekulare Struktur der Bisphosphonate. Beachte die strukturelle Ähnlichkeit mit einer Zange. Ablagerung der Bisphosphonate auf der Knochenoberfläche: Dort werden die Bisphosphonate von Osteoklasten phagozytiert oder unverändert in den Knochen eingebaut

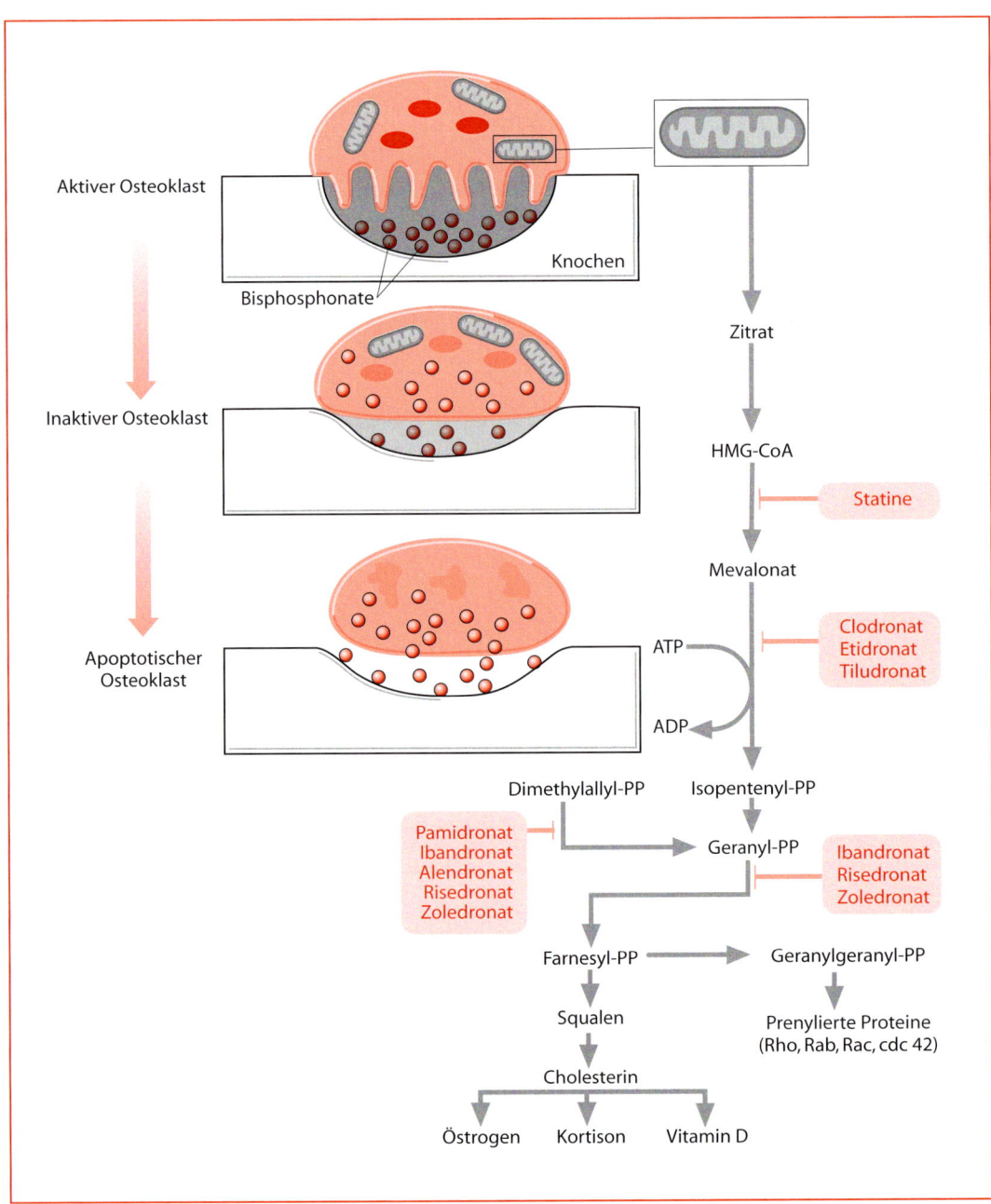

Aktiver Osteoklast

Inaktiver Osteoklast

Apoptotischer Osteoklast

Bisphosphonate

Knochen

Zitrat

HMG-CoA

Statine

Mevalonat

Clodronat
Etidronat
Tiludronat

ATP

ADP

Dimethylallyl-PP

Isopentenyl-PP

Pamidronat
Ibandronat
Alendronat
Risedronat
Zoledronat

Geranyl-PP

Ibandronat
Risedronat
Zoledronat

Farnesyl-PP

Geranylgeranyl-PP

Squalen

Prenylierte Proteine
(Rho, Rab, Rac, cdc 42)

Cholesterin

Östrogen   Kortison   Vitamin D

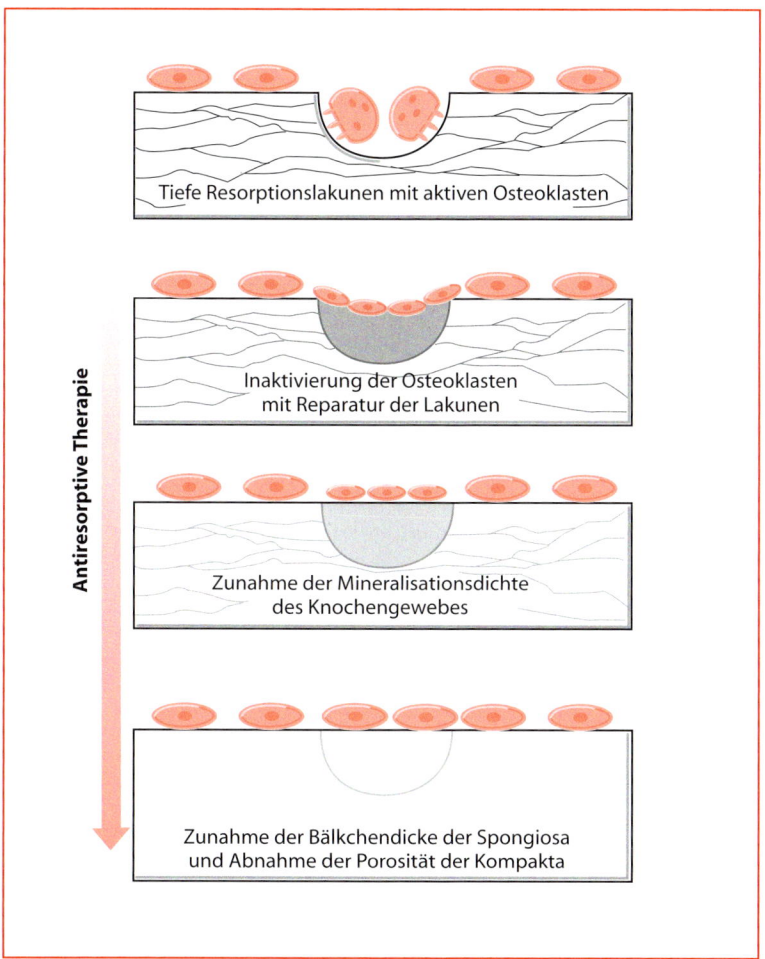

Abb. 7.12. Chronologische Darstellung der Wirkungen von Bisphosphonaten am Knochen

◄ **Abb. 7.11.** Zelluläre und biochemische Wirkungsmechanismen der Bisphosphonate. Aktiver Osteoklast: Bisphosphonatmoleküle im Zwischenraum zwischen Osteoklast und Knochen. Das phagozytierte Bisphosphonat hemmt zytoplasmatische Enzyme des Osteoklasten, erkennbar am Schwund des „ruffled border", und Induktion der Apoptose

▶ Verminderte Rekrutierung und Fusionierung der Osteoklastenvorläufer (direkter Einfluss auf das Monozyten-Makrophagen-System).

▶ Hemmung der Osteoklastenaktivität, insbesondere durch Hemmung der Protonen-ATPase (direkt-toxischer Effekt).

▶ Hemmung der Enzyme des Mevalonsäurestoffwechsels (bei den stickstoffhaltigen Bisphosphonaten der wichtigste Wirkungsmechanismus).

▶ Verkürzung der osteoklastären Lebensdauer durch Induktion der Apoptose, wahrscheinlich verbunden mit einer Verlängerung der osteoblastären Lebensdauer (zeitliche Verschiebungen im Ablauf des Knochenumbauzyklus).

▶ Indirekte Wirkung über die Osteoblasten, die mittels Hemmfaktoren die osteoklastäre Knochenresorption inhibieren (Interaktionen im „coupling" des Osteoblasten-Osteoklasten-Systems).

▶ Beeinflussung afferenter Nervenfasern im Knochen, mit Hemmung der Freisetzung von Neuropeptiden und Neuromodulatoren an den Nervenendigungen.

Moderne Bisphosphonate hemmen die Mineralisation nicht mehr. Osteomalazien oder Knochendefekte werden daher selbst nach langjähriger Einnahme nicht beobachtet.

Bisphosphonate und andere antiresorptive Substanzen verbessern die Knochenstabilität durch verschiedene *Effekte*:

▶ Sie reduzieren die Umbauoberflächen des Knochens und reparieren die Resorptionslakunen, verursacht durch erhöhte Tätigkeit der Osteoklasten.

▶ Sie stabilisieren die trabekuläre Architektur, insbesondere die horizontalen Trabekel.

▶ Sie reduzieren die Porosität der Kortikalis.

▶ Sie erhöhen die Mineralisationsdichte durch eine Verlängerung der Knochenformationsperiode.

▶ Sie erhöhen die Überlebenszeit der Osteozyten. In der Tat haben neue Studien gezeigt, dass Osteozyten als Mechanosensoren agieren und auf diese Weise die Regulation des Knochenumbaus beeinflussen. Es gibt klare Hinweise, dass Östrogen und vor allem Raloxifen die Apoptose der Osteozyten unterdrücken.

Die derzeit im klinischen Einsatz befindlichen Bisphosphonate werden unverändert aufgenommen, im Knochen abgelagert und langsam wieder ausgeschieden. Eine Metabolisierung im Körper findet nicht statt, eine Interaktion mit anderen Medikamenten ist nicht bekannt.

Die intestinale *Resorption* ist gering und beträgt zwischen 1 und 10 %. Die stickstoffhaltigen Bisphosphonate werden sogar nur zu weniger als 1 % resorbiert. Für die Resorption und damit für die Wirkung der Bisphosphonate ist die nüchterne Einnahme wichtig, da sie anderenfalls mit dem Kalzium der Nahrung eine unlösliche Verbindung eingehen würden. 20–50 % des resorbierten Bisphosphonates lagern sich auf der Oberfläche des Knochens ab, der Rest wird im Urin oder im Stuhl während des Tages wieder ausgeschieden.

Im Gegensatz zur kurzen Verweildauer im Blut (Halbwertszeiten von 1–15 Stunden) beträgt die *Halbwertszeit* im Skelett viele Jahre bis Jahrzehnte, ähnlich wie bei anderen Substanzen mit hoher Affinität zum Knochen (z. B. Tetrazyklin, Fluorid, Strontium).

> Der einzige Nachteil der Bisphosphonate ist die schlechte orale Resorption. Dieses Problem wird aber durch die hohe Potenz moderner Bisphosphonate wieder ausgeglichen.
>
> Bisphosphonate haben eine kurze Halbwertszeit im Blut, aber eine sehr lange Verweildauer im Knochen.

Toxizität und Kontraindikationen

Bisphosphonate sind gut verträglich, wenn die Einnahmevorschriften genau eingehalten werden. Nebenwirkungen sind gering und nur selten schwerwiegend:

Gastrointestinale Beschwerden. Sie werden bei 2–10 % der Patienten berichtet, mit Übelkeit, Bauchschmerzen, Erbrechen und Durchfall. Sie waren aber in großen plazebokontrollierten Studien gleich häufig unter Verum und Plazebo. Die vereinzelt berichteten Entzündungen und Ulzerationen der Speiseröhre können bei Einhaltung der Einnahmevorschriften vermieden werden.

Akute-Phase-Reaktion. Sie kann innerhalb von 24 Stunden nach erstmaliger intravenöser Gabe eines stickstoffhaltigen Bisphosphonats auftreten, mit Temperaturerhöhung, Gliederschmerzen, Myalgien und Knochenschmerzen.

Hautallergie. Ganz selten muss die orale Therapie deswegen abgebrochen werden.

Augenentzündungen. Sehr selten werden Augenreaktionen beobachtet (1/1000 Patienten). Das Auftreten von Uveitis, Skleritis und Episkleritis wurde besonders häufig nach Pamidronat beobachtet.

Hypokalzämie und Hypomagnesiämie. Etwa 3% der Patienten weisen im Rahmen einer Infusionstherapie einen leichten Abfall des Kalzium- und Magnesiumwertes im Blut auf. Diese serologischen Veränderungen sind jedoch nach unserer Erfahrung in keinem Fall klinisch relevant.

Störungen der Nierenfunktion kommen im Rahmen der Osteoporosetherapie praktisch nicht vor.

Einschränkung der Nierenfunktion. Vor jeder intravenösen Bisphosphonatinfusion muss die Nierenfunktion abgeklärt werden. Bei höheren intravenösen Dosierungen werden vereinzelt Nierenschmerzen sowie eine leichte, aber klinisch nicht relevante Albuminurie beobachtet. Eine bestehende Exsikkose muss vor der intravenösen Gabe von Bisphosphonaten ausgeglichen sein.

Akute und chronische toxische Störungen. Tierexperimentelle Studien mit oralem Alendronat bei weiblichen Ratten zeigten keinerlei Hinweise für eine mutagene Wirkung. Studien an Ratten und Mäusen mit maximal tolerierten Dosen von Bisphosphonaten zeigten keine Zunahme der Tumorinzidenz.

Trotz fehlender Hinweise für eine mutagene Wirkung gelten Schwangerschaft und Stillzeit als Kontraindikationen, obwohl bisher weder bei Tieren noch bei Menschen Nebenwirkungen in diesem Zusammenhang bekannt wurden. In der Muttermilch waren Bisphosphonate nicht nachweisbar.

Praktischer Einsatz

Für die Behandlung der Osteoporose sind in Deutschland nur orale Bisphosphonate zugelassen.

Alendronat

Dieses Aminobisphosphonat wurde inzwischen in klinischen Studien an mehr als 17.000 Patienten erfolgreich getestet und bereits über 5 Millionen Patienten in 80 Ländern weltweit verschrieben. In Deutschland ist Alendronat zur Therapie der postmenopausalen Osteoporose sowie zur Therapie der Osteoporose des Mannes zugelassen.

▶ Die *tägliche orale Gabe von 10 mg Alendronat* führt innerhalb von ein bis drei Jahren zu einer Zunahme der Knochenmasse von 5–9 % gegenüber der Kontrollgruppe (Kalzium und Vitamin D) und zu einer Abnahme der Frakturrate um mehr als 50 %. Nach einem Jahr betrug die Reduktion klinischer Wirbelfrakturen gegenüber Plazebo 59 % und nach 18 Monaten 63 % bei Oberschenkelhalsfrakturen. Nach drei Monaten war die Knochendichte bereits signifikant angestiegen, nach einem Jahr war die Therapie bei 95 % der Patienten erfolgreich. Auch Schmerzreduktion und Zunahme der Mobilität waren unter Alendronat im Rahmen der *FIT-Studie* („Fracture intervention trial") nachweisbar. Alendronat verringert sowohl die Wirbelfrakturen als auch alle anderen Frakturen (Unterarm, Oberschenkel) signifikant. Vergleichbare Ergebnisse konnten auch bei Männern und bei der glukokortikosteroidinduzierten Osteoporose erzielt werden.

▶ Die *einmal wöchentliche orale Gabe von 70 mg Alendronat* steht seit einiger Zeit zur Verfügung. Pharmakokinetische Studien belegen, dass Alendronat in einer Dosis von 5–80 mg jeweils zu 0,5–1 % resorbiert und zu 50 % auf der aktiven Oberfläche des Knochens abgelagert wird. Die Konzentration des abgelagerten Alendronats ist bei täglicher Gabe von 10 mg oder wöchentlicher Gabe von 70 mg gleich. Auch die Raten der Zunahme der Knochendichte waren bei beiden Applikationsformen identisch: an der Wirbelsäule 5–6 % und an der Hüfte 3–9 % innerhalb eines Jahres.

Die „Once weekly"-Dosierung findet bei den Patienten eine hohe Akzeptanz und reduziert die gastrointestinalen Beschwerden.

In einer ersten direkten *Vergleichsstudie* wurde die Effektivität von Alendronat und Risedronat untersucht. In dieser Studie erreichte Alendronat 70 mg wöchentlich über 12 Monate signifikant höhere Knochendichtewerte an der Wirbelsäule und am Oberschenkel als Risedronat 5 mg täglich. Auch die Knochenumbaumarker zeigten unter der Wochentablette von Alendronat signifikante Veränderungen gegenüber Risedronat. Daten zur Frage der Frakturrisikosenkung stehen noch aus.

Risedronat

Risedronat wurde ebenfalls in großen internationalen Studien an 15.000 Patienten getestet. An der Lendenwirbelsäule nahm die Knochendichte bei einer täglichen Gabe von 5 mg Risedronat nach 3 Jahren um 5,4–7,7 % zu (mit signifikantem Unterschied zur Kontrollgruppe). Die Abnahme des Frakturrisikos im Bereich der Wirbelsäule war nach einem Jahr mit bis zu 65 % signifikant. Auch bei Frakturen außerhalb der Wirbelsäule konnte eine Abnahme des Frakturrisikos signifikant nachgewiesen werden. Die Ergebnisse am Schenkelhals waren jedoch widersprüchlich. Signifikante Ergebnisse liegen nur für eine Subgruppe von Patienten vor. Risedronat ist zugelassen für die Behandlung der postmenopausalen und der glukokortikoidinduzierten Osteoporose. Risedronat 35 mg und 50 mg einmal wöchentlich zeigen die gleiche Effektivität und Sicherheit wie eine tägliche Gabe von 5 mg. Deshalb wird die niedrigere Dosis von 35 mg Risedronat einmal wöchentlich als die optimale Dosierung für Frauen mit postmenopausaler Osteoporose angesehen und eingesetzt.

Etidronat

Mit diesem „Bisphosphonat der ersten Generation" liegen die längsten Erfahrungen in der Behandlung von Knochenkrankheiten vor. Es ist jedoch von den stickstoffhaltigen Bisphosphonaten verdrängt worden.

Ibandronat

Ibandronat wird in Kürze oral monatlich oder intravenös vierteljährlich eingesetzt werden.

Dieses Bisphosphonat wurde kürzlich in großen plazebokontrollierten Studien getestet, ist aber für die Therapie der Osteoporose noch nicht zugelassen. In einer Studie mit oralem Ibandronat erwies sich eine tägliche Dosis von 2,5 mg als optimal. Dabei konnte eine Zunahme der Knochendichte um bis zu 10 % nach 2 Jahren erreicht werden. Folgende *Behandlungsprotokolle* konnten das Risiko für Wirbelfrakturen um ungefähr 50–65 % nach 3 Jahren reduzieren:

▶ oral täglich 2,5 mg,
▶ oral einmal wöchentlich 25 mg,
▶ oral intermittierend (20 mg jeden zweiten Tag 12-mal alle 3 Monate = 1 Monat pro Trimester),
▶ oral einmal monatlich 50 mg (laufende Studie),
▶ intravenös alle 3 Monate 2 mg (Bolus oder Kurzinfusion).

Eine Reduktion des Frakturrisikos für nichtvertebrale Frakturen (69 %) wurde bei Patienten beobachtet, die täglich Ibandronat erhielten und die eine niedrige Knochendichte im Bereich des Oberschenkelhalses aufwiesen (T-Score <-3 SD). Die Therapie mit Ibandronat zeigte auch signifikante Zunahmen der Knochendichte und Hemmung der biochemischen Marker des Knochenumbaus. Alle Darreichungsformen wurden sehr gut toleriert, mit einem Sicherheitsprofil vergleichbar mit Plazebo. Die Ergebnisse dieser randomisierten Studien zeigen, dass die Wirksamkeit von Ibandronat eher von der Dosis als von der Darreichungsform abhängt. Für die Prävention der Osteoporose werden längere Intervalle zwischen den Infusionen (3 Monate bis 1 Jahr) getestet.

Clodronat, Pamidronat und Zoledronat

Diese Bisphosphonate haben sich in der Behandlung der Hyperkalzämie und Knochenmetastasen bewährt. Da sie für die Therapie der Osteoporose noch nicht zugelassen sind, sollten sie nur in Zusammenarbeit mit Osteoporosezentren und nach ausführlicher Aufklärung des Patienten eingesetzt werden. Klinische Osteoporosestudien mit Zoledronat werden gerade durchgeführt, unter anderem mit einer jährlichen Kurzinfusion.

Intravenöse Applikation der Bisphosphonate

Die intravenöse Therapie der Bisphosphonate hat einen hohen Grad der Compliance vor allem bei Patienten, die bereits zahlreiche andere Medikamente einnehmen müssen. Weitere Vorteile sind die 100 %ige Bioverfügbarkeit und fehlende gastrointestinale Nebenwirkungen. Folgende *Dosierungen und Zeitintervalle* finden derzeit in unserer Osteoporoseambulanz Anwendung:

Pamidronat   30 mg Infusion alle 3 Monate
Ibandronat   2 mg Infusion/Injektion alle 3 Monate
Zoledronat   4 mg Infusion alle 6–12 Monate

Die Gabe von Bisphosphonaten in Intervallen von 3 Monaten basiert auf der Beobachtung, dass eine einzelne intravenöse Gabe die Knochenresorption mehrere Wochen hemmt. Es muss betont werden, dass diese intravenösen Protokolle noch keine offizielle Zulassung für die Behandlung der Osteoporose besitzen und daher nur in Osteoporosezentren und nach Einholung des schriftlichen Einverständnisses des Patienten gegeben werden sollten.

Therapiedauer und Langzeitstudien

Die durchschnittliche Therapiedauer mit Bisphosphonaten beträgt 1 bis 3 Jahre, je nach Ausmaß des vorliegenden Knochenschwunds.

Die optimale Dauer der Bisphosphonattherapie beträgt 1 bis 3 Jahre, in Abhängigkeit vom Schweregrad der Osteoporose und der Zunahme der Knochendichte. Drei *Therapiephasen* können unterschieden werden:

▶ *Reparaturphase* (bis zu 12 Monate),
▶ *Wiederaufbauphase* (6 bis 36 Monate),
▶ *Erhaltungsphase* (24 bis 60 Monate).

Die höchste Rate der Knochendichtezunahme ist in den ersten 12 Monaten zu beobachten. In dieser Zeit werden die Resorptionslakunen ausgebessert und mit neuem Knochengewebe aufgefüllt. Man nimmt an, dass die Reparatur des trabekulären Knochens innerhalb des ersten Therapiejahres verantwortlich ist für die auffallend starke Reduktion der Frakturrate, die mit einer alleinigen Zunahme der Knochendichte nicht erklärt werden kann. Während der Wiederaufbau- und Erhaltungsphase ist die Zunahme der Knochendichte weniger ausgeprägt, da jetzt die Zunahme der Mineralisationsdichte im Vordergrund steht.

Monitoring und „Therapieversager"

Folgende Parameter werden verwendet, um den Erfolg einer antiresorptiven Therapie zu beurteilen:

▶ Abnahme der Kollagenabbauprodukte und von TRAP im Urin und/oder Serum,
▶ Zunahme der Knochendichte (gemessen mit DXA der Wirbelsäule und Hüfte),
▶ Abnahme der Frakturrate (vertebral und extravertebral),

- Abnahme des osteoporoseassoziierten Knochenschmerzes,
- Zunahme der Lebensqualität und der Mobilität,
- Abnahme der Tage des Krankenhausaufenthalts.

Nach ungefähr 3 bis 6 Wochen Therapie sollte eine Abnahme der Knochenresorptionsmarker festzustellen sein. Sollten nach 2–3 Monaten Therapie die Resorptionsmarker nicht um 30–40 % gesunken sein, muss der Patient befragt werden, ob und in welcher Form das Medikament eingenommen wird. Subjektive Parameter wie Schmerz, Mobilität und Lebensqualität können nur als sekundäre Kriterien akzeptiert werden. Die Knochendichte (BMD) sollte jährlich gemessen werden. Bei fehlender Zunahme der Knochendichte unter antiresorptiver Therapie kann trotzdem von einer Reduktion des Frakturrisikos ausgegangen werden. Sollte es nach einem Jahr Therapie keine Zunahme der Knochendichte in der DXA-Messung geben, so kommen vor allem zwei *Erklärungsmöglichkeiten* in Frage:

- Das Medikament wurde nicht oder nicht vorschriftsmäßig eingenommen.
- Es liegt eine sekundäre Osteoporose zugrunde.

> Der Therapieerfolg unter Bisphosphonaten sollte jährlich kontrolliert werden. „Therapieversager" unter vorschriftsmäßiger Einnahme sind extrem selten und bedürfen einer kritischen Abklärung.

Raloxifen – eine intelligente und effektive antiresorptive Therapie für die Frau nach den Wechseljahren

Überblick über die SERMs – neue antiresorptive Substanzen

Im letzten Jahrzehnt wurden immer mehr östrogenartige Substanzen entwickelt und eingesetzt. Es handelt sich dabei um Substanzen, die mit dem Östrogen nicht verwandt sind, aber doch einige Wirkungen des Östrogens haben, nicht aber dessen Nebenwirkungen verursachen. Die genaue Bezeichnung ist „Östrogenrezeptoragonisten/-antagonisten" und im Amerikanischen werden sie deshalb „selective estrogen receptor modulators" (SERMs) genannt. Ein Beispiel ist das Tamoxifen, das schon seit langem bei Frauen mit östrogenrezeptorpositivem Brustkrebs gegeben wird. Es wirkt wie ein Östrogenantagonist auf das Brustgewebe, aber wie Östrogen auf andere Organe und Gewebe, insbesondere auf Knochen, Leber und Fettstoffwechsel. Tamoxifen unterdrückt das Wachstum von Tumorzellen oder Mikrometastasen in den osteotropen Organen, soweit diese Tumorzellen Östrogenrezeptoren besitzen.

Raloxifen – physiologische Effekte auf den Knochen

Der positive Effekt auf den Knochen wurde in einem SERM der 2. Generation, dem *Raloxifen*, weiter entwickelt, mit fehlender Wirkung auf Brust oder Gebärmutter. Es handelt sich um ein Benzothiopen-Derivat, das am Knochen und im Lipidstoffwechsel wie ein Östrogenagonist wirkt, am Brustdrüsengewebe und an der Gebärmutterschleimhaut dagegen wie ein Östrogenantagonist. Die vollständige östrogenantagonistische Wirkung am Uterus unterscheidet Raloxifen vom Tamoxifen, einem SERM der ersten Generation.

Raloxifen: positive Wirkung an Knochen, Brust und Lipidstoffwechsel.

Raloxifen löst seine Wirkung durch starke Bindung an die Östrogenrezeptoren (ERs) aus, von denen bisher 2 Subtypen identifiziert wurden (ER-α und ER-β). Diese Rezeptorsubtypen kommen im ganzen Körper vor, wobei die ER-α-Expression in den reproduktiven Geweben und die ER-β-Expression in den nichtreproduktiven Geweben überwiegt. Beide Östrogenrezeptorsubtypen lösen in den verschiedenen Geweben unterschiedliche Wirkungen aus. So verhält sich z. B. Raloxifen als Östrogenagonist im Knochen, aber als Antagonist im Brust- und Uterusgewebe. Wahrscheinlich ist der Mechanismus, mit dem Raloxifen die Knochenresorption hemmt, identisch mit dem Östrogenmechanismus: Hemmung der Produktion von Zytokinen, die die Osteoklastendifferenzierung einleiten, und Stimulierung von TGF-β_3, der die Osteoklastenaktivierung unterdrückt. TGF-β_3 unterdrückt ebenfalls die Expression von Interleukin-6, das die Knochenresorption stimuliert. So führt in Tiermodellen eine Ovarektomie zu einer erhöhten IL-6 Sekretion und damit zu einem verstärkten Knochenabbau. Diese Form des Knochenschwundes ist durch Gabe von Raloxifen oder Östrogen voll reversibel. Raloxifen wirkt mit großer Wahrscheinlichkeit auch auf Osteoblasten und Osteozyten, die eine wichtige Rolle in der Kontrolle des Knochenumbaus spielen. Dieser physiologische Einfluss auf den Knochenumbau mit positiver Knochenbilanz führt zu einer völlig normalen Knochenstruktur ohne Mineralisationsdefekte oder erhöhtem Auftreten von Mikrofrakturen. Da die beobachtete Reduktion der Frakturinzidenz unter Raloxifen deutlich größer ausfiel als aufgrund der Knochendichtezunahmen zu erwarten war, müssen neben der Steigerung der Knochendichte noch qualitative Veränderungen mitverantwortlich gemacht werden. Der Hintergrund für die gute fraktursenkende Wirkung ist vermutlich im physiologischen Wirkansatz (Modulation der Mechanosensitivität der Osteozyten) begründet. Ein positiver Effekt auf die Knochenstabilität

Agonist an Knochen und Lipidstoffwechsel, aber Antagonist an Brust und Uterus.

Physiologische Wirkung über die „Östrogenrezeptorkaskade".

Normale Knochenstruktur ohne Mineralisationsdefekte!

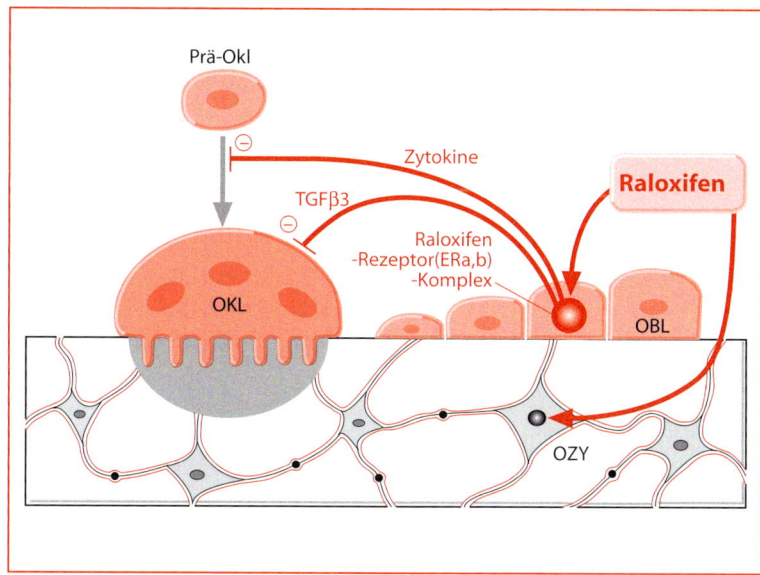

Abb. 7.13. Wirkungsmechanismen von Raloxifen auf die Knochenzellen

wird beispielsweise von der osteoanabolen Wirkung an entscheidenden Stellen der Spongiosa vermutet. Durch das Auffüllen der Resorptionslakunen und die Verhinderung der Perforation von trabekulären Quervernetzungen wird selbst bei nur geringer Substanzzunahme die Knicklast und damit die Stabilität des Knochens deutlich erhöht. Schon kleine Veränderungen der Oberflächenstruktur, die durch die Aktivität der Osteoklasten zerstört wird, können die statischen Eigenschaften des Knochens erheblich beeinflussen („Glasschneidermodell"). Raloxifen greift über die natürliche Signalkette in den Knochenstoffwechsel ein und führt trotz relativ geringer Zuwächse an Knochendichte zu einer deutlichen Reduktion des Frakturrisikos (vergleichbar mit Bisphosphonaten).

Fraktursenkende Wirkung über natürliche Signalkette.

Raloxifen – Studienlage nach „evidence based medicine"

Eine große internationale klinische Studie, die *MORE-Studie*, hat gezeigt, dass das Risiko für Wirbelkörperbrüche unter Raloxifen gegenüber der Kontrollgruppe halbiert werden kann. Die *Studienpopulation* bestand aus 2 Subgruppen:

▶ Subgruppe 1(n = 5064): messtechnisch Osteoporose nach den WHO-Kriterien ohne Frakturen zum Zeitpunkt des Einschlusses.
▶ Subgruppe 2 (n = 2641): manifeste Osteoporose mit Wirbelfrakturen zum Zeitpunkt des Einschlusses.

Primärer Endpunkt: neue radiologisch nachgewiesene Wirbelkörperfrakturen, Veränderung der BMD an der Wirbelsäule und am Oberschenkelhals. Sekundäre Endpunkte: klinische Wirbelkörperfrakturen, nichtvertebrale Frakturen, Auftreten kardiovaskulärer Ereignisse sowie die Inzidenz von Brustkrebs. Die Abbruchrate betrug 23 %.

Die Ergebnisse der MORE-Studie belegen eine Senkung des vertebralen Frakturrisikos:

Signifikante Senkung des Frakturrisikos für vertebrale Frakturen.

▶ Senkung des Risikos für klinische Wirbelkörperfrakturen um 68 %,
▶ Senkung des Risikos für die erste morphometrisch nachgewiesene Wirbelkörperfraktur um 55 %,
▶ Senkung des Risikos für multiple Wirbelkörperfrakturen bei Frauen ohne vorbestehende vertebrale Frakturen um 93 %,
▶ Senkung des Risikos für neue morphometrisch nachgewiesene Wirbelkörperfrakturen bei Frauen mit vorbestehenden vertebralen Frakturen um 30 %.

Anhaltende Fraktursenkung über 4 Jahre.

Unter der Behandlung mit Raloxifen nahm die *Knochendichte* in der MORE-Studie im Vergleich zu Plazebo an der Wirbelsäule nach 36 Monaten um 2,6 % und am Oberschenkelhals um 2,1 % signifikant zu. Die beobachtete Anstiegsrate der Knochendichte an der LWS ist im Vergleich zu den stickstoffhaltigen Bisphosphonaten niedriger, die Senkung der Frakturinzidenz ist aber vergleichbar. Bei Frauen mit ausgeprägter Osteoporose konnte Raloxifen die Rate neuer extravertebraler Frakturen um 47 % reduzieren. Eine Post-hoc-Analyse fand, dass Raloxifen 60 mg/Tag das Risiko klinischer Wirbelkörperfrakturen nach einem Jahr um 68 %, verglichen mit Plazebo, senkte. Die anhaltende fraktursenkende Wirkung bestätigte sich auch im 4. Jahr der Behandlung mit Raloxifen.

In der MORE-Studie wurden bei einem großen Subkollektiv von 2622 Frauen zu Studienbeginn, nach 6 und 12 Monaten sowie anschließend in jährlichen Abständen zwei *biochemische Marker des Knochenumbaus* gemessen. Während Osteokalzin (im Serum gemessen) als Marker der Knochenneubildung gilt, korreliert der Crosslaps®-Assay (CTX), der die Ausscheidung von C-terminalen Telopeptiden des Typ-

Tabelle 7.3. Wirkungen von Raloxifen in der MORE-Studie (kumulative Inzidenz über 3 bis 3,5 Jahre)

Wirkung		Plazebo (%)	Raloxifen (%)	RR (95% CI)
Wirbelfrakturen	Subgruppe ohne prävalente Frakturen	4,5	2,3	0,5 (0,4–0,8)
	Subgruppe mit prävalenten Frakturen	21,2	14,7	0,7 (0,6–0,9)
Invasiver Brustkrebs		1,0	0,3	0,2 (0,1–0,4)
Venöse Thromboembolien		0,3	1,0	3,1 (1,5–6,2)
Endometriumkarzinom		0,2	0,2	0,8 (0,8–2,7)

Daten aus Ettinger et al. (1999) und Cummings et al. (1999).

I-Kollagens misst, mit dem Ausmaß des Knochenabbaus. Als Zeichen der Suppression des osteoklastären Knochenabbaus fielen die CTX-Werte unter Raloxifen nach 6 Monaten um 30–40 % ab und blieben über den gesamten dreijährigen Untersuchungszeitraum signifikant reduziert. Da Knochenabbau und -neubildung aneinander gekoppelt sind, sinken sekundär – wie bei allen antiresorptiven Therapieformen – auch die Marker der Knochenneubildung ab. Dabei ist der Rückgang der Knochenstoffwechselmarker ein Zeichen dafür, dass Raloxifen den postmenopausal beschleunigten Knochenumbau wieder auf das natürliches prämenopausales Niveau absenkt. Im Gegensatz zum Raloxifen werden die Marker des Knochenumbaus bei einer Therapie mit dem Bisphosphonat Alendronat signifikant unter das Niveau der prämenopausalen Frau supprimiert. Eine zu starke Reduktion der Stoffwechselaktivität ist jedoch nicht immer wünschenswert, da dadurch die Reparaturfähigkeit des Knochens bezogen auf einen langen Zeitraum negativ beeinträchtigt werden kann.

Unter Raloxifen verläuft der Knochenstoffwechsel wie vor den Wechseljahren.

Raloxifen – Zusatznutzen an Brust und kardiovaskulärem System

Auch zu den sekundären Endpunkten der MORE-Studie, der Inzidenz von *Brustkrebs* und *kardiovaskulären Ereignissen* liegen mittlerweile die Auswertungen nach vierjähriger Therapie vor. Das relative Risiko eines invasiven Mammakarzinoms war nach 4 Jahren unter Raloxifen gegenüber Plazebo um 72 % gesenkt. Bei Frauen mit einem erhöhten

Unter Raloxifen wird das Brustkrebsrisiko um 72 % gesenkt!

kardiovaskulären Risiko zu Beginn der Behandlung konnte eine signifikante Reduktion des Risikos um 40 % festgestellt werden.

Eine sechsmonatige randomisierte Studie mit 390 gesunden postmenopausalen Frauen zeigte, dass die Werte des Gesamt- und LDL-Cholesterins sowie des Fibrinogens unter Raloxifen signifikant gesenkt wurden, während sich das HDL-Cholesterin und die Triglyzeridwerte nicht änderten. Ähnliche Effekte auf Serumlipide und Fibrinogen wurden auch in Langzeitstudien zur Prävention und Therapie der Osteoporose über Zeiträume von bis zu 3 Jahren beobachtet.

> Gesamt- und LDL-Cholesterine werden ebenso signifikant gesenkt.

Raloxifen – klinische Sicherheit

> Hervorzuheben ist die gute Verträglichkeit des Raloxifens. Die Häufigkeit thromboembolischer Ereignisse ist mit der HRT vergleichbar, Hitzewallungen und Wadenkrämpfe sind nur gering häufiger.

In den klinischen Studien zeigte Raloxifen eine gute Verträglichkeit. Als einzige potentiell schwerwiegende Nebenwirkung, die mit einer Raloxifentherapie assoziiert ist, gilt ein erhöhtes Risiko für *venöse thromboembolische Ereignisse* (VTE), wobei die beobachtete Risikoerhöhung unter Raloxifen mit der unter einer Hormonersatztherapie (HRT) oder einer Tamoxifentherapie vergleichbar ist. Venöse Thrombosen mit oder ohne Embolie-Ereignis sind allerdings relativ selten, sodass die Inzidenz selbst bei Verdoppelung bis Verdreifachung des Risikos noch im Promillebereich bleibt (3 pro 1000 Patienten-Jahre in der MORE-Studie). Frauen mit bestehenden oder anamnestischen VTEs, einschließlich tiefer Beinvenenthrombose, Lungenembolie oder Retinavenenthrombose, sollten nicht mit Raloxifen behandelt werden.

Die Inzidenz von *Hitzewallungen* nimmt mit zunehmendem Alter ab, d. h. dass Hitzewallungen in der Altersgruppe der über 60-jährigen Frauen ein geringes Problem darstellen. Die Häufigkeit der Angabe von Hitzewallungen, die in Raloxifenstudien im Zusammenhang mit der Erfassung unerwünschter Ereignisse dokumentiert wurden, unterschied sich in den Osteoporose-Präventions- und -Therapiestudien. Neueste Studienergebnisse zeigen jedoch, dass Frauen nach Umstellung von HRT auf Raloxifen nicht häufiger Hitzewallungen bekamen als Frauen aus der Placebogruppe. Eine „Auswaschphase" bei Umstellung scheint daher nicht notwendig (Gordon et al. 2004, Obstet Gynecol 103: 267–273).

Während in den Präventionsstudien 18 % der Frauen unter Plazebo und 25 % der Frauen unter Raloxifen (60 mg/d) angaben, mindestens einmal eine Hitzewallung gehabt zu haben, lagen die Raten in der MORE-Studie mit 6,4 % für Plazebo und 9,7 % für Raloxifen (60 mg/d) auf deutlich niedrigerem Niveau. Die unter Raloxifen aufgetretenen Hitzewallungen wurden in der Regel als gering-bis mittelgradig eingestuft und traten vor allem während der ersten 6 Behandlungsmonate auf. Nach dieser Zeit wurde hinsichtlich der Rate neu auftretender Hitzewallungen gegenüber Plazebo kein signifikanter Unterschied festgestellt.

Unter Raloxifen traten Wadenkrämpfe signifikant häufiger auf als unter Plazebo. In klinischen Studien unter Raloxifen aufgetretene idiopathische *Wadenkrämpfe* waren jedoch weder mit einem Risiko für VTE noch mit Störungen des Wasser- und Elektrolythaushaltes verbunden. Stark ausgeprägte Wadenkrämpfe waren extrem selten und führten praktisch nie zum Studienabbruch.

Studien der Pharmakokinetik von SERMs haben Unterschiede in der Bioverfügbarkeit aufgewiesen. So haben Funktionseinschränkungen der Leber, nicht aber der Nieren negative Einflüsse auf den Metabolismus der SERMs, weiterhin gibt es Interaktionen der SERMs mit anderen Medikamenten wie z.B. Marcumar® oder Aromatasehemmern.

Raloxifen – Zusammenfassung

Raloxifen stellt eine wichtige Bereicherung für die Behandlung der Osteoporose dar und ist bereits für die *Prävention und Therapie der postmenopausalen Osteoporose* zugelassen. Als willkommener Nebeneffekt werden unter Raloxifen die Risiken kardiovaskulärer Erkrankungen und das Brustkrebsrisiko signifikant reduziert. Die empfohlene Tagesdosis beträgt 60 mg. Das Medikament kann unabhängig von der Tageszeit oder den Mahlzeiten eingenommen werden. Wie bei allen Antiresorptiva ist auch beim Raloxifen eine Basistherapie mit Vitamin-D- und Kalzium notwendig.

Bestechend ist die einfache Einnahme des Raloxifens: eine Tablette täglich, unabhängig von der Tageszeit oder den Mahlzeiten.

Parathormon – eine neue osteoanabole Substanz

Alle bisherigen effektiven Medikamente, die für die Therapie bei Osteoporose zugelassen sind, hemmen die Knochenresorption. Über Hemmung der Osteoklasten führen diese Medikamente zu einer positiven Knochenbilanz mit Zunahme der Knochendichte und Reduktion des Frakturrisikos. Trotz ihrer nachgewiesenen klinischen Effektivität bewirken die „Antiresorptiva" keine wesentliche Knochenneubildung. Die Reduktion des Frakturrisikos, wenn auch hochsignifikant, beträgt selten mehr als 50–60 % gegenüber der Kontrollgruppe. Eine logische und ergänzende Therapieoption ist daher der osteoanabole Ansatz, mit Stimulation der Knochenneubildung. Strontium, Wachstumshormone, „insulin-like growth factor", Statine und vor allem Parathormon sind dafür interessante Kandidaten.

Osteoanabole Wirkung – ein paradoxer Effekt?

Ein Vorteil der Parathormon-Fragmente: sie werden schnell abgebaut und werden nicht in das Knochengewebe eingelagert.

Parathormon (PTH). Dieses Hormon reguliert die Kalziumhomöostase und tauchte vor vielen Millionen Jahren erstmals bei Säugetieren auf, die aus den kalziumreichen Ozeanen auf das kalziumarme Land umgezogen sind. Es handelt sich dabei um eine Polypeptid von 84 Aminosäuren. PTH mobilisiert Kalzium und Phosphat aus dem Knochen und regt die Synthese von aktivem Vitamin D in der Niere an. Dieser Vitamin-D-Metabolit stimuliert wiederum den Kalziumtransport im Gastrointestinaltrakt. Bei intermittierender Gabe (einmal täglich 20 µg s. c.) aktiviert Teriparatid (rhPTH 1–34) Osteoblasten auf allen Knochenoberflächen, während die Zahl der Osteoklasten und die Knochenresorption nicht beeinflusst werden. Parathormon erhöht bei intermittierender Applikation Knochendichte, Knochenbelastbarkeit und Verknüpfung der Knochenbälkchen. Die zugrunde liegende molekulare Physiologie für diesen tatsächlich anabolen Effekt des Parathormons bleibt noch unklar. Es ist auch ungeklärt, warum sich intermittierend verabreichte niedrige Dosen so dramatisch von einer kontinuierlichen Verabreichung bezüglich des Effektes auf Knochenzellen unterscheidet. Kürzlich konnte gezeigt werden, dass Parathormon die Osteoblastenapoptose reduziert, damit die Überlebenszeit der Osteoblasten verlängert und die Kollagenproduktion erhöht. Studien an Knochenbiopsien haben diese zellkinetischen Befunde bestätigt. Biopsien wurden vor und 18–36 Monate nach Therapie mit Parathormon bei Männern und Frauen entnommen. Die histologische Daten belegen, dass Parathormon den Knochenumbau stimuliert, mit Nachweis von vermehrt neugebildeter Matrix, aber geringerer Mineraldichte. Es ist denkbar, dass nach Abschluss der aktiven osteoanabolen Therapie mit rhPTH die fraktursenkende Wirkung über die fortlaufende Sekundärmineralisation noch verbessert werden kann. Deshalb ist die Fortführung der Kalzium- und Vitamin-D-Substitution nach Beendigung der Therapie mit Teriparatid besonders wichtig. Inzwischen ist Teriparatid (rhPTH 1–34) auch in Deutschland für die Therapie der manifesten Osteoporose bei postmenopausalen Frauen zugelassen:

Teriparatid   20 µg täglich s.c. mittels Pen

In einer Studie wurde Parathormon subkutan in einer täglichen Injektionsdosis von 500 IE über ein Jahr gegeben. In einer anderen Studie wurde rhPTH (1–34) einmal pro Woche intramuskulär verabreicht, mit ähnlichen Ergebnissen. Rückenschmerzen, Übelkeit und Kopfschmerzen waren die auffallendsten Nebenwirkungen, diese traten jedoch nur selten und dosisabhängig auf. Weniger als 5% der Patienten zeigten eine Erhöhung des Serumkalziumspiegels, in keinem Fall war jedoch eine symptomatische Hyperkalzämie zu beobachten. Ferner muss betont werden, dass osteogene Sarkome bei Patienten nicht beobachtet wurden. Aufgrund der bisherigen Studien ist anzunehmen, dass Parathormon beim Menschen im Rahmen einer Anwendungszeit von einem halben bis einem Jahr keine schwerwiegenden Nebenwirkungen aufweist.

Patienten, die mit *Raloxifen* vorbehandelt wurden, zeigten im Vergleich zu *Alendronat* ein rascheres Ansprechen auf Teriparatid. Neue Studien zeigen, dass die gleichzeitige Gabe von PTH und *Alendronat* bei postmenopausalen Frauen keinen zusätzlichen Nutzen bringt. Im Gegenteil, die stimulierende Wirkung von PTH wird durch die gleichzeitige Gabe eines Bisphosphonates gebremst. Dagegen gibt es erste Ergebnisse, dass die Gabe von Raloxifen oder Alendronat nach Abschluss der Teriparatidtherapie additiv wirkt.

Die gleichzeitige Gabe von Teriparatid und Bisphosphonaten hat einen negativen Effekt auf den Knochenaufbau! Teriparatid ist in Deutschland bisher nur zugelassen für die manifeste Osteoporose postmenopausaler Frauen.

Weitere Osteoporosemedikamente

Kalzitonin und Fluoride – nicht mehr Therapie erster Wahl

Kalzitonin. Dabei handelt es sich um ein Polypeptid, das in den parafollikulären C-Zellen der Schilddrüse produziert wird. Es hemmt die Osteoklasten durch Bindung an spezifische Oberflächenrezeptoren. Kalzitonin kann entweder unter die Haut gespritzt oder über Nasenspray aufgenommen werden. Eine längere Anwendung wird aber durch Nebenwirkungen wie Hitzegefühl bis hin zum Erbrechen deut-

Kalzitonin ist ein potentes Mittel bei Knochenschmerz, sollte aber nicht mehr zur Behandlung der Osteoporose eingesetzt werden.

lich eingeschränkt. Die Anwendung von Nasenspray führt häufig zu Irritationen der Nasenschleimhaut. Die eigentliche Domäne des Kalzitonins wird heute im schnellen Ansprechen des Knochenschmerzes bei Wirbelfrakturen gesehen. In allen Leitlinien zur Osteoporose sind Kalzitonine B-klassifiziert. Daher kann nach heutigem Stand der Datenlage keine Empfehlung mehr für den Einsatz der Substanz zur Verringerung des Frakturrisikos gegeben werden.

Kalzitonin   50–100 IE s. c., i. m. oder i. v. täglich
Kalzitonin   200 IE Sprühstoß nasal täglich

Fluoride steigern die Knochendichte, senken aber nicht die Frakturrate. Zahlreiche Nebenwirkungen, ein schmales therapeutisches „Fenster" und Bildung qualitativ minderwertigen Knochens sind harte Argumente, Fluoride nicht mehr für die Behandlung der Osteoporose einzusetzen.

Fluoride. Diese werden aus Kostengründen zwar immer noch in großem Umfang bei der Osteoporose eingesetzt, ihre Wirkung auf die Fraktursenkung ist aber umstritten und konnte in Studien nie signifikant belegt werden. Die empfohlene Tagesdosis schwankt zwischen 20 und 200 mg Natriumfluorid (diese Menge besteht zur Hälfte aus elementarem Fluorid). Übereinstimmung besteht darüber, dass Fluoride über eine Stimulierung der Osteoblasten zu einer Zunahme der Knochenmasse führen. Allerdings weist der neugebildete Knochen eine mangelhafte mechanische Belastbarkeit mit erhöhter Frakturneigung auf. Fluoride werden anstelle der Hydroxylgruppe des Hydroxylapatits in die Mineralkristalle des Knochens eingebaut. Sie verändern dadurch Kristallgröße und Struktur und führen zur Bildung eines minderwertigen Geflechtknochens. Eine hohe Dosierung der Fluoride führt zwar zu einer messbar höheren Knochendichte, die Frakturrate nimmt aber trotzdem nicht signifikant ab. Zusätzlich werden vor allem bei höherer Dosierung schwerwiegende *Nebenwirkungen* beobachtet:

▶ *Gastrointestinale Nebenwirkungen*: Erbrechen, epigastrische Beschwerden und Diarrhoe.
▶ *„Lower extremity pain syndrome" (LEPS)*: Schmerzen im Bereich von Hüfte, Knie-, Sprunggelenk und Ferse. Als Ursache wird eine verzögert heilende Mikrokallusbildung im Knochen angenommen.
▶ *Iatrogene Fluorose*: Ausgeprägte Fälle zeigen im Röntgenbild verwaschene Verdichtungen. Ursache ist in der Regel eine Überdosierung. Zunehmende Beschwerden und Schmerzen veranlassen den Patienten häufig, die Fluoriddosis selbständig zu erhöhen. Ob es eine individuelle Disposition für das Auftreten einer Fluorose gibt, ist nicht gesichert.

Neue Fluoridstudien bevorzugen wesentlich niedrigere Dosen (z. B. 15 mg täglich) über 3 bis 4 Jahre, zusammen mit Vitamin D und Kalzium. Ob eine intermittierende Fluoridgabe Vorzüge hat, ist bisher nicht belegt. Auch ihr Langzeitnutzen ist noch unbekannt. Wegen der widersprüchlichen Studienergebnisse mit Fluoriden sollten die derzeit laufenden Studien mit „slow-release" Fluoriden in einer niedrigeren Dosierung (50 mg/d) abgewartet werden. Aufgrund der zahlreichen Nebenwirkungen und des Vorhandenseins anderer, effektiverer Medikamente kann die Fluoridtherapie derzeit nicht mehr empfohlen werden, sie ist von der FDA für die Behandlung der Osteoporose auch nicht zugelassen.

Weitere Medikamente in Erprobung

Leptin. Dabei handelt es sich um ein Hormon mit mehreren unterschiedlichen Funktionen. Es wird von Fettzellen produziert, wirkt als „Sättigungshormon" und beeinflusst den Glukose- und Sexualhormonstoffwechsel. Es ist seit langem bekannt, dass Sexualhormonmangel die Knochenresorption stimuliert, während Übergewicht sie inhibiert. Davon leitet sich der Verdacht ab, dass Knochenmasse, Körpergewicht und Sexualorgane von einem gemeinsamen Regelkreis im Gehirn gesteuert werden. Zur Zeit werden daher große Anstrengungen unternommen, den Leptinspiegel oder seine Rezeptoren zu beeinflussen und über diesen Weg neue Möglichkeiten zur Behandlung der Osteoporose aufzuzeigen.

Leptin – ein zentrales Hormon mit vielen Funktionen – wird derzeit intensiv auf seine Einsatzmöglichkeiten zur Behandlung der Osteoporose untersucht.

Wachstumsfaktoren. Diese werden bevorzugt in Knochenmarkzellen produziert und regulieren die Proliferation, Funktion und Interaktion der Knochenzellen. Es gibt verschiedenartige Regulatoren der Knochenbildung – z. B. Parathormon, Insulin, Wachstumshormone und Kortison, die alle über eine Stimulierung der Wachstumsfaktoren in besonderen Knochenzellen agieren. In einer klinischen Studie wurde die Knochenneubildung durch Gabe eines dieser Faktoren gesteigert. Es ist anzunehmen, dass in naher Zukunft individuelle, „maßgeschneiderte" Wachstumshormone entwickelt werden, um die verschiedenen Typen der Osteoporose gezielt zu therapieren. Prostaglandine beeinflussen ebenfalls den Stoffwechsel des Knochens. PGE2 hat einen anabolen Effekt auf den trabekulären Knochen – wahrscheinlich durch Stimulierung der Proliferation und Differenzierung der Osteoblastenvorläufer.

Statine. Sie werden in großem Umfang eingesetzt, um die Fett- und Cholesterinspiegel im Blut zu senken. Frauen, die mit Statinen therapiert wurden, zeigten eine höhere Knochendichte und ein niedrigeres Frakturrisiko als vergleichbare Frauen, die keine Statintherapie erhielten. Tierversuche haben gezeigt, dass Statine die Lebensdauer der Osteoklasten verkürzen und damit die Knochenresorption hemmen. Sollte diese positive Wirkung der Statine auf den Knochen weiter in klinischen Studien belegt werden können, dann könnten die Statine ein effektives Medikament zur Prävention der Arteriosklerose und der Osteoporose werden. Statine haben aber einen großen Nachteil: sie wirken bevorzugt in der Leber.

Strontium. In niedriger Dosierung steigert Strontium die Dichte des spongiösen Knochens. Es reduziert die Resorption und stimuliert die Knochenneubildung, führt zu einer Zunahme der Knochenmasse und verbessert die mechanischen Eigenschaften des Knochens. Die Zunahme der Knochendichte ist mit 20 % vergleichbar mit den erzielten Werten bei Fluorid. Die Abnahme des Frakturrisikos wird davon abhängig sein, ob die Qualität des Knochens erhalten bleibt. Erste Ergebnisse der Präventionsstudie PREVOS und der Therapiestudie STRATOS sind jetzt publiziert worden. Strontium wurde gut vertragen, die effektiven Dosen betrugen 1 g täglich für die Prävention und 2 g täglich für die Therapie. In-vitro-Studien haben jedoch eine komplizierte dosisabhängige Aktion von Strontium auf die Knochenzellen gezeigt. Weitere Studien werden nötig sein, um diese Beobachtungen abzuklären.

Tetrazykline (chemisch modifizierte Tetrazykline, CMTs). Diese verhindern die Knochenresorption durch Hemmung der Matrix-Metalloproteinasen sowie durch die Induktion der Apoptose der Osteoklasten. Mögliche Applikationsformen und Risiken dieser Substanz werden in klinischen Tests geprüft.

Osteoporose – auch Männer werden Opfer!

Osteoporose trifft auch Männer – nur 10 bis 15 Jahre später! Betroffen ist nicht nur die Spongiosa, sondern auch die Knochenrinde, mit entsprechend hohem Frakturrisiko.

Osteoporose beim Mann – ein zunehmendes Problem!

Das Altern des Mannes beginnt mit einem langsamen, kontinuierlichen Abfall der Sexual- und Wachstumshormone, verbunden mit einer Abnahme der Knochendichte. Das Konzept der „Andropause", also der natürliche altersabhängige Abfall der Testosteronspiegel beim Mann, ist heute noch wenig untersucht und in der Öffentlichkeit unterschätzt. Möglichkeiten einer Testosteronersatztherapie sind daher noch ungenügend in Studien untersucht worden, Langzeitresultate liegen noch nicht vor. Wir wissen heute, dass hohes Alter der wichtigste Risikofaktor für die Osteoporose des Mannes darstellt, mit einer ähnlichen Wirkung wie bei der Frau, nur etwa 10 Jahre später auftretend. Der Knochenschwund tritt daher beim Mann vor allem ab dem 60. Lebensjahr auf, mit einem besonders starken Knochenschwund nach dem 70. Lebensjahr. Verursacht wird der Knochenverlust durch eine erhöhte Knochenresorption und verminderte Knochenneubildung. Es muss betont werden, dass ein hoher Anteil der Männer (ungefähr 60 % in einigen Studien) nach dem 60. Lebensjahr keine optimale Sekretion der Androgene mehr aufweist.

Weitere altersassoziierte Faktoren tragen zusätzlich zur Osteoporose bei. So nimmt die Muskelmasse auch bei gesunden Männern nach dem 60. Lebensjahr deutlich ab („Sarkopenie") und bewirkt ebenfalls einen Knochenschwund. Eine Stärkung der Muskulatur mit gezieltem

Männer sind nicht immun gegen Knochenschwund im Alter, er tritt auf mit etwa 10 Jahren Verspätung gegenüber den Frauen.

körperlichen Training sollte daher beim Mann zur Basistherapie der Osteoporose gehören.

Erst in den letzten Jahren wurde die Osteoporose des Mannes als ein wichtiges und zunehmendes Gesundheitsproblem erkannt. Es ist bemerkenswert, dass Männer mit Oberschenkelhalsfrakturen eine wesentlich höhere Morbidität und Mortalität als Frauen aufweisen. Inzwischen sind auch die Kriterien für eine densitometrische Diagnose der Osteoporose des Mannes erarbeitet und publiziert worden.

20 % aller diagnostizierten Osteoporosen entfallen inzwischen auf Männer. In den USA wird die Anzahl der Männer mit Osteoporose inzwischen auf 5 Millionen geschätzt. Die Diagnose Osteoporose wird bei 6 % und Osteopenie bei 47 % der Männer über dem 50. Lebensjahr gestellt. Das klinische Bild einer manifesten Osteoporose des Mannes ist vergleichbar mit dem der Frau: Rundrücken bedingt durch Keilwirbelbildung, „Osteoporosebäuchlein" und „Tannenbaumphänomen". Das Verhältnis der Oberschenkelhalsfrakturen zwischen Mann und Frau wird auf 1:3 geschätzt, die Wirbelkörperfrakturrate immerhin bereits auf 1:2. Vier *diagnostische Schritte* werden empfohlen:

> Ausschluss anderer Knochenkrankheiten mit verminderter Knochendichte,
> Quantifizierung des Knochenverlustes,
> Bestimmung des klinischen Stadiums der Osteoporose,
> Ausschluss einer sekundären Osteoporose.

Bei jungen Männern muss vor allem die transiente Osteoporose des Oberschenkels von einer vaskulären Nekrose unterschieden werden. Diese Differentialdiagnose erfolgt mittels typischer Befunde in der MRT. Die Etablierung einer korrekten Diagnose hilft, unnötige chirurgische Eingriffe zu vermeiden. Der prozentuale Anteil der sekundären Osteoporosen bei Männern beträgt etwa 50 % und ist somit höher als bei der Frau mit ungefähr 10 %. Die diagnostische Abklärung der Osteoporose des Mannes sollte daher immer auch den Ausschluss einer zugrunde liegenden Krankheit einschließen. Wichtige *Risikofaktoren* der Osteoporose des Mannes sind:

> starkes Rauchen,
> Hypogonadismus,
> niedrige Testosteronspiegel,
> hoher Alkoholkonsum,

Wenn die 47% der Männer über 50 Jahre und mit Osteopenie effektiv behandelt werden würden, könnte die manifeste Osteoporose verhindert werden.

Sekundäre Osteoporosen sind bei Männern besonders häufig anzutreffen. Drei Risikofaktoren müssen besonders beachtet werden: Rauchen, Alkoholismus und niedrige Testosteronspiegel.

► Hyperthyreose,
► Lebererkrankungen,
► Neoplasien des Knochenmarks,
► angeborene Knochenkrankheiten.

Die häufigste Ursache (ungefähr 30 %) der Osteoporose des Mannes ist ein *Testosteronmangel*. Da einige Patienten mit Testosteronmangel durchaus eine normale Sexualfunktion angeben und bei der körperlichen Untersuchung normal große Hoden aufweisen, sollte der Testosteronspiegel routinemäßig bestimmt werden. *Formen des Hypogonadismus* sind:

Bei der Osteoporose des Mannes muss der Testosteronspiegel immer bestimmt und abgeklärt werden.

► Klinefelter-Syndrom,
► Prolaktinome,
► Kallmann-Syndrom,
► Prader-Willi-Syndrom,
► Male-Turner-Syndrom,
► Hämochromatose,
► Zustand nach Orchitis,
► Kastration.

Der Testosteronmangel verursacht eine Zunahme der Knochenresorption sowie eine Abnahme der Knochenneubildung und führt daher zu einem raschen Knochenschwund. Weiterhin wurde in verschiedenen Studien gezeigt, dass auch der Östrogenmangel eine wichtige Rolle bei der Entstehung der Osteoporose des Mannes spielt. Wahrscheinlich ist der Mangel von Östrogen entscheidender als der von Androgen, um den erhöhten Knochenabbau beim Mann zu erklären. In der Tat ist das Östrogen entscheidend für die normale Entwicklung des Knochens des Mannes in jedem Alter. SERMs könnten daher theoretisch auch beim Mann mit erhöhtem Knochenschwund eingesetzt werden. Eine Kurzzeitstudie von Raloxifen bei älteren Männern zeigte eine Reduktion der Knochenmarker vor allem bei Männern mit den niedrigsten Östrogenspiegeln. Langzeitstudien sind nötig, um Wirksamkeit und Sicherheit von Raloxifen auch beim Mann zu belegen.

Im Skelett des Mannes sind Rezeptoren sowohl für Testosteron als auch für Östrogen vorhanden. Niedrige Serumspiegel für Östradiol sind ein wichtiger Risikofaktor für die Osteoporose des Mannes.

Spezifische Osteoporosemerkmale beim Mann

Untersucht man Häufigkeit und Lokalisation der Knochenbrüche bei Mann und Frau, so fallen mehrere Unterschiede auf. Jungen haben häufiger Brüche der Extremitäten als Mädchen. Dies ist verständlich, denkt man an die höhere sportliche Aktivität, an den betonteren Kontakt- und Mannschaftssport und an die ausgeprägtere physische Kraft der jungen Männer. Der Durchmesser der Wirbelkörper und der Röhrenknochen ist bei Männern größer als bei Frauen und stellt daher einen wichtigen Frakturschutz dar. Zwischen dem 35. und 60. Lebensjahr nimmt beim Mann die Häufigkeit der Oberschenkelbrüche deutlich ab und erst nach dem 70. Lebensjahr wieder zu. Junge Frauen haben dagegen wesentlich seltener Brüche der Extremitäten, diese nehmen aber nach dem 45. Lebensjahr, mit Eintreten in die Prämenopause, dramatisch zu. Wirbelkörperfrakturen treten bei Frauen vor allem nach dem 55. Lebensjahr auf. Der entscheidende Unterschied der Knochensituation zwischen Mann und Frau liegt in der unterschiedlichen maximalen Knochendichte und in der Menopause der Frau mit dem dramatischen Abfall des Östrogens. Der junge Mann baut durch seine höhere physische Aktivität und Kalziumaufnahme eine größere maximale Knochendichte auf, die ungefähr 25 % höher liegt als bei der jungen Frau. Dazu trägt auch die Neigung der jungen Frau zu kalziumarmen Schlankheitskuren bei. Auch der altersbedingte Knochenschwund nach dem 30. Lebensjahr verläuft beim Mann langsamer als bei der Frau: pro Jahr 0,3 % Knochenverlust beim Mann und 0,8 % bei der Frau. Warum treten bei der Frau bevorzugt Frakturen des Handgelenks und der Wirbelkörper auf? Diese Skelettareale bestehen vor allem aus spongiösem Knochen, der bei Östrogenmangel nach der Menopause besonders schnell abgebaut wird. Beim Mann fällt der Testosteronspiegel im Alter nur langsam ab, sodass es eine „männliche Menopause" mit abruptem Abfall des Sexualhormons nicht gibt. Frauen verlieren in ihrem Leben bis zu 40 % ihres spongiösen Knochens, Männer dagegen nur 14 %. Die geringere Häufigkeit der Osteoporose bei Männern kann also zurückgeführt werden auf:

Nur 25% aller Hüftfrakturen treten bei Männern auf, Kosten und Sterberate sind aber bei Männern höher als bei Frauen.

▶ eine höhere Spitzenknochenmasse zum Zeitpunkt der Skelettreife,
▶ größere Durchmesser der Röhrenknochen und der Wirbelkörper,
▶ eine geringere Knochenverlustrate im weiteren Leben,
▶ das Fehlen einer Menopause,
▶ eine geringere Lebenserwartung des Mannes.

Prävention und Behandlung der Osteoporose beim Mann

Die *Prävention* der Osteoporose des Mannes beginnt mit Messung der Testosteronwerte im Blut. Bei Testosteronmangel kann das Sexualhormon in Form von Gel, Pflaster, Tabletten oder intramuskulären Injektionen verabreicht werden. Beispiele dafür sind:

Testosteron	intramuskulär 250 mg alle 3 bis 4 Wochen
Testosteron	Pflaster 5 mg täglich
Testosteron	Gel 50 mg täglich

Vor Testosterongabe muss das Vorliegen eines Prostatakarzinoms mittels Messung des PSA-Wertes im Serum und körperlicher Untersuchung weitgehend ausgeschlossen sein. Folgendes Programm bietet sich für die *Prävention der Osteoporose des Mannes* an:

► tägliche Zufuhr von 1000 mg Kalzium und 1000 IE Vitamin D („1000er Regel"),
► regelmäßige körperliche Aktivität, dem Alter und der körperlichen Verfassung des Patienten angepasst,
► Einstellen des Rauchens,
► Vermeidung übermäßigen Alkoholkonsums,
► Anamnese bezüglich eines Nachlassens der Sexualfunktion,
► Ausschluss von knochenschädigenden Medikamenten und Krankheiten,
► Vermeidung von Stürzen,
► Einsatz von Hüftprotektoren bei älteren Männern.

Bei der *Therapie* gelten die gleichen Richtlinien wie bei der Frau: Ausreichende Kalzium- und Vitamin-D-Zufuhr sowie körperliche Aktivität und Wirbelsäulengymnastik. Bei Vorliegen niedriger Testosteronspiegel kann die intramuskuläre oder transdermale Zufuhr von Testosteron die Knochenmasse wieder anheben. Wie in klinischen Studien gezeigt, sind stickstoffhaltige Bisphosphonate beim Mann gleich effektiv, sicher und verträglich wie bei der postmenopausalen Frau. Bei der Osteoporose des Mannes hat Alendronat die Zulassung. Es ist wichtig darauf hinzuweisen, dass eine niedrige Knochendichte beim Mann mit einem höheren Mortalitätsrisiko verbunden ist – ein wichtiges Argument für eine frühe Prävention der Osteoporose des Mannes.

Testosteron-Ersatztherapie ist nur bei Patienten mit erniedrigtem Testosteronspiegel sinnvoll!

Osteoanabole Substanzen fördern die Knochenneubildung und spielen daher eine wichtige Rolle in der Prävention und Therapie der primären Osteoporose des Mannes. Mehrere Studien haben inzwischen gezeigt, dass *Teriparatid* subkutan verabreicht zu einer signifikanten Zunahme der Knochendichte bei der männlichen Osteoporose führt. Ergebnisse von Langzeitstudien stehen noch aus. Eine weitere Therapieoption ist eine kurzzeitige Verabreichung von Wachstumshormon zusammen mit Testosteron, aber auch hier stehen Langzeitresultate noch aus.

Osteoporose – bei Kindern von besonderer Tragweite

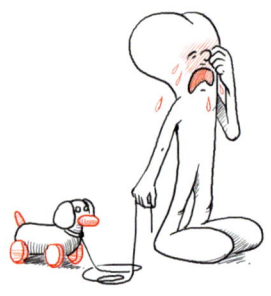

In der Wachstumsphase wird Form, Architektur und Stabilität des Knochens durch drei Prozesse gesteuert: Wachstum, „modeling" und „remodeling". „Modeling" ist von besonderem Interesse, da der Knochen während des Wachstums besonders rasch auf äußere Einflüsse reagiert. „Remodeling" tritt auch in der Wachstumsphase auf, ihr Ziel ist jedoch vor allem der Abbau und der Erhalt, weniger der Aufbau des Knochens. Abb. 8.1 und 8.2 zeigen den Verlauf des Knochenaufbaus während des Wachstums. Diese Studie an Mädchen und Jungen hat gezeigt, dass durchschnittlich 26 % der Knochenmasse des Erwachsenen während der beiden Jahre um die maximale Knochendichte aufgebaut wird, also im Alter von 12 Jahren bei Mädchen und von 14 Jahren bei Jungen. Es ist weiterhin von Interesse, dass die Knochendichte nicht mit Größe oder Alter des Knochens zunimmt und dass die berichtete Zunahme an „Knochendichte" im Alter nur das Wachstum und damit die Masse der Knochen widerspiegelt.

Bei Kindern spiegelt die Zunahme der Knochendichte das Knochenwachstum und weniger den Mineralisationsgrad wider.

Osteoporose bei Kindern – angeboren oder erworben?

Bei Kindern mit manifester Osteoporose müssen angeborene Formen sorgfältig abgeklärt werden.

Obwohl Osteoporose bei Kindern relativ selten auftritt, so verursacht sie in diesem Alter oft schwere Schmerzen, multiple Frakturen und vor allem lebenslange Bewegungseinschränkung. Bei Kindern wird die Osteoporose häufig erst nach Auftreten mehrerer Frakturen oder bei Vorliegen auffallender Röntgenbilder des Skelettes diagnostiziert. Deshalb sollte gerade bei Kindern mit entsprechenden Symptomen immer an Osteoporose gedacht werden. Jeder unbehandelte Knochenschwund in der Kindheit beeinträchtigt die maximale Knochendichte, mit erhöhtem Frakturrisiko im späteren Leben.

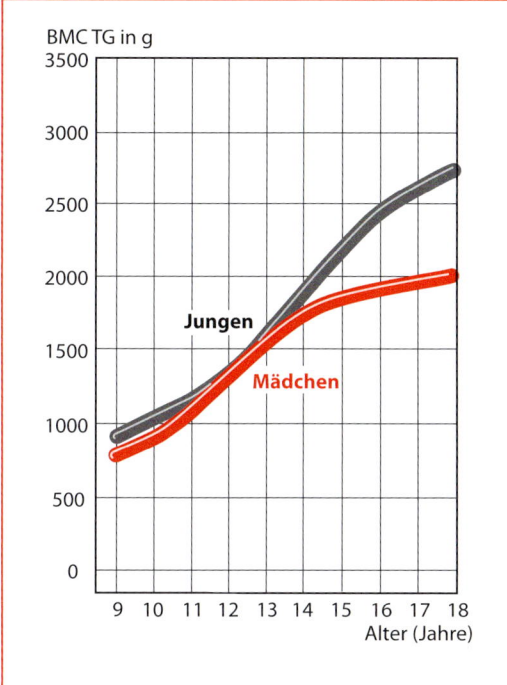

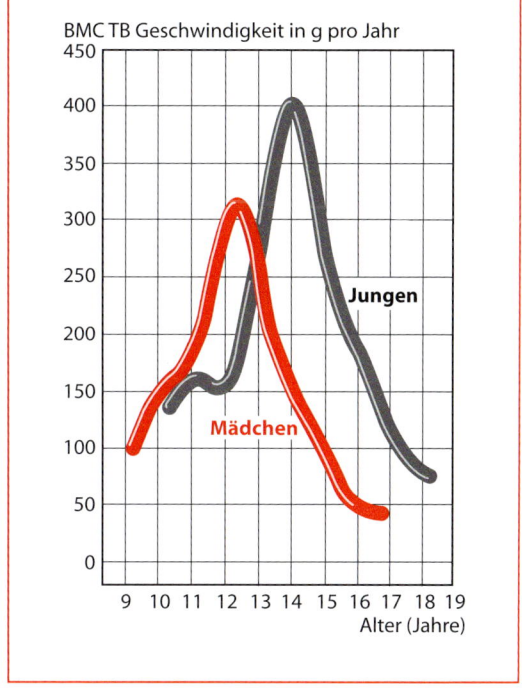

Abb. 8.1. Gesamtknochenmasse der Jungen und Mädchen in Abhängigkeit vom Alter. (Mod. nach Bailey 1997)

Abb. 8.2. Zunahme der Knochenmasse in Abhängigkeit von Alter und Geschlecht. (Mod. nach Bailey 1997)

Bisher gibt es keine offizielle *Definition der Osteoporose des Kindes*. Die WHO-Definition beruht auf der Basis eines erwachsenen Normkollektivs. In der Praxis wird die Diagnose pragmatisch mittels einer Knochendichtemessung und nach klinischem Erscheinungsbild gestellt:

▶ Mehr als 2 SD unter dem Durchschnittswert eines Kindes ähnlichen Alters mit gesunden Knochen.
▶ Pathologische Frakturen.

Die Gründe für Osteopenie/Osteoporose des Kindes umfassen ein breites Spektrum zugrunde liegender Erkrankungen, sowohl kongenitaler als auch erworbener Erkrankungen. Die folgende Auflistung – in alphabetischer Reihenfolge – ist nicht vollständig:

- ► akute Leukämien,
- ► Anorexia nervosa,
- ► antikonvulsive Therapie,
- ► Asthma bronchiale,
- ► biliäre Atresie,
- ► chronische Lebererkrankungen,
- ► chronische Niereninsuffizienz,
- ► Crohn-Krankheit,
- ► Cushing-Syndrom,
- ► Diabetes mellitus,
- ► Glykogenspeicherkrankheiten,
- ► Homocystinurie,
- ► Hypergonadismus (z.B. Turner- und Klinefelter-Syndrom),
- ► idiopathische Hyperphosphatasie,
- ► juvenile chronische Arthritis,
- ► Malabsorptionssyndrome,
- ► Organtransplantationen,
- ► Rückenmarksverletzungen,
- ► Thalassämie,
- ► zerebrale Lähmungen,
- ► zyanotische angeborene Herzerkrankungen,
- ► zystische Fibrose.

Abklärung sekundärer Erkrankungen bei der Osteoporose des Kindes

Kinder mit Osteoporose müssen bildgebend und laborchemisch ausführlich untersucht werden, um sekundäre Osteoporosen zuverlässig zu entdecken.

- – Blutbild und BSR
- – Nieren- und Leberfunktion (S)
- – Glukose (S;U)
- – TSH (S)
- – Kalzium, Phosphat (S)
- – Alkalische Phosphatase (S)
- – Vitamin D und PTH (S)
- – Kalzium im Nüchternurin
- – Röntgenbild Schädel und LWS
- – Knochenumbaumarker
- – Knochen/Knochenmarkbiopsie (bei Indikation)

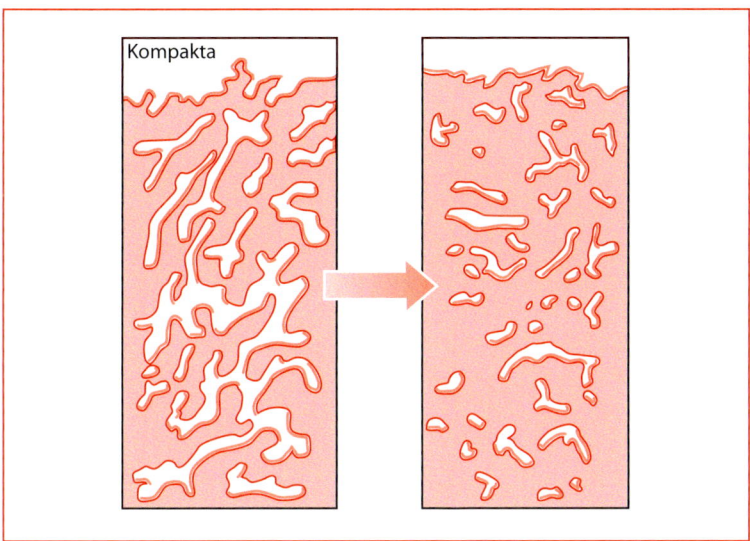

Abb. 8.3. Immobilisationsosteoporose eines Kindes nach 17 Wochen Bettruhe: Ausgeprägte Verminderung des trabekulären und kortikalen Knochens in Verlaufsbiopsien. (Aus Bartl u. Frisch 1993)

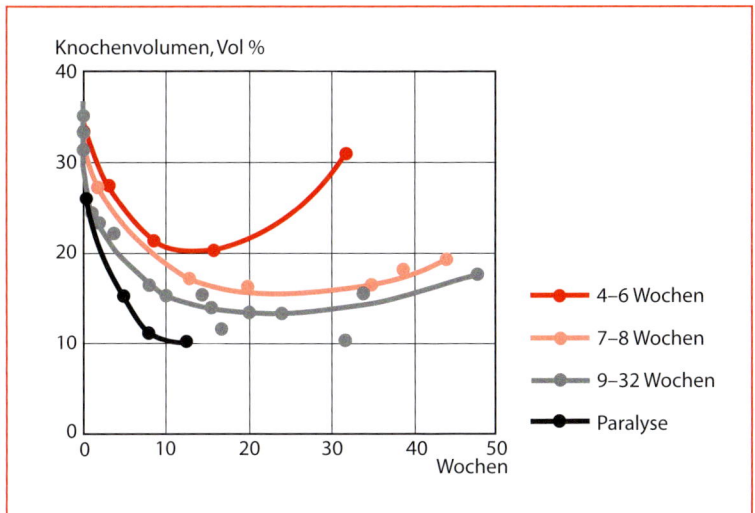

Abb. 8.4. Immobilisationdauer und Verlauf der Knochenmasse bei Kindern (Aus Bartl u. Frisch 1993)

Akute Immobilisation beeinträchtigt die Knochenneubildung und erhöht die Knochenresorption. Bei längerer Immobilisation ist das Knochenwachstum aufgrund des Fehlens einer mechanischen Stimulation deutlich eingeschränkt. Wichtige *Ursachen* der Osteoporose in der Kindheit sind:

▶ unzureichende Produktion von Kollagen-Typ-I (angeborene Krankheiten),
▶ längere Immobilisation (Frakturen oder neurologische Erkrankungen),
▶ entzündliche Zytokine (chronische rheumatische Erkrankungen),
▶ Vitamin-D-Mangel (Ernährungsfehler und gastrointestinale Erkrankungen),
▶ neoplastische Erkrankung des Knochenmarks (onkologische Erkrankung),
▶ Therapie mit Glukokortikoiden und immunsuppressiven Medikamenten.

Die *Behandlung* der Osteoporose des Kindes umfasst allgemeine Maßnahmen:

▶ Schmerztherapie bei Wirbelkörperfrakturen,
▶ orthopädische Eingriffe zur Fixation der Frakturen der langen Röhrenknochen,
▶ Physiotherapie mit Rehabilitation zur Stärkung der Muskeln,
▶ Wirbelsäulengymnastik,
▶ Minimierung der Bettruhe bei pädiatrischen Erkrankungen.

Die Literatur über die *medikamentöse Behandlung* der Osteoporose des Kindes ist spärlich und nicht durch „evidence based medicine" abgesichert. Einige größere Studien wurden jedoch publiziert und folgende Empfehlungen können gegeben werden:

▶ Kalzium- und Vitamin-D-Zufuhr wird empfohlen, auch wenn ihre Wirksamkeit in den Studien nicht belegt ist.
▶ Kalzitriol wurde in mehreren kleinen Studien untersucht und zeigte eine Verbesserung der Symptome, des Frakturrisikos und der Knochendichte, auch wenn keine signifikanten Daten vorliegen.
▶ Wachstumshormon ist eine wirksame anabole Substanz, insbesondere bei Kindern mit einem entsprechenden Mangel.

► Kalzitonin: Einige kleine Studien haben die Wirksamkeit von Kalzitonin bei Knochenschmerz belegt. Radiologische Zeichen der Osteoporose konnten unter intranasaler Gabe von Kalzitonin aber nicht verbessert werden.

► Bisphosphonate wurden ebenfalls bei Kindern mit Osteoporose eingesetzt. Inzwischen liegen mehrere ermutigende Studien bei der idiopathischen juvenilen Osteoporose und bei der Osteogenesis imperfecta vor. Diskutiert wurden mögliche Nebenwirkungen auf das wachsende Skelett, diese Befürchtungen konnten jedoch inzwischen ausgeräumt werden. Verlaufsbiopsien unter Bisphosphonaten zeigten einen normalen, lamellären Knochen ohne Entwicklung einer Osteomalazie. Ebenso wurden keine nachteiligen Effekte auf die Frakturheilung oder auf die Wachstumsrate gefunden. In der Tat sind stickstoffhaltige Bisphosphonate eine wichtige Behandlungsoption bei Kindern mit Osteoporose, es fehlen aber noch randomisierte kontrollierte Studien.

Es muss betont werden, dass bei Kindern spontane Heilungen ohne jede medikamentöse Therapie beobachtet werden. Bei einigen Kindern mit Osteoporose ist es daher ratsam, den Progress des Knochenschwundes nur mit einer „watch and wait-Strategie" zu beobachten, insbesondere wenn die Frakturrate spontan abnimmt. Bei dieser zurückhaltenden Strategie muss vor allem die zugrunde liegende Krankheit der Osteoporose berücksichtigt werden.

Idiopathische juvenile Osteoporose – ernst zu nehmen!

Bei Fehlen einer Grundkrankheit wird die Diagnose einer „idiopathischen juvenilen Osteoporose" (IJO) gestellt. Es handelt sich dabei um eine vorübergehende, nichterbliche, seltene Form einer Osteoporose im Kindesalter ohne extraskeletale Beteiligung. Bei Abwesenheit von Frakturen ist der Begriff „Osteopenie im Kindesalter" vorzuziehen. Ursachen von Wirbelkörperfrakturen, wie z. B. das Vorliegen einer akuten Leukämie müssen sorgfältig ausgeschlossen werden.

Die *Ätiologie* der IJO ist unklar. Eine reduzierte Reaktionsbereitschaft der Osteoblasten wurde beschrieben, sodass das Skelett nicht ausreichend auf eine erhöhte mechanische Belastung während des Wachstums reagieren kann. Spontane Remissionen sind die Regel und treten vor allem unmittelbar vor der Pubertät auf (8. bis 12. Lebensjahr).

Bei der IJO ist die Ätiologie unbekannt, Spontanremissionen sind die Regel!

Die wichtigste Differentialdiagnose der IJO ist die
Osteogenesis imperfecta.

Differentialdiagnose: Die Osteogenesis imperfecta (OI) ist die häufigste angeborene Knochenerkrankung mit Osteoporose und muss in
jedem Fall sorgfältig abgeklärt werden. Das Osteoporose-Pseudogli-
om-Syndrom ist eine sehr seltene angeborene Erkrankung mit schwerer Osteoporose und Blindheit.

Das *klinische Bild* zeigt drei unterschiedliche Manifestationen:
▶ Frakturen der Extremitäten, die bereits nach der Geburt auftreten
  können. Frakturen im Bereich der Knie- und Sprunggelenke werden häufig beobachtet.
▶ Frakturen der Wirbelkörper mit Rückenschmerz, Kyphose, Abnahme der Körpergröße und Bewegungseinschränkung beim Gehen
  und Laufen.
▶ Nachweis einer niedrigen Knochendichte (DXA-Messung) ohne
  Nachweis pathologischer Frakturen.

Die *Diagnose* der IJO wird indirekt über den Ausschluss einer OI und
sekundärer Osteoporosen gestellt. Auch Malignome des Knochenmarks müssen stets differentialdiagnostisch mit berücksichtigt werden. Die Diagnosestellung benötigt Röntgenbilder der Lendenwirbelsäule in 2 Ebenen. Bei Verdacht auf Osteogenesis imperfecta (OI)
werden auch Aufnahmen der Röhrenknochen benötigt, um charakteristische metaphysäre Kompressionsfrakturen auszuschließen. Die
Röhrenknochen zeigen bei der IJO gewöhnlich eine normale Breite,
die Knochenrinde kann verschmälert sein und metaphysäre Frakturen werden häufig beobachtet. Das Auftreten der OI erfolgt in der Regel in einem früheren Lebensabschnitt, die Kinder haben häufig blaue
Skleren und andere Anomalien kollagenhaltiger Gewebe. Die Knochendichte wird bevorzugt mittels DXA an den Lendenwirbeln gemessen. Moderne Geräte können auch eine Ganzkörpermessung
durchführen. Bei Kindern mit einem Körpergewicht von weniger als
30 kg benötigt man ein spezielles Softwareprogramm für die Pädiatrie. Die Knochenresorptionsmarker NTX und CTX sind nützlich,
aber nicht charakteristisch für die Differentialdiagnose der IJO und
OI.

Bisphosphonate erwiesen
sich in der Therapie der
Osteoporose im Kindesalter
als sehr erfolgreich
und sicher.

Mit Einführung der *Bisphosphonate* ist die Therapie der Osteoporose im Kindesalter einfach und effektiv geworden. Mehrere klinische
Studien haben inzwischen die Wirksamkeit der Bisphosphonate bezüglich einer Zunahme der Knochendichte und einer Reduktion des
Frakturrisikos gezeigt. Frühere Befürchtungen, dass die Bisphospho-

Tabelle 8.1. Differentialdiagnose zwischen idiopathischer juveniler Osteoporose (IJO) und Osteogenesis imperfecta (OI)

	IJO	OI
Familienanamnese	Leer	Oft positiv
Auftreten	Späte Kindheit	Geburt oder später
Dauer	1–4 Jahre	Lebenslang
Klinische Befunde	Atypischer Gang Metaphysäre Frakturen Kyphose, Rückenschmerz	Zahnanomalien Blaue Skleren Frakturen der Röhrenknochen
Wachstum	Normal	Normal oder vermindert
Radiologische Befunde	Wirbelfrakturen	Dünner Kortex der Röhrenknochen
Knochenbiopsie	Reduzierter Knochenumbau	Erhöhter Knochenumbau Störung der Knochenqualität
Bindegewebsdefekte	Nein	Kollagendefekte

nattherapie das Wachstum der Röhrenknochen negativ beeinflussen könnte, haben sich nicht bestätigt. Diese werden oral oder als Infusion in 3 bis 6-monatlichen Intervallen gegeben. Da bisher keine randomisierten klinischen Studien bei Kindern durchgeführt wurden, sollte diese Therapie nur nach schriftlicher Zustimmung der Eltern erfolgen. Als Basistherapie werden Kalzium (500–1000 mg) und Vitamin D (500–1000 IE) empfohlen. Auch eine Behandlung mit aktiven Vitamin-D-Metaboliten (Kalzitriol) erwies sich in kleineren Studien erfolgreich. Patienten mit IJO zeigen häufig eine komplette Remission innerhalb weniger Jahre. Das Wachstum kann während der aktiven Phase der Erkrankung leicht beeinträchtigt sein, wird aber im späteren Verlauf wieder ausgeglichen. In einigen Fällen jedoch endet die IJO in einer permanenten Bewegungseinschränkung mit Kyphoskoliose und sogar Kollaps des Rippenthorax. Einige Kinder zeigen spontane Remissionen, vor allem bei Vorliegen einer Osteopenie ohne Nachweis von Frakturen.

Osteogenesis imperfecta nicht übersehen!

Diese Erbkrankheit muss bei jeder schweren kindlichen Osteoporose in Erwägung gezogen werden. Gründliche Familienanamnese und körperliche Untersuchung sind wichtige diagnostische Maßnahmen. Die Wirbelsäule zeigt häufig schwere Veränderungen, Frakturen treten vor allem an den Extremitäten auf. Der Krankheit liegen unterschiedliche Mutationen des Kollagen-Typ-I-Gens zugrunde. Wenn auch nur eine Aminosäure des Kollagenmoleküls vertauscht oder falsch eingebaut ist, kann es zu einer defekten Struktur des Moleküls kommen. Die Folge ist eine gestörte Helixstruktur des Kollagens und damit eine minderwertige Qualität des Knochenaufbaus (fehlende lamelläre Strukturierung) mit raschem Abbau durch Kollagenasen. Neben den Knochen sind auch andere Organe betroffen, die Kollagen-Typ-I einbauen:

▶ blaue Skleren, Sklerenruptur, Keratokonus,
▶ Zahnanomalien: braunes und durchscheinendes Aussehen der Zähne, rascher Abrieb,
▶ Taubheit, bedingt durch Beschädigung des Stapes im Mittelohr,
▶ Nierensteine und Hyperkalzurie,
▶ Herzklappen/Aorten-Anomalien: Prolaps der Mitralklappe, Aorteninsuffizienz,
▶ hyperplastische Kallusbildung.

Die pränatale Diagnose der OI ist bereits in der 14. bis 18. SSW mittels Ultraschall möglich.

Die Osteogenesis imperfecta tritt bei 1 von 20 000 Geburten auf. In den USA werden insgesamt 15 000 Patienten mit OI geschätzt. Je nach Schweregrad gibt es schwerste Skelettanomalien im Säuglingsalter bis hin zu unkomplizierten und scheinbar typischen Osteoporosebildern. Vier *Typen* der OI werden unterschieden:

Der Schweregrad der OI kann sehr unterschiedlich sein.

▶ milde Form mit blauen Skleren (Typ I),
▶ perinatale, letale Form (Typ II),
▶ progressiv deformierende Form (Typ III),
▶ milde Form ohne blaue Skleren (Typ IV).

Frühere Therapieversuche mit Fluoriden verliefen erfolglos. Auch Knochenmarktransplantationen mit Ersatz der Stromazellen wurden vergeblich versucht. Die *Therapie* der Wahl ist heute die früh einsetzende Behandlung mit stickstoffhaltigen Bisphosphonaten, entweder oral oder bei schweren Fällen mit Infusionen. In den letzten 3 Jahren haben wir ungefähr 50 Patienten mit Bisphosphonaten behandelt. Alle zeigten eine beeindruckende Besserung des Krankheitsbildes:

► Zunahme der Knochendichte,
► Verbesserung der Knochenqualität (belegt in Verlaufsbiopsien),
► Abnahme der Beschwerden, insbesondere des Knochenschmerzes,
► drastische Abnahme der Frakturrate (vor Therapie bis zu 12 Frakturen pro Jahr!).

Eine zusätzliche Therapie mit Vitamin D und Kalzium verbessert die Mineralisation des neuen Knochens. In der Literatur sind bereits mehrere klinische Studien mit Bisphosphonaten (Pamidronat, Zoledronat, Neridronat) bei Kindern und Erwachsenen mit OI zu finden. Knochendichte und körperliche Aktivität verbesserte sich unter Therapie mit Bisphosphonaten deutlich, die Frakturrate nahm um ungefähr 65 % ab. Nach 4 Jahren Therapie mit Pamidronat nahm die Knochenmasse um 44 % und die Knochendichte um 65 % gegenüber dem Kontrollkollektiv zu. Patienten mit einem größeren Schwund an Knochenmasse zeigten auch deutlichere Zunahmen unter Therapie. Nebenwirkungen wie Wachstumsstörungen, Mineralisationsstörungen oder andere Langzeitnebenwirkungen wurden nicht beobachtet. Auch bei stillenden Frauen mit Osteogenesis imperfecta wurden keine ernsten Nebenwirkungen am Kind festgestellt. In der Muttermilch, die 48 Stunden nach Infusion von Pamidronat gesammelt wurde, konnte kein Bisphosphonat nachgewiesen werden.

Die Behandlung osteoporotischer Syndrome des Kindes bedürfen einer *interdisziplinären Zusammenarbeit* zwischen Chirurgen, Orthopäden, Physiotherapeuten, Zahnärzten, Kinderärzten und Psychologen. Auch Selbsthilfegruppen (z. B. Osteogenesis Imperfecta Foundation) sind für die Patienten wie für deren Familien von großer Hilfe.

Bisphosphonate – ein Durchbruch in der Therapie der OI!

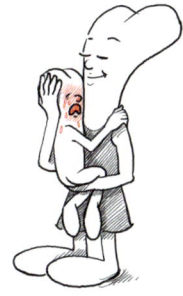

Osteoporose – eine unterschätzte Gefahr in allen medizinischen Disziplinen

Ausschluss sekundärer Osteoporosen – vor jeder Therapie!

Bis zu 20 % der Frauen und 60 % der Männer, die sich mit unklarer Osteoporose in einem Zentrum vorstellen, leiden an einer sekundären Osteoporose.

Der erste Schritt ist die Unterscheidung primärer (idiopathischer) und sekundärer Osteoporoseformen. Die primäre Osteoporose umfasst die postmenopausale und die senile Osteoporose – trotz der Tatsache, dass bereits eine große Zahl pathogenetischer Faktoren bekannt ist. Sekundäre Osteoporosen umschließen ungefähr 5 % aller Osteoporosen, sind aber für ungefähr 20 % der osteoporoseassoziierten Frakturen verantwortlich. Die Ursachen einer sekundären Osteoporose sollten bei Patienten mit folgenden Charakteristika ausgeschlossen werden:

Der Ausschluss einer sekundären Osteoporose ist bei Patienten jeden Alters angezeigt.

▶ ungewöhnliche Frakturlokalisationen,
▶ ungewöhnlich niedrige Knochendichtewerte bezogen auf das Alter,
▶ wiederholte Frakturen trotz Einsatzes einer effektiven Therapie,
▶ auffallende Laborwerte (Anämie, Hypo- und Hyperkalzämie, erhöhte BSR),
▶ unklare Knochenschmerzen,
▶ unklare Knochenläsionen in der Skelettszintigraphie oder im Röntgenbild (Metastasen, Myelom, maligne Lymphome, Mastozytose).

Osteoporose in den einzelnen Disziplinen

Krankheiten und operative Eingriffe verbunden mit erhöhtem Osteoporoserisiko (alphabetische Liste)

Erkrankungen:
- Akromegalie
- Amyloidose
- Ankylosierende Spondylitis
- Anorexia nervosa
- Chronisch-obstruktive Lungenerkrankung
- Diabetes mellitus
- Endometriose

- Gonadale Insuffizienz
- Hämochromatose
- Hämophilie
- Hyperparathyreoidismus
- Hyperthyreose
- Hypophosphatasie
- Idiopathische Skoliose
- Immobilisation
- Kongenitale Porphyrie
- Laktoseintoleranz
- Lymphome und Leukämien
- Malabsorptionssyndrom
- Mastozytose
- Metastasen
- M. Addison
- M. Crohn
- M. Cushing
- M. Gaucher
- Multiple Sklerose
- Multiples Myelom
- Osteogenesis imperfecta
- Parenterale Ernährung
- Perniziöse Anämie
- Primär biliäre Zirrhose
- Rheumatoide Arthritis
- Sarkoidose
- Thalassämie
- Thyreotoxikose

Operative Eingriffe:
- Gastrektomie
- Intestinaler Bypass
- Dünndarmoperationen
- Thyreoidektomie
- Transplantationen

Osteoporose wird vor allem in folgenden medizinischen Disziplinen beobachtet:

Kardiologie

Patienten mit *Herzklappenoperationen* und langjähriger Therapie mit *Antikoagulanzien* sind besonders gefährdet, Osteoporose zu entwickeln. Ein zusätzliches Risiko stellt die Bewegungseinschränkung im Rahmen einer chronischen *Herzinsuffizienz* dar. Patienten, bei denen eine *Herztransplantation* erwogen wird, sollten bereits in der Vorbereitungsphase auf Osteoporose hin untersucht werden, um spätere Frakturen sicher vermeiden zu können.

Endokrinologie

Zahlreiche Hormonstörungen beeinträchtigen den Knochen:

Hypogonadismus. Dieser tritt bei beiden Geschlechtern auf und umfasst angeborene, therapieinduzierte und altersbedingte Formen. Hormonersatztherapie wird in den entsprechenden Kapiteln des Buches vorgestellt.

Hyperthyreoidismus. Patienten mit Thyreotoxikose entwickeln wegen der stark erhöhten Knochenresorption eine progressive Osteoporose („High-turnover-Osteoporose").

Schilddrüsenhormone: zuviel oder zuwenig bedeuten Knochenschwund.

Primärer Hyperparathyreoidismus (pHPT). Die erhöhte Sekretion von Parathormon durch Adenome, Karzinome oder Hyperplasien verursacht eine Störung der Kalziumhomöostase mit verstärktem Abbau von Kalzium aus dem Knochen. Folge davon sind komplexe Knochen- und Nierenschäden. Betroffen sind kortikale und trabekuläre Knochen im gesamten Skelett, mit Beteiligung der Gelenke und Gefäße.

M. Cushing. Diese endogene Form des *Hyperkortisolismus* ist selten – im Gegensatz zur glukokortikoidinduzierten Osteoporose, die häufiger vorkommt und progressiver verläuft.

Diabetes mellitus. Die „diabetische Osteopathie" ist wesentlich häufiger als bisher angenommen und wird durch eine Hemmung der Kollagenproduktion in den Osteoblasten verursacht. Es handelt sich dabei um einen direkten Effekt der insuffizienten Insulinsekretion. Zusätzlich wurde eine interessante Beobachtung in Verbindung mit der Bisphosphonattherapie bei Typ-II-Diabetes gemacht: Die Intimadicke ist signifikant reduziert, ein Argument für eine antiatherogene Wirkung des Etidronats.

Diabetiker leiden häufiger an Osteoporose. Knochendichtemessungen sind daher sinnvoll.

Gastroenterologie

Chronische Erkrankungen der Leber und des Gastrointestinaltraktes (z. B. Malabsorptionssyndrome, Laktoseintoleranz, M. Crohn, Colitis ulcerosa, Pankreasinsuffizienz und primäre biliäre Zirrhose) verursachen häufig eine Kombination von Osteoporose und Osteomalazie („Osteoporomalazie"), bedingt durch Mangel an den Vitaminen D, K und C. *Magen- und Darmoperationen* (z. B. Billroth I und II und Dünndarmresektionen) beeinträchtigen die Resorption und Verwertung von Kalzium und Vitamin D und führen dadurch zu einer Osteopathie. Zusätzlich verstärkt die Gabe von Glukokortikoiden sowie Alkoholmissbrauch den Knochenschwund. Dickdarmerkrankungen sind dagegen seltener mit Osteoporose verknüpft, da die Resorption von Mineralien und Vitaminen weitgehend im Dünndarm erfolgt.

Patienten mit gastro-intestinalen Erkrankungen haben multiple Ursachen für Osteoporose wie für Osteomalazie.

Erbkrankheiten

Studien an Zwillingen haben gezeigt, dass die Entstehung der Osteoporose zu mehr als 50 % genetisch vorprogrammiert ist und von vielen Genen gesteuert wird. Dabei ist vor allem die Höhe der maximalen Knochendichte sowie das Ausmaß des sich anschließenden Knochenschwundes genetisch festgelegt. Vor allem die Zusammenhänge zwischen den Genen der Vitamin-D-Rezeptoren und der Knochendichte wurden in den letzten Jahren intensiv untersucht, mit sich teils widersprechenden Resultaten. Im klinischen Alltag ist vor allem die *Osteogenesis imperfecta* die wichtigste Form einer angeborenen Osteoporose. Beim *M. Gaucher* kann die Infiltration des Knochenmarks durch eine erfolgreiche Enzymersatztherapie reduziert werden. Trotzdem nimmt die Osteoporose weiter zu, sie sollte daher prophylaktisch therapiert werden. Kongenitale Syndrome mit Beteiligung der Muskulatur weisen ebenfalls eine Störung des Knochenumbaus und damit Osteoporose auf.

Hämatologie

Knochen und Knochenmark sind zwei Seiten der gleichen Münze: sie beeinflussen sich gegenseitig.

Erkrankungen des Knochenmarks haben einen direkten Einfluss auf den Knochenumbau und können daher schwere Osteoporosen auslösen. Das *multiple Myelom* verursacht über die Sekretion osteoklastenstimulierender Faktoren durch die pathologischen Plasmazellen eine Skelettdestruktion und damit regelmäßig Osteoporose und/oder Osteolysen („skeletal related events"). Die *Polycythaemia vera* (PV) und die *chronische myeloische Leukämie* (CML) bewirken durch ihr expansives Wachstum im Knochenmark eine systemische Osteoporo-

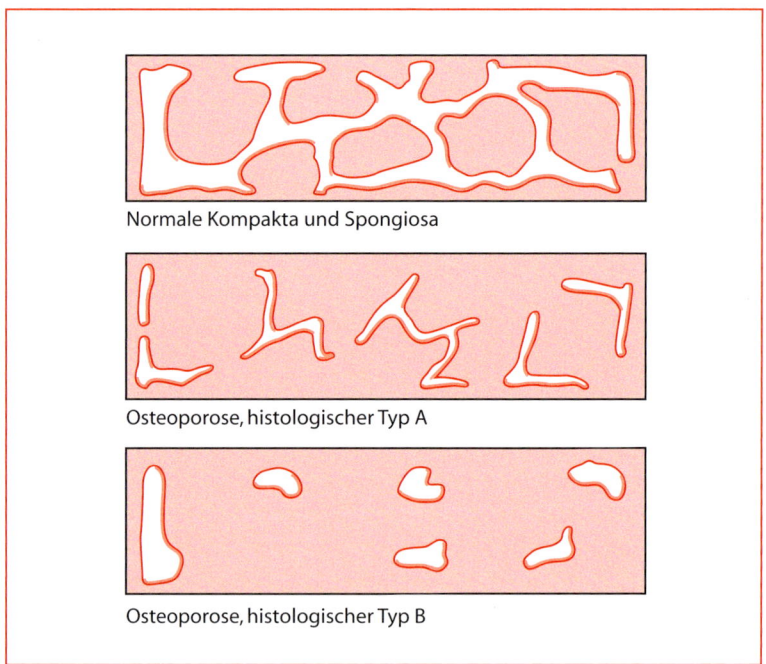

Normale Kompakta und Spongiosa

Osteoporose, histologischer Typ A

Osteoporose, histologischer Typ B

Abb. 8.5. Varianten des Knochenschwundes im histologischen Bild: Typ A bei Polycythaemia vera und Typ B bei chronischer myeloischer Leukämie. (Aus Bartl u. Frisch 1993)

se, wobei unterschiedliche histologische Manifestationen des Knochenschwundes auffallen (siehe Abb. 8.5). Ähnliche Veränderungen werden auch bei *kongenitalen hämolytischen Syndromen* beobachtet, die eine extreme Hyperplasie der Erythropoese und damit eine Verdrängungsosteoporose verursachen. Andererseits sind *maligne Lymphome* und *akute Leukämien* anfangs relativ selten mit Osteoporose verknüpft. Die systemische *Mastozytose* zeigt dagegen regelmäßig Skelettläsionen (osteosklerotische bis osteolytische Formen), in Abhängigkeit von dem Verteilungsmuster der Mastzellgranulome im Knochenmark. Mastzellen spielen wahrscheinlich auch eine Rolle in der Pathogenese der primären Osteoporose, über die Produktion von Heparin, Histamin und Zytokinen.

Zellen der Hämatopoiese, des Stromas und metastatischer Tumore sezernieren Faktoren, die direkt oder indirekt den Knochen zerstören können.

Infektionskrankheiten

In Anbetracht der Tatsache, dass über 43 Millionen Menschen weltweit mit HIV infiziert sind, stellt *Aids* derzeit die weltweit wichtigste Infektionskrankheit dar. Aids kann bei chronischem Verlauf und vor allem unter Langzeittherapie zu schwerer Osteoporose führen. Neue Studien haben belegt, dass die HIV-Infektion allein schon einen zusätzlichen Risikofaktor für Osteoporose und für pathologische Frakturen darstellt. Veränderungen des Knochenmineralstoffwechsels, der Knochenpathologie und der Knochendichte belegen die Existenz einer komplexen „Aids-Osteopathie", die eine Mischung aus Osteoporose, Osteomalazie und sekundärem Hyperparathyreoidismus darstellt. Immobilisation, Mangelernährung, gastrointestinale Infektionen, Lipodystrophie, Hepatitis und Hormonmangel sind zusätzliche Risikofaktoren für Knochenschwund. Hochaktive antiretrovirale Therapien (HAART) verursachen bei HIV-infizierten Patienten zusätzlich einen Knochenschwund. Die Hypothese, dass die systemische Aktivierung der T-Lymphozyten zu einer Aktivierung von Osteoklasten führt, kann eine Erklärung für den Zusammenhang zwischen der HIV-Infektion und der gesteigerten Knochenresorption darstellen.

Die „Aids-Osteopathie" ist komplex und wird klinisch immer relevanter.

Nephrologie

Die *chronische Niereninsuffizienz* verursacht eine komplexe Störung im Vitamin-D-Metabolismus, der zu Osteoporose, Osteomalazie und sekundärem Hyperparathyreoidismus führen kann. Unter *Dialyse* oder nach einer *Nierentransplantation* kann sich die Osteopathie zurückbilden, selten kommt es aber zu einer Normalisierung der Knochenstruktur. Eine therapieresistente Osteoporose wird heute häufig im Zusammenhang mit der Dialyse beobachtet. Patienten mit chronischer Niereninsuffizienz und Langzeitdialyse entwickeln eine komplexe Knochenerkrankung, die *renale Osteodystrophie*. Die Manifestationen dieser Erkrankung beeinträchtigen die Lebensqualität der Patienten erheblich: schwerer Knochenschmerz, multiple Frakturen und extraskeletale Ossifikationen. Ausmaß und Typ der renalen Osteopathie werden durch ein breites Spektrum von *Faktoren* beeinflusst:

Bei der „renalen Osteopathie" wird die osteoporotische Komponente immer bedeutender.

▶ Art und Schweregrad der Nierenkrankheit,
▶ Auftreten assoziierter Erkrankungen wie Diabetes mellitus und Amyloidose,
▶ Schweregrad der renalen Insuffizienz,
▶ Alter der Patienten,
▶ Vitamin-D-Mangel,
▶ Besonderheiten der Ernährung,
▶ Höhe des Parathormonspiegels,
▶ Typ und Dauer der Dialyse,
▶ Akkumulation toxischer Substanzen (z. B. Aluminium, Fluorid, Eisen),
▶ systemische Glukokortikoidtherapie.

Vier Faktoren spielen eine wichtige Rolle in der *Pathogenese* der renalen Osteodystrophie:

▶ Anomalien des Vitamin-D-Metabolismus,
▶ Ausmaß des sekundären Hyperparathyreoidismus,
▶ Aluminiumniederschläge auf der Knochenoberfläche,
▶ Immunsuppressive Therapie.

Der *Knochenstoffwechsel* kann an folgenden Parametern im Serum beurteilt werden: Kalzium und Phosphat, alkalische Phosphatase des Knochens, intaktes Parathormon, Vitamin-D-Metaboliten. Aluminiumspiegel und Desferaltests sind ebenfalls nützliche Parameter. Spiegel des Osteoprotegerins und Parathormons können als Indikator für die Aktivität der renalen Osteopathie und für die verminderte Mineralisation bei Patienten unter Hämodialyse verwendet werden.

Radiologische Zeichen: Als charakteristische Zeichen bei Osteomalazie gelten die Looser-Umbauzonen, während beim sekundären Hyperparathyreoidismus subkutane und arterielle Kalzifikationen, subperiostale Erosionen und die „rugger jersey" Wirbelsäule gefunden werden.

Eine *Knochenbiopsie* sollte durchgeführt werden, wenn der Typ der renalen Osteopathie für therapeutische Entscheidungen oder vor einer Parathyreoidektomie gefragt ist. Drei charakteristische Veränderungen der renalen Osteodystrophie können in der Histologie klassifiziert werden:

▶ Veränderungen des Knochenumbaus: Osteitis fibrosa cystica oder adynamischer Knochen,

▶ Störung der Mineralisation: Osteomalazie, früher vor allem durch Aluminium verursacht,

▶ Knochenschwund: Osteopenie, Osteoporose, teilweise durch Glukokortikoidgabe verursacht.

Eine Vielzahl *histomorphometrischer Parameter* erlaubt eine quantitative wie qualitative Beurteilung der Osteomalazie und des Knochenumbaus. Ausführliche Studien von Knochenbiopsien haben zur Definition einer weiteren Variante der renalen Osteodystrophie geführt: Die „adynamische Knochenerkrankung" mit parathormonunabhängiger osteoklastärer Resorption. Offensichtlich führen bei diesem Typ der renalen Osteodystrophie andere Faktoren zu einer Aktivierung der Osteoklasten.

Fortschritte in der Dialysetechnik sowie der Einsatz aktiver Metaboliten des Vitamin D haben die Manifestation und vor allem die *Therapie* der renalen Osteodystrophie in den letzten 20 Jahren dramatisch verändert. Früher waren die Osteomalazie sowie der sekundäre und tertiäre HPT schwer beeinflussbare Probleme, während heute vor allem die therapieresistente Osteoporose Probleme bereitet. Mit dem frühen Einsatz von Bisphosphonaten zusammen mit aktiven Vitamin-D-Metaboliten liegt heute der Schwerpunkt auf der Prävention. Dadurch kann die Anzahl der chirurgischen Eingriffe reduziert werden. Die Hemmung der Knochenresorption ist besonders bei der „high turnover" Form bedeutend. Nur in resistenten Fällen mit sehr hohen PTH-Spiegeln und Vergrößerung der Epithelkörperchen sollte ein operativer Eingriff erwogen werden.

Drei Untersuchungsmethoden sind bedeutend:
- Laboruntersuchungen von Blut und Urin
- Radiologische Bildgebung
- Knochenbiopsie

Bei Nierentransplantation – immer an Osteoporose denken!

Neurologie

Chronische neurologische Erkrankungen wie M. Parkinson, transitorische ischämische Attacken, Schlaganfall, M. Alzheimer, Epilepsie, multiple Sklerose, amyotrophische Lateralsklerose, Depression und diabetische Neuropathie erhöhen das Sturzrisiko, reduzieren die Mobilität und korrelieren mit einer niedrigen Knochenmasse. Bestimmte Antikonvulsiva wie z. B. Carbamazepin bewirken bei langer Anwendung eine Störung des Vitamin-D-Stoffwechsels mit Auftreten osteoporotischer und osteomalazischer Krankheitsbilder.

Onkologie

Knochenmetastasen können gleichzeitig osteolytische, osteoporotische und osteosklerotische Läsionen bedingen. Knochenschmerz ist ein Frühzeichen!

Die *Knochenmetastasierung* solider Tumoren (insbesondere Mamma- und Prostatakarzinome) kann bei Fehlen osteolytischer oder osteosklerotischer Läsionen eine primäre Osteoporose vortäuschen. Jede Osteoporose mit unklaren Knochenschmerzen oder atypischen Frakturen sollte sorgfältig bezüglich einer zugrunde liegenden malignen Erkrankung abgeklärt werden. So verursacht das metastasierende Mammakarzinom überwiegend osteoporotische/osteolytische Knochenmetastasen, während das metastasierende Prostatakarzinom überwiegend osteosklerotische Verläufe zeigt. Andere maligne Tumoren, wie das Bronchialkarzinom, verursachen *paraneoplastische Skelettläsionen* über die Sekretion von „parathormone-related proteins" (PTHrP).

Pulmonologie

Chronische Lungenerkrankungen einschließlich ihrer Therapien sind immer verdächtig, Knochenschwund zu verursachen.

Bei Patienten mit chronischem und kortisonabhängigem *Asthma bronchiale* sollte regelmäßig eine Knochendichtemessung zur Beurteilung des Osteoporoserisikos durchgeführt werden. Patienten mit *zystischer Lungenfibrose* können bereits vor einer *Lungentransplantation* eine schwere Osteoporose entwickeln und bedürfen einer frühen Therapie mit Bisphosphonaten.

Rheumatologie

Die Kombination von Gelenkschmerzen, Bewegungseinschränkung und Glukokortikoidtherapie führt unweigerlich zu einem progressiven Knochenschwund. Bei Patienten mit *primär chronischer Polyarthritis* hat sich die Knochendichtemessung an den Phalangen mittels Ultraschall als nützliche Methode erwiesen, um den Knochenstatus in diesen Skelettarealen zu überwachen.

Die Trias
Schmerz, Immobilisation
und Kortikoide bei rheumatischen Erkrankungen ist
„Gift" für den Knochen!

Osteoporose – viele Medikamente sind Knochenräuber!

Eine ausführliche Medikamentenanamnese ist von besonderer Bedeutung, da viele Medikamente und Substanzen das Skelett schädigen können. Eine Liste von Medikamenten mit hohem Risiko für die Entstehung einer Osteoporose wurde von der „National Osteoporosis Foundation" zusammengestellt.

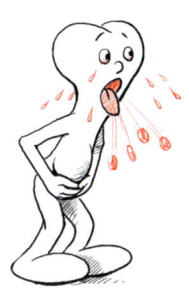

Medikamente mit erhöhtem Osteoporoserisiko (alphabetische Liste)
– Aluminiumhaltige Antazida
– Antibiotika
– Antihypertensiva
– Antikonvulsiva
– Aromatasehemmer
– Chemotherapeutika
– Diuretika
– Glukokortikosteroide
– GnRH-Agonisten
– Heparin
– Immunsuppressiva
– Isoniazid
– Lithium
– Marcumar
– Schilddrüsenhormone
– Schleifendiuretika (z. B. Lasix)
– Tamoxifen

Alle Medikamente müssen auf ihre Knochenschädlichkeit abgefragt werden!

Kortikosteroidinduzierte Osteoporose

Bei der kortikosteroidinduzierten Osteoporose liegt in der Regel eine exogene medikamentöse Zufuhr von Kortisonderivaten vor. Nur selten wird ein endogenes Cushing-Syndrom als Osteoporose manifest. Häufig trägt auch die mit Glukokortikoiden behandelte Krankheit selbst zur Osteoporose bei, so bei M. Crohn, rheumatischen Erkrankungen, Kollagenosen, Transplantationen, Asthma bronchiale, malignen Lymphomen und Myelomen.

Der Einsatz von Kortikosteroiden über wenige Tage verursacht selbst in sehr hoher Dosierung keinen klinisch relevanten Knochenschwund. Aber bereits nach wenigen Monaten systemischer Therapie ist mit einem verstärkt einsetzenden Knochenabbau zu rechnen. Unter einer Steroidlangzeittherapie über mehrere Jahre erleiden ungefähr 50 % der Patienten eine manifeste Osteoporose. Besonders empfindlich reagieren Kinder, junge Männer und postmenopausale Frauen. In Einzelfällen mag eine „Kortisonempfindlichkeit" eine Rolle spielen, dabei sind aber die zugrunde liegende Erkrankungen und die Ausgangsbedingungen zu berücksichtigen. Empfehlenswert ist daher die Durchführung einer Ausgangsmessung der Knochendichte, um das weitere Risiko abschätzen und die Effektivität einer anschließenden Bisphosphonattherapie kontrollieren zu können. Diese medikamentös induzierte Osteoporoseform zeigt folgende *Besonderheiten*:

> *Der medikamentöse Einsatz von Glukokortikoiden ist die wichtigste Ursache einer sekundären Osteoporose!*

> *Glukokortikoide supprimieren die Kollagensynthese, unterdrücken die Wundheilung und verursachen Hautatrophie.*

▶ Sie tritt bei 30–50 % der Patienten mit Glukokortikoidlangzeitbehandlung auf.

▶ Der trabekuläre Knochen ist besonders betroffen. Frakturen treten daher bevorzugt im Bereich der Wirbelkörper, Rippen und Oberschenkel auf.

▶ Es liegt ein besonders rascher Knochenverlust vor („very high turnover", „fast loosers").

▶ Der Knochenverlust ist in den ersten 6–12 Monaten besonders hoch. Im ersten Jahr können Spitzenknochenverluste von mehr als 20 % auftreten.

Die *Wirkung der Glukokortikoide* auf den Knochen ist multifaktoriell:

▶ Hemmung der Proliferation, Differenzierung und Funktion der Osteoblasten,

▶ erhöhte Apoptose der Osteoblasten,

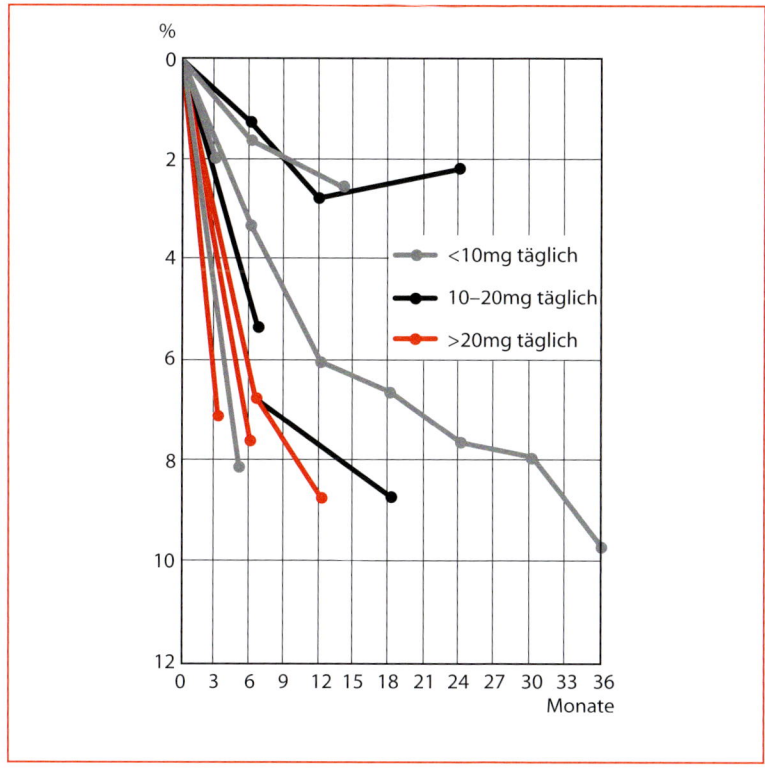

Abb. 8.6. Knochenschwund im Bereich der Lendenwirbelsäule unter Glukokorti-kosteroidtherapie, Ergebnisse aus 10 Studien. (Mod. nach van Staa et al. 2002)

▶ Steigerung der Osteoklastenfunktion,
▶ verminderte Apoptose der Osteoklasten,
▶ verminderte intestinale Kalziumresorption,
▶ gesteigerte renale Kalziumausscheidung,
▶ Steigerung der Parathormonsekretion,
▶ verminderte Sekretion gonadaler Steroide,
▶ Hemmung der Wachstumshormonsekretion,
▶ Verminderung der Kalzitoninsekretion,
▶ Verminderung der Zahl der Knochenumbaueinheiten,
▶ Entstehung von aseptischen Knochennekrosen,
▶ Steigerung der Produktion von Kollagenasen.

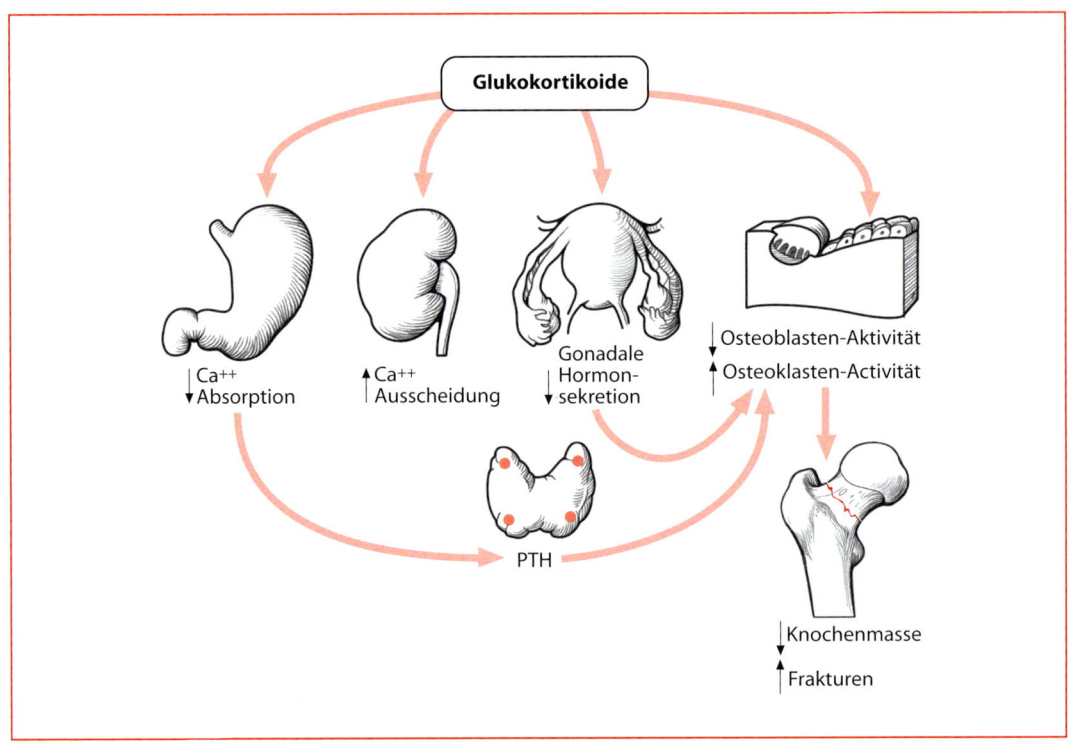

Abb. 8.7. Negative Effekte der Glukokortikoide auf Kalziumhomöostase, Aktivität der Knochenzellen und Knochenmasse, mit der Folge eines hohen Frakturrisikos

Folgende *Interaktionen* der Glukokortikoide mit anderen Faktoren sind zusätzlich für die Pathogenese bedeutsam:

▶ Erhöhte Sensitivität der Osteoblasten auf PTH und aktives Vitamin D,
▶ verminderte Produktion von Prostaglandin E,
▶ verminderte lokale Produktion von IGF-1,
▶ Beeinflussung der IGF-bindenden Proteine.

Verschiedene *Empfehlungen* wurden für die Therapie und Prävention der kortikosteroidinduzierten Osteoporose erarbeitet. Man nimmt an, dass das Frakturrisiko kurz nach Therapiebeginn bereits bei einer täglichen Dosis von mehr als 5 mg Prednison täglich einsetzt. Der

Knochenschwund ist nach Absetzen der Glukokortikoidtherapie teilweise reversibel, in Abhängigkeit von der zugrunde liegenden Krankheit, dem Alter und Geschlecht. Patienten mit obstruktiver Lungenerkrankung zeigten ein höheres Frakturrisiko als Patienten mit Arthropathien. Patienten, die Kortisonsprays verwenden („inhalation corticosteroid therapy", ICS) zeigten in Studien ebenfalls ein höheres Frakturrisiko, möglicherweise eher aufgrund der zugrunde liegenden Lungenerkrankung als aufgrund der Menge des inhalierten Kortikosteroids. Eine neue systematische Übersichtsarbeit konnte jedoch den knochenschädigenden Effekt von ICS belegen. Budesonid scheint einen geringeren knochenschädigenden Effekt zu haben.

Auch Kortisonsprays können Osteoporose verursachen – alles eine Frage der Dosis!

Als Faustregel kann gelten, dass bei einer Therapiedauer von mehr als 6 Monaten und einer Dosis von mehr als 7,5 mg Prednison-Äquivalent pro Tag ein relevanter Knochenschwund zu erwarten und eine Bisphosphonattherapie indiziert ist. Bei höherer Dosierung kann der jährliche Verlust bis zu 15 % und mehr betragen. Bei der Glukokortikoidgabe sollte man mit Blick auf den Knochen folgende *Regeln* beachten:

▶ Austestung der niedrigsten effektiven Dosis,
▶ möglichst kurze Therapiedauer zur Vermeidung einer Atrophie der Nebenniere,
▶ Verwendung von Glukokortikoiden mit kurzer Halbwertszeit,
▶ bevorzugte Verwendung von lokal applizierbaren Glukokortikoiden (Creme, Lotio, Spray),
▶ körperliche Aktivität und Muskeltraining,
▶ Kalzium- und Vitamin-D-Substitution („1000er-Regel").

Bei der glukokortikoidinduzierten Osteoporose kommt die gleiche *Therapiestrategie* wie bei der postmenopausalen Osteoporose zur Anwendung:

▶ Körperliche Aktivität und gezieltes Muskeltraining,
▶ Kalzium- und Vitamin-D-Zufuhr,
▶ Behandlung eines möglichen kortikosteroidinduzierten Diabetes mellitus,
▶ Behandlung eines bestehenden oder unter Behandlung auftretenden Hypogonadismus,
▶ antiresorptive Therapie mit einem stickstoffhaltigen Bisphosphonat (Wochentablette).

Tabelle 8.2. Nachweis der Wirksamkeit von Medikamenten bei der glukokortikosteroidinduzierten Osteoporose

Medikament	LWS BMD	Hüfte BMD	Wirbelfrakturen	Andere Frakturen
Kalzium	–	–	–	–
Kalzium+Vit. D	C	C	–	–
HRT	B	D	–	–
Testosteron	B	–	–	–
Etidronat	A	A	B	–
Alendronat*	A	A	B	–
Risedronat*	A	A	A	–
Kalzitriol	C	–	–	–
Alfakalzidol	A	C	–	–
Fluoride	B	–	–	–
Kalzitonin	B	–	–	–

A, positive Evidenz in einer oder mehreren großen, randomisierten, kontrollierten Studien (RCT); *B*, positive Evidenz in kleineren, randomisierten, kontrollierten Studien; *C*, nichtkonsistente Ergebnisse in randomisierten, kontrollierten Studien; *D*, positive Ergebnisse in Beobachtungsstudien; –, Effektivität nicht nachgewiesen; *, zugelassen für diese Indikation

In Fällen mit Resorptionsstörungen (M. Crohn) oder im Rahmen einer Transplantation ist die intravenöse Applikation von stickstoffhaltigen Bisphosphonaten in vierteljährlichen Abständen zu empfehlen. Zu Beginn einer Kortikoidlangzeittherapie sollte die Knochendichte mittels DXA an der Lendenwirbelsäule und am Femur gemessen werden, um das Ausgangsrisiko abschätzen zu können. In Abhängigkeit von der aktuellen Knochenmasse bietet sich folgende *Behandlungsstrategie* an:

▶ Normale Knochendichte (T-Score +2,0 bis –1,0) und ohne weitere zusätzliche Risikofaktoren: Kalziumreiche Kost und Vitamin D, Muskeltraining, DXA-Kontrolle in halbjährlichen Abständen.
▶ Osteopenie oder Osteoporose (T-Score <-1,0): Zusätzlich zur Basistherapie Einsatz eines stickstoffhaltigen Bisphosphonats oral oder i. v..

Transplantationsosteoporose

Die Transplantationszahlen solider Organe wie Niere, Leber, Herz, Lunge und Pankreas nehmen ständig zu. Wichtiger als die Zahl ist aber der deutliche Anstieg der Überlebenszeiten und die Verbesserung der Lebensqualität dieser Patienten: Die Einjahresüberlebenszeit beträgt 98 % bei der Niere, 87 % bei der Leber und 69 % beim Herzen. Die Hälfte der transplantierten Patienten leidet später an manifester Osteoporose mit multiplen Frakturen, die die Lebensqualität deutlich einschränken – ein inakzeptabler Zustand!

Die *Pathogenese* der Transplantationsosteoporose ist komplex und nur teilweise geklärt. Allgemeine Risikofaktoren (Inaktivität, Vitamin-D-Mangel, Menopause, Alkohol und Nikotin) und verschiedene Medikamente (Diuretika, Antikoagulanzien, Glukokortikoide) sind bei Kandidaten für Transplantationen häufig anzutreffen. Hinzu kommt, dass das erkrankte Organ bereits seit vielen Jahren den Knochen geschädigt hat. Biochemische Marker des Knochenumbaus sind in der Prätransplantationsphase stets erhöht. Die entscheidende Rolle bei der Entstehung von Frakturen kommt aber der langjährigen Immunsuppression mit Glukokortikoiden, Cyclosporin A und Tacrolimus (FK506) zu. Azathioprin erhöht zwar die Osteoklastenzahl, erzeugt aber keinen Knochenverlust. Vor allem im ersten Posttransplantationsjahr ist der Knochenschwund besonders progressiv.

Folgende *pathogenetische Faktoren* sind für die Transplantationsosteoporose entscheidend:

▶ vorbestehende Osteopenie/Osteoporose,
▶ immunsuppressive Medikamente,
▶ Kalzium- und Vitamin-D-Mangel,
▶ Hypogonadismus,
▶ Bewegungsarmut,
▶ Mangelernährung.

Zur *Beurteilung des Osteoporoserisikos* sollten folgende Laborparameter vor und nach Transplantation in regelmäßigen Abständen durchgeführt werden:

▶ Routinetests zur Beurteilung der Nieren- und Leberfunktion,
▶ 25-Hydroxy-Vitamin D,
▶ Knochenumbaumarker (z. B. CTX im Serum),

Bei transplantierten Patienten werden Frakturraten von 25–65 % berichtet. Bereits vor einer Transplantation muss daher die Knochendichte gemessen werden. Bisphosphonate – oral oder intravenös – sind entsprechend den Messergebnissen gezielt einzusetzen.

Viele Faktoren tragen zum Knochenschwund bei:
• Geschlecht und Alter
• Grundkrankheit
• Medikamente
• Lebensstil und Ernährung
• Körperliche Aktivität.

▶ PTH im Serum (vor allem bei Nierentransplantat),
▶ Kalzium im Urin (24-Stunden),
▶ Sexualhormone.

Die bisherigen Erfahrungen zeigen, dass bereits Jahre vor der Transplantation eine Knochendichtemessung zur Abschätzung des Risikos und, wenn nötig, eine konsequente Therapie mit stickstoffhaltigen Bisphosphonaten, aktivem Vitamin D und Muskeltraining durchgeführt werden sollte. Damit kann bereits in der Vorphase der Knochenschwund kompensiert werden. In der Posttransplantationsphase ist mit einem Knochenschwund von jährlich bis zu 20% zu rechnen, vor allem im Bereich der Wirbelkörper und des Femurhalses. Dabei leiden Patienten mit Leber-, Herz- und Lungentransplantationen an einem besonders hohen Knochenverlust. Wegen des auftretenden gesteigerten Knochenabbaus sind Bisphosphonate in Kombination mit aktiven Vitamin-D-Metaboliten (Kalzitriol) erste Wahl. Bei nierentransplantierten Patienten muss eine Vitamin-D-induzierte Hyperkalzurie vermieden werden. Zusätzlich sollte bei Mangel gonadaler Hormone Substitution mit Östrogen bzw. Testosteron nach vorausgegangenem sorgfältigen Ausschluss von Kontraindikationen erfolgen. Kalzitonin und Fluoride haben sich in Studien nicht bewährt und sollten nicht mehr eingesetzt werden. Kalziumreiche Ernährung und gezielte Gymnastik sind zusätzliche nützliche Maßnahmen für gesunde Knochen nach Transplantation.

Tumortherapieinduzierte Osteoporose

Chemo- und Radiotherapie sind Knochenräuber und können auch Ernährungsprobleme verursachen.

Viele Behandlungsprotokolle onkologischer Erkrankungen verursachen eine manifeste Osteoporose. Die Strahlentherapie führt über eine direkte Schädigung zu einer lokalen Atrophie des Knochen/Knochenmarksystems. Die systemische Chemo- und Hormontherapie führt dagegen zu einer Rarefizierung des Gesamtskelettes. Diese iatrogenen Effekte können durch eine direkte Wirkung des Tumors selbst noch verstärkt werden.

Ursachen für die Entstehung einer Osteoporose unter Tumortherapie sind:

▶ therapieinduzierter Hypogonadismus,
▶ hochdosierte Glukokortikoide,

▶ toxische Effekte der Zytostatika,
▶ Strahlentherapie,
▶ Immobilisation,
▶ Mangelernährung.

Tumortherapie mit Induktion eines sekundären Hypogonadismus

Jede Chemotherapie, die einen sekundären Hypogonadismus erzeugt, kann zu einer schweren Osteoporose führen. Zwei *Tumorgruppen* werden unterschieden:

▶ *Sexualhormonabhängige Neoplasien* wie Brust- oder Prostatakrebs. In diesen Fällen ist der Hypogonadismus Teil der Behandlungsstrategie, eine Substitutionstherapie verbietet sich daher.
▶ *Sexualhormonunabhängige Neoplasien* wie z. B. M. Hodgkin und andere maligne Lymphome. In diesen Fällen ist der Hypogonadismus eine unerwünschte Nebenwirkung, eine spätere Substitution mit Sexualhormonen ist daher möglich.

Hypogonadismus bei Brustkrebs

Prämenopausale Patienten mit Brustkrebs entwickeln eine irreversible Insuffizienz der Ovarien innerhalb des ersten Jahres der Chemotherapie. Innerhalb von zwei Jahren Chemotherapie nimmt die Knochendichte der Lendenwirbelsäule um 8–10 % und der Hüfte um 4–6 % ab. Bei gleichzeitiger Gabe stickstoffhaltiger Bisphosphonate kann der Knochenschwund weitgehend vermieden werden. Bei östrogenrezeptorpositiven Tumoren ist die Ovarinsuffizienz Teil der Behandlungsstrategie. Dies wird erreicht durch Gonadotropin-Releasing-Hormon-Analoge (GnRH), Aromatasehemmer und Östrogenantagonisten. Diese Antihormontherapie beinhaltet ein hohes Osteoporoserisiko.

Tamoxifen, ein synthetisches Antiöstrogen, hat zwar einen antiresorptiven Effekt auf den Knochen, kann aber das Fehlen der Östrogenstimulation auf die Knochenneubildung nicht ausgleichen.

Raloxifen hat in klinischen Studien eine signifikante Reduktion der Mammakarzinominzidenz gezeigt (84 %ige Reduktion der Inzidenz des östrogenrezeptorpositiven Mammakarzinoms und 72 %ige Re-

Therapie-induzierter Hypogonadismus ist immer ein schwerwiegender Risikofaktor für Osteoporose: bei Frauen mit Brustkrebs und bei Männern mit Prostatakrebs.

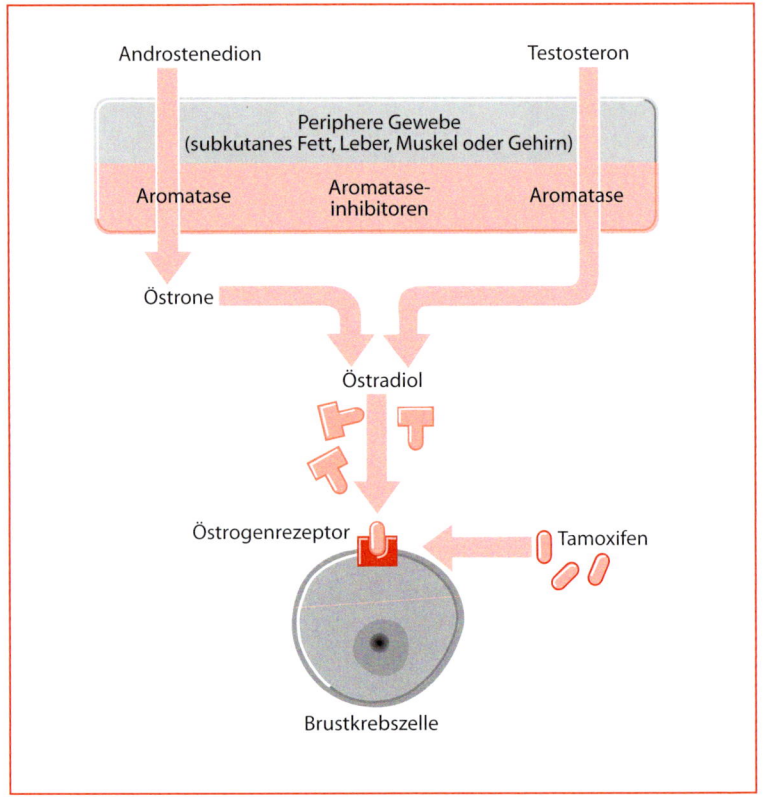

Abb. 8.8. Wirkungsmechanismen der Aromatasehemmer und von Tamoxifen. (Mod. nach Smith u. Dowsett 2003)

Bei allen onkologischen Patienten können Osteoporose und Frakturen durch gezielten Einsatz von antiresorptiven Medikamenten (Raloxifen oder Bisphosphonate) verhindert werden.

duktion des invasiven Mammakarzinoms). Damit stellt Raloxifen bei postmenopausalen Frauen mit Mammakarzinom in der Anamnese und abgeschlossener Behandlung sowie bei postmenopausalen Frauen mit erhöhtem Mammakarzinomrisiko eine sinnvolle Therapieoption zur Behandlung und Prävention der Osteoporose dar.

Aromatasehemmer unterdrücken die Östrogenspiegel durch Hemmung der Aromatase, ein Enzym, das für die Synthese des Östrogens aus androgenen Vorstufen verantwortlich ist. Im Gegensatz zu Tamoxifen haben die meisten Aromatasehemmer keinen positiven Effekt am Knochen. Vor allem die nichtsteroidalen Aromatasehemmer der

Tabelle 8.3. Klassifikation der Aromatasehemmer

Generation	Typ 1 (steroidal)	Typ 2 (nichtsteroidal)
Erste	–	Aminoglutethimid
Zweite	Formestan	Fadrozol
Dritte	Exemestan	Letrozol
		Anastrozol
		Vorozol

dritten Generation besitzen ein hohes Osteoporoserisiko, bedingt durch eine ausgeprägte Senkung der Östrogenspiegel im Blut. Die Kurzzeitgabe von Letrozol führte in Studien zu einer deutlichen Zunahme der Knochenresorptionsmarker. Die adjuvante Therapie mit Anastrozol zeigte eine deutlich höhere Frakturrate als eine Therapie mit Tamoxifen (ATAC-Studie). Der steroidale Aromatasehemmer Exemestan verhütet dagegen den Knochenschwund und erhöht die mechanische Belastbarkeit des Knochens. Für diese positive Wirkung am Knochen wird die steroidale Wirkung des Exemestan-Metaboliten 17-Hydroexemestan verantwortlich gemacht. Die Entwicklung einer Osteoporose unter nichtsteroidalen Aromatasehemmern oder unter Chemotherapie kann durch die gleichzeitige Gabe antiresorptiver Substanzen verhindert werden. Deshalb sollte bei allen Patienten mit Brustkrebs bereits bei Diagnosestellung eine Knochendichtemessung (DXA-Messung) durchgeführt werden. Bei Vorliegen osteopenischer Werte ist eine präventive Therapie mit *antiresorptiven Substanzen* zu empfehlen:

▶ Clodronat 1600 mg täglich oral. Dieses Bisphosphonat hat sich in Studien auch zur Vermeidung skeletaler und viszeraler Metastasen bewährt.
▶ Alternativ zur oralen Gabe kann Ibandronat 2 mg monatlich oder dreimonatlich je nach Schweregrad und Aktivität der Osteoporose eingesetzt werden.
▶ Zoledronat 4 mg alle 6 Monate kann ebenfalls empfohlen werden und wird derzeit in klinischen Studien getestet.

Der steroidale Aromatasehemmer Exemestan verhindert Knochenschwund bei Patienten mit Brustkrebs.

Hypogonadismus und Prostatakrebs

Da Hypogonadismus das therapeutische Ziel bei Patienten mit Prostatakarzinom darstellt, ist die Prävention der Osteoporose konsequent durchzuführen.

Bei Patienten mit Prostatakrebs ist das Erreichen eines Hypogonadismus Therapieziel, insbesondere bei allen Formen einer Metastasierung und bei Vorliegen eines hohen postoperativen PSA-Wertes. Mögliche Therapieformen sind Orchidektomie, GnRH-Analoge und Antiandrogene. Diese Patienten haben ein hohes Risiko Osteoporose zu entwickeln, wobei die entsprechenden diagnostischen und therapeutischen Maßnahmen wie bei Patientinnen mit Mammakarzinom zu empfehlen sind.

Hypogonadismus bei M. Hodgkin und bei anderen malignen Lymphomen

Therapieinduzierter Hypogonadismus bei malignen Lymphomen stellt die größte Gruppe nichthormonabhängiger Neoplasien. Irreversible Ovarinsuffizienz und früher Eintritt der Menopause werden bei ungefähr 30–60 % der Frauen nach Strahlen- und intensiver Chemotherapie induziert. Wegen des niedrigen proliferativen Index der Leydig-Zellen sind Männer bei der Entwicklung einer schweren Osteoporose weniger betroffen, obwohl im späteren Leben ein bestimmter Grad der Osteoporose die Regel ist.

Antitumortherapie mit direkter Wirkung auf den Knochen

Viele Protokolle in der Onkologie enthalten Substanzen, die bei systemischer Anwendung das Knochengewebe toxisch schädigen und Osteoporose verursachen. Das Ausmaß der Schädigung und des Knochenschwundes hängt wesentlich von den Intervallen der Chemotherapiezyklen ab.

Protokolle mit Verwendung von Glukokortikoiden

Patienten mit malignen Lymphomen und multiplem Myelom erhalten Chemotherapien mit hohen Dosen von Glukokortikoiden. Patienten ohne Hypogonadismus zeigen selbst bei hohen kumulativen Dosen von Prednison nur einen geringen Knochenschwund. Eine mögliche

Erklärung mag die relativ kurze Therapiedauer sein. Eine effektive Therapie des Myeloms mit Prednison reduziert zudem das Ausmaß der Knocheninfiltration durch Plasmazellen und hemmt damit die Ausschüttung osteoklastenstimulierender Faktoren.

Therapieprotokolle mit Methotrexat und Doxorubicin

Viele Zytostatika sind bisher auf ihre mögliche knochenschädigende Wirkung nicht untersucht worden. Eine Ausnahme stellt das Methotrexat dar, das auch bei der rheumatoiden Arthritis eingesetzt wird. Studien haben eine erhöhte Knochenresorption sowie eine verminderte Knochenneubildung gezeigt, gemeinsam mit einer hohen renalen Ausscheidung von Kalzium. Eine der direkten Ursachen für eine Knochenmarkschädigung scheint die Hemmung der Rekrutierung von Osteoblastenvorstufen zu sein. Kinder, die mit Methotrexat behandelt werden (z. B. bei akuter lymphatischer Leukämie), sind besonders gefährdet, eine schwere Osteoporose zu entwickeln. Nach Absetzen der Methotrexattherapie ist die Osteopenie vor allem bei Kindern noch reversibel. Klinische Studien bezüglich der Knochenschädigung bei Patienten mit Brustkrebs, die mit dem CMF-Protokoll behandelt wurden, liegen nicht vor.

Therapie mit Ifosfamid

Diese alkylierende Substanz wird in Kombination mit Cisplatin bei soliden Tumoren eingesetzt. Sie verursacht dosisabhängig eine reversible oder dauernde Schädigung der proximalen Nierentubuli, mit der Folge einer metabolischen Azidose, eines Verlustes von Phosphat und einer Hyperkalzurie. Diese komplexe Störung des Knochenstoffwechsels führt zum klinischen Bild einer Osteoporomalazie. Bisher ist nicht bekannt, ob Ifosfamid auch einen direkten toxischen Effekt auf Knochenzellen aufweist.

Behandlungsstrategie

Bei Patienten mit malignen Erkrankungen wird das Problem der Osteoporose immer noch unterschätzt. Ein Osteologe wird in der Regel erst dann konsultiert, wenn der Patient bereits eine oder mehrere Frakturen erlitten hat. Diese unbefriedigende Situation in der Onkologie könnte durch eine frühzeitige „Osteoprotektion" mit der Durchführung einer Knochendichtemessung im Rahmen der initialen Diagnostik vermieden werden. Je nach Messergebnis der Knochendichte könnten dann frühzeitige und präventive therapeutische Maßnahmen eingeleitet werden. Wahl, Dosierung, Dauer und Intervalle der antiresorptiven Therapie richten sich nach der Schwere des Knochenschwundes und den Risikofaktoren der Patienten. Bei frühem Einsatz von Bisphosphonaten oder Raloxifen kann eine schwere Osteoporose vermieden und die Knochendichte jährlich sogar um 10 % angehoben werden. Ein breites Spektrum antiresorptiver Substanzen steht dafür zur Verfügung:

Orale Gabe

Alendronat	10 mg täglich oder 70 mg einmal wöchentlich
Raloxifen	60 mg täglich bei postmenopausalen Frauen
Risedronat	5 mg täglich oder 35 mg einmal wöchentlich

Intravenöse Gabe

Ibandronat	2 mg Infusion/Injektion alle 1–3 Monate
Pamidronat	30 mg Infusion alle 1–3 Monate
Zoledronat	4 mg Infusion alle 3–6 Monate

Der *Einsatz intravenöser Bisphosphonate* hat gerade in der Onkologie Vorteile:

▶ Es kann gemeinsam mit der Chemotherapie alle 3 bis 6 Wochen infundiert werden.
▶ Gastrointestinale Nebenwirkungen und Probleme der Compliance werden vermieden.

Medikamenteninduzierte Osteoporomalazie

Knochenneubildung und Mineralisation benötigen ausreichend Kalzium und Phosphat zusammen mit aktiven Metaboliten des Vitamin D. Medikamente, die den Stoffwechsel des Vitamin-D-Systems beeinflussen, können über verschiedene *Mechanismen* sowohl Osteoporose als auch Osteomalazie verursachen.

Hemmung der Vitamin-D-Produktion. Vor allem ältere Patienten und Heimbewohner mit geringer Sonnenlichtexposition und Mangelernährung sind betroffen.

Hemmung der Vitamin-D-Resorption. Vitamin D ist fettlöslich und wird gemeinsam mit Gallensäuren im Jejunum und Ileum resorbiert. Deshalb stören gallensäurebindende Resine wie z. B. das Cholestyramin diesen Prozess und verhindern die Resorption von Vitamin D.

Interaktionen mit dem Vitamin-D-Stoffwechsel. Vitamin D wird zunächst in der Leber metabolisiert und danach in der Niere in die aktive Form umgewandelt. Medikamente wie Antikonvulsiva oder Rifampicin induzieren die Produktion von Enzymen in der Leber, die verstärkt Vitamin D und seine Metaboliten abbauen. Nach Studien entwickeln 20–65 % der Patienten mit Epilepsie, die mit Antikonvulsiva wie Phenytoin, Phenobarbital oder Carbamazepin behandelt werden, eine schwere Osteoporomalazie. Diese Patienten haben wegen krankheitsbedingter Sturzneigung ein zusätzlich hohes Frakturrisiko. Höhere Dosen von Vitamin D (bis zu 4000 IE pro Tag) werden benötigt, um eine positive Kalziumbilanz zu erzielen. Moderne Antikonvulsiva wie z. B. Natriumvalproat induzieren diese Enzyme in der Leber nicht und haben daher keinen Einfluss auf den Vitamin-D-Metabolismus.

Antagonisten der Vitamin-D-Wirkung. Glukokortikoide beeinträchtigen zwar die intestinale Kalziumresorption, haben jedoch keinen direkten antagonistischen Effekt auf der Vitamin-D-Rezeptorebene. Derzeit sind keine Medikamente bekannt, die einen direkten Einfluss auf die Wirkung des aktiven Vitamin D besitzen.

Osteoporomalazie ist eine Mischung aus Knochenschwund und Mineralisationsstörung. Diese Form wird besonders bei alten Menschen und als Nebenwirkung bestimmter Medikamente beobachtet. Osteomalazie wird nicht mehr bei den modernen Bisphosphonaten beobachtet, auch bei langzeitiger Anwendung.

Inhibitoren der Phosphatresorption. Hypophosphatämie ist eine wichtige Ursache der Osteomalazie. Sie wird vor allem verursacht durch eine exzessive Verwendung aluminiumhaltiger Antazida, die die intestinale Phosphatresorption behindern.

Inhibitoren der Knochenmineralisation. Die aluminiuminduzierte Osteomalazie wird vor allem im Rahmen der chronischen Hämodialyse und der parenteralen Ernährung beobachtet. Etidronat, ein Bisphosphonat der ersten Generation, induzierte bei höherer Dosierung ebenfalls Mineralisationsstörungen. Fluorid in höherer Dosierung verursachen ebenfalls eine abnorme Mineralisation, wobei diese Störung noch durch niedrige Kalzium- und Vitamin-D-Zufuhr verstärkt wird.

Osteoporose – lokale Manifestationen

Komplexes regionales Schmerzsyndrom (CRPS) – Reaktion auf eine lokale Neurostimulation

Der *M. Sudeck* (Algodystrophie, sympathische Reflexdystrophie, complex regional pain syndrome, CRPS) stellt eine schmerzhafte Komplikation nach einem Extremitätentrauma dar und gibt immer noch Rätsel bezüglich seiner Entstehung und Behandlung auf. Als Auslöser kommen Frakturen, Frakturrepositionsmanöver, Distorsionen, Operationen, Infektionen und Nervenschädigungen in Frage. Betroffen sind vorrangig die distalen Extremitätenabschnitte, wobei die obere Extremität doppelt so häufig betroffen ist wie die untere. Mehr als zwei Drittel der Patienten sind Frauen mit einem Häufigkeitsgipfel bei etwa 50 Jahren. In der Folge kommt es zu Störungen der vegetativen Innervation am betroffenen Skelettabschnitt. Die Schwere der zugrunde liegenden Verletzung steht in keinem Zusammenhang zum Ausmaß des M. Sudeck. Nicht selten liegen bei betroffenen Patienten endokrine und psychosomatische Grunderkrankungen vor.

Das *CRPS Typ I* entwickelt sich nach einem initialen, schädigenden Ereignis und unterscheidet sich vom CRPS Typ II, das nach einer peripheren Nervenverletzung auftritt. Die Klinik wird von der Trias sympathischer, motorischer und sensibler Störungen bestimmt. Fünf *Symptome* sind typisch:

▶ unproportional starker Schmerz,
▶ Schwellung und Überwärmung,
▶ Hautverfärbung,
▶ vermehrter Haarwuchs,
▶ Versteifung der betroffenen Gelenke.

Für die *Diagnosestellung* sind folgende bildgebende Verfahren nützlich:

▶ Thermographie (Erwärmungszone),
▶ Skelettszintigraphie (Anreicherung),
▶ Röntgenbild (fleckförmige Entkalkungen),
▶ Magnetresonanztomographie (gelenknahe Ödemzonen).

Eine deutliche Schmerzmilderung nach Sympatikusblockade sichert die Diagnose. Dieses Verhalten wird als „sympathetically maintained pain" (SMP) bezeichnet.

Knochenmanifestation. Bereits 1902 beschrieb Sudeck eine fleckige Knochenentkalkung in der betroffenen Extremität. Dieser lokale Knochenschwund tritt erst nach Wochen bis Monaten in Form einer fleckförmigen gelenknahen Demineralisation („bleistiftdünne" Kortikaliszeichnung) auf und verteilt sich dann zunehmend auf die angrenzenden Gelenke. Zum zuverlässigen Seitenvergleich sollten beide Hände bzw. Füße auf einer Folie abgebildet werden. Die entzündlich bedingte Rarefizierung der Knochenstruktur wird noch durch die begleitende Immobilisation verstärkt.

Die Erkrankung kann pragmatisch in *drei Stadien* eingeteilt werden:

▶ *Stadium der Entzündung* (0–3 Monate).
Lokalisierte Schmerzen, bläuliche Verfärbung und Überwärmung der Haut, teigiges Ödem und Funktionseinschränkung des Gelenks sind typisch. In der Magnetresonanztomographie (MRT) ist bereits ein Knochenmarködem nachzuweisen.
▶ *Stadium der Dystrophie* (3–6 Monate).
Schwellung und Überwärmung der Haut bilden sich zurück, es entwickelt sich eine dystrophische Hautstörung. Am Gelenk nimmt die Bewegungseinschränkung zu. Im Röntgenbild ist jetzt eine fleckförmige Demineralisierung typisch.

▶ *Stadium der Atrophie* (6–12+ Monate).
Endstadium ist die generalisierte Atrophie der Haut, der Muskulatur und des Knochens. Die Versteifung des Gelenks nimmt zu, mit massiver fleckiger Rarefizierung der Knochen.

Behandlungsstrategie. Der Verlauf der Erkrankung ist überaus langwierig . Bei Therapieresistenz ist die Chance groß, dass die gängigen Behandlungsversuche mehr schaden als nützen. Geduld steht für Patient wie Arzt an erster Stelle und wird bei Dauerschmerzen und der häufig angespannten psychischen Situation auf die Probe gestellt. Ein gutes Vertrauensverhältnis von Arzt und Patient spielt für die weitere Heilung eine wichtige Rolle, da viele Patienten ängstlich, gespannt und misstrauisch sind. Es gilt vor allem, den Circulus vitiosus Schmerz – Dystrophie mit folgender Strategie zu durchbrechen: Ruhigstellung nur in der Akutphase und baldiger Beginn mit einer schmerzadaptierten, frühfunktionellen Bewegungstherapie. Operative Maßnahmen sollten nach Auftreten eines posttraumatischen oder postoperativen CRPS nicht in der Akutphase durchgeführt werden und sind generell mit einer höheren Komplikationsrate vergesellschaftet.

> Die Therapie des CRPS ist vor symptomatisch und supportiv. Operative Eingriffe sollten möglichst vermieden werden.

Im Stadium 1 werden Ruhigstellung sowie eine analgetische, antiphlogistische und durchblutungsfördernde Behandlung empfohlen. Des weiteren wirken Kälteanwendungen unterstützend. Eine frühzeitige invasive Sympathikolyse mittels einer Stellatumblockade und intranasale Kalzitoninapplikationen können den Verlauf günstig beeinflussen. In den Stadien 2 und 3 kommen vorrangig physikalische und krankengymnastische Maßnahmen zur Anwendung.

> Bisphosphonate haben sich in der Therapie des CRPS bewährt und zur Ausheilung geführt! Die i.v.-Gabe von Bisphosphonaten in monatlichen Abständen ist vorzuziehen.

Bisphosphonate. Seit 1988 wurden international 4 Studien mit intravenösem Pamidronat durchgeführt. Alle belegen eine deutliche Schmerzmilderung und in vielen Fällen auch eine Heilung. Weitere Studien waren mit Clodronat und Alendronat erfolgreich. In Zusammenarbeit mit den Orthopäden des Klinikum Großhaderns begannen wir 1998 eine Studie mit monatlichen Infusionen eines Aminobisphosphonates bei CRPS-Patienten. Patienten wurden unabhängig vom CRPS-Stadium und der Ätiologie eingeschlossen. Bereits mehrere Tage nach der ersten Infusion berichteten die meisten Patienten eine deutliche Schmerzlinderung. Nach weiteren 3 Infusionen in monatlichen Abständen kam es zur Heilung oder zumindest zur Schmerzlinderung mit Normalisierung der Knochenstruktur. Folgendes Infusionsprotokoll wurde verwendet:

Ibandronat: Monatliche Infusionen in 100 ml NaCl-Lösung über 20 bzw. 30 min. Bei der ersten Infusion wurden 2 mg, bei allen folgenden 4–6 mg eingesetzt, insgesamt 4–6 Infusionen.

Mit der Bisphosphonattherapie konnten wir mehrere Sudeck-Patienten, die bereits morphinabhängig waren, heilen. In anderen Fällen konnten wir zumindest den Schmerz lindern, sodass keine Schmerzmittel mehr eingesetzt werden mussten. Da die Bisphosphonate für diese Indikation noch nicht zugelassen sind, muss die Behandlung mit dem Patienten besprochen, eine schriftliche Einverständniserklärung vorliegen und die Aufklärung im Patientenblatt dokumentiert werden.

Transiente Osteoporose – Reaktion auf ein lokales Knochenmarködem

Es handelt sich um eine sich rasch entwickelnde, fokale, schmerzhafte Osteopenie in Gelenknähe mit unbekannter Ätiologie. Neurale und zirkulatorische Pathomechanismen werden diskutiert. Sie tritt häufiger bei Männern auf, aber auch bei Frauen im letzten Trimenon der Schwangerschaft. Spontanremissionen sind häufig.

Unterschieden werden zwei klinische *Untergruppen*:
▶ regionale transitorische Osteoporose der Hüfte,
▶ regionale wandernde Osteoporose mit Befall unterschiedlicher Gelenke.

Die Patienten klagen über heftige Schmerzen und Bewegungseinschränkung in den betroffenen Gelenken. Das Röntgenbild zeigt erst im späteren Stadium einen fokalen Knochenschwund. Für die Diagnosestellung entscheidend ist die MRT mit dem Nachweis eines ausgedehnten gelenknahen Ödems im Knochenmark. Eine lokalisierte Immobilisationsosteoporose und ein M. Sudeck müssen differentialdiagnostisch ausgeschlossen werden.

Behandlungsstrategie: Die *Entlastung* des betroffenen Gelenks ist die wichtigste therapeutische Maßnahme. Häufig bilden sich dann die Symptome spontan zurück, was für eine vorausgegangene Überbelastung des Gelenks spricht. Gelegentlich kann das Ödem jedoch auch

Die transiente Osteoporose zeigt immer ein Knochenmarködem in der MRT. Sie kann die Vorstufe einer Osteonekrose darstellen. Die Gabe von Bisphosphonaten führen häufig zu einer Ausheilung, aber auch Spontanremissionen kommen vor.

die Vorstufe einer Osteonekrose darstellen, sodass eine spätere Abschlussuntersuchung mittels MRT zu empfehlen ist. Zusätzlich zur Entlastung ist die Behandlung des Ödems mit *Bisphosphonaten* angezeigt. Um eine rasche Schmerzlinderung zu erreichen, ist die intravenöse Applikation vorzuziehen. Folgende *Protokolle* kommen zur Anwendung:

Ibandronat	Monatliche Infusionen in 100 ml NaCl-Lösung über 20 bzw. 30 min. Bei der ersten Infusion 2 mg, bei allen folgenden 4–6 mg. Insgesamt 4–6 Infusionen.
Zoledronat	Monatliche Infusionen in 100 ml NaCl-Lösung über 20 bzw 30 min. Bei der ersten Infusion 2 mg, bei allen folgenden 4 mg. Insgesamt 4–6 Infusionen.

Gorham-Stout-Syndrom – die ultimative Osteoporose!

Diese seltene Erkrankung, auch als „vanishing bone disease" oder „phantom bone" bezeichnet, wurde 1838 erstmals von Jackson als Kasuistik publiziert („a boneless arm"). 1955 haben Gorham und Stout 24 Fälle mit dieser rätselhaften Krankheit gesammelt und betonten die angiogenetische Komponente der osteolytischen Läsionen.

Bei einer Literaturübersicht von 46 Patienten fanden wir folgende Charakteristika der Erkrankung:

Die Ursache der lokalen osteoklastischen Aktivität beim Gorham-Syndrom ist völlig unklar! Eine reaktive osteoblastische Antwort auf den Knochenabbau fehlt vollständig.

▶ Sie befällt vorwiegend junge Erwachsene ohne Bevorzugung eines Geschlechtes. Genetische, endokrinologische oder metabolische Abnormitäten waren nicht zu finden.
▶ Sie war in 38 Fällen bereits bei Diagnosestellung polyostotisch.
▶ Sie beginnt in einem Knochen und befällt stadienhaft die angrenzenden Skelettareale.
▶Becken, Wirbelsäule, Rippen, proximale Extremitäten und Schädel waren besonders häufig betroffen.
▶ Dynamik und Ausbreitung der Erkrankung sind nicht vorhersagbar.
▶ Bei Befall der Rippen tritt häufig als letale Komplikation eine pulmonale Insuffizienz auf.

Die *Diagnose* wird im *Röntgenbild* mit Nachweis fehlender Skelettareale gestellt. Kompressionsfrakturen von Wirbeln bei manifester

Osteoporose kommen differentialdiagnostisch in Frage. In der Frühphase müssen osteolytische Läsionen im Rahmen eines malignen Prozesses ausgeschlossen werden. *Knochenbiopsien* aus der befallenen Region zeigen eine gesteigerte osteoklastäre Knochenresorption bei morphologisch normalen Osteoklasten. Die Resorptionslakunen waren mit Fibrozyten, Gefäßen und Ödem gefüllt. Die Vermehrung von Plasmazellen, Lymphozyten und Mastzellen sprechen für ein immunreaktives Geschehen.

Behandlungsstrategie: Vor Einführung der Bisphosphonate konnte die Erkrankung in ihrem Verlauf nicht beeinflusst werden. Versuche mit Fluoriden und Glukokortikoiden waren frustran. Bei Befall der Rippen verlief die Erkrankung häufig wegen zunehmender Pulmonalinsuffizienz letal. Mit dem Einsatz intravenös applizierter Aminobisphosphonate ist der lokale osteoklastäre Knochenabbau sicher zu stoppen und die Erkrankung zum Stillstand zu bringen. Wir verwenden bevorzugt:

Bisphosphonate sind bisher die einzige Therapieoption beim Gorham-Syndrom!

Ibandronat   2–6 mg Infusion monatlich
Zoledronat   4 mg Infusion monatlich

Röntgenaufnahmen der betroffenen Region in viertel- bis halbjährlichen Abständen sind ausreichend. Der Wiederaufbau verschwundener Skelettanteile wurde bisher nicht beobachtet.

Periprothetischer Knochenschwund – ein lösbares Problem!

Der *endoprothetische Gelenkersatz* ist eine der häufigsten und erfolgreichsten Operationen auf dem Gebiet der orthopädischen Chirurgie. Durch den Eingriff kommt es zu einer deutlichen Schmerzreduzierung und wesentlichen Erhöhung der Lebensqualität. Weltweit werden mehr als 1,5 Millionen Hüfttotalendoprothesen jährlich implantiert. Auch die Zahl der Knie-, Schulter-, Ellenbogen- und Sprunggelenksprothesen steigt weiter rapide an. Aufgrund der steigenden Lebenserwartung der Bevölkerung wird auch die Zahl der Gelenkersätze weiter ansteigen. Hauptindikationen für den totalen Gelenkersatz sind die Arthrose, Frakturen, rheumatoide Arthritis und Tumorerkrankungen.

Der postoperativ auftretende *periprothetische Knochenschwund* ist ein spezifisches Phänomen, das regelmäßig nach einem Gelenkersatz beobachtet wird und eines der Hauptprobleme in der Endoprothetik

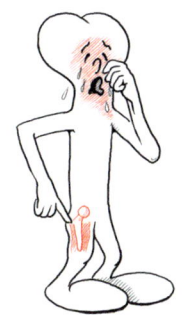

darstellt. Bei vielen Patienten, die wegen Osteoarthritis zu einem totalen Gelenkersatz (TGE) anstehen, liegen nach Glowacki et al. gleichzeitig eine nicht diagnostizierte *systemische Osteoporose* (25 %) und/oder ein nicht beachteter *Vitamin-D-Mangel* (22 %) vor. Zusätzlich kommt es nach der Prothesenimplantation durch die veränderte Krafteinleitung auf den Knochen und die *Immobilisationsosteoporose* zu einem lokalen periprothetischen Knochenschwund. Der progressive Knochenabbau beginnt direkt nach der Operation und verlangsamt sich erst nach dem ersten postoperativen Jahr.

Mit einer längeren Standzeit der Prothese bestimmt eine durch Abriebpartikel des Prothesenmaterials induzierte Osteolyse wesentlich die Rate der *aseptischen Prothesenlockerung* und damit die Langzeitüberlebensrate des Implantates. Nur bei Vorhandensein einer ausreichenden Knochenmasse kann eine optimale Osseointegration des Implantates und eine langjährige Standfestigkeit erreicht werden.

Derzeit beträgt die mittlere Standzeit der am besten untersuchten Hüftprothesen etwa 15 Jahre. Die durchschnittliche Implantatrevisionsrate liegt aktuell bei etwa 10–15 %. Da viele verschiedene Faktoren zum periprothetischen Knochenschwund beitragen und jede Revisionsoperation einen weiteren Knochenverlust nach sich zieht, muss bereits vor der Erstimplantation auf eine Verbesserung der Knochenqualität geachtet werden und postoperativ das Auftreten der periprothetischen Osteolyse minimiert werden.

Faktoren für die *Osseointegration* bzw. für die Lockerung einer Endoprothese sind:

▶ *Knochenstärke* zum Zeitpunkt der Erstimplantation: osteoporotischer Knochen ist ein negativer Prädiktor für einen erhöhten postoperativen, periprothetischen Knochenschwund und eine mangelhafte Osseointegration des Implantates.
▶ *Aseptische Prothesenlockerung* ausgelöst durch Abriebpartikel: durch den ständigen Abrieb von Polyethylen-, Metall- und Titanpartikeln kommt es zur Ausbildung von Fremdkörpergranulomen direkt um die Prothese herum. Wenn die Phagozytosefähigkeit der umliegenden Zellen überschritten ist, kommt es zur Ausbildung von Pseudomembranen und zur Ausschüttung proinflammatorischer Zytokine (IL-6, PGE2, TNF-α), die ihrerseits zu einer Osteoklastenaktivierung führen und in einer periprothetischen Osteolyse resultieren. Auch die Osteoblastenfunktion, speziell die Kollagensynthese und die Osteoblastenadhäsionsfähigkeit werden durch die Abriebpartikel beeinträchtigt.

Endoprothesen sind heute 10 bis 20 Jahre stabil und haben eine Revisionsrate von nur 5 % in 10 Jahren!

Implantat-Mikrobewegungen. Sie führen zur Ausbildung von Pseudo-membranen an der Implantat-Knochen- oder der Implantat-Zement-Grenzzone und resultieren in einer fehlenden Osseointegration der Prothesenkomponenten.

„Stress shielding". Es charakterisiert den Knochenschwund, der durch die veränderte Krafteinleitung am proximalen Femur entsteht. Es ist abhängig von der Steifigkeit des Implantates und des Knochens (E-Modul) und richtet sich nach dem Wolff'schen Gesetz. Der periprothetische Knochenverlust wird nach der Einteilung von Gruen et al. klassifiziert und mittels einer DXA-Messung quantifiziert. Bei einer distalen Krafteinleitung einer proximalen Femurprothese tritt der größte Knochenschwund am Calcar femoris (Gruen Zone 1) auf.

Infektionen. Sie sind für ungefähr 1–5 % der Prothesenlockerungen verantwortlich und treten gehäuft nach Revisionseingriffen auf.

Prothesendesign. Um eine schnelle Osseointegration des Implantates und eine lange Standzeit zu erreichen, muss eine möglichst gleichmäßige Krafteinleitung auf den Knochen und eine Minimierung des Materialabriebs gewährleistet sein. Auch Implantatbeschichtungen (Hydroxylapatit, BMP) sind innovative Technologien zur Verbesserung der Osseointegration von Implantaten.

Patientenaktivität. Ausreichende und gezielte körperliche Aktivitäten sind die Basis für eine stressabhängige Knochenneubildung und für eine postoperativ funktionierende, muskuloskeletale Einheit.

Diagnostik

Die Diagnose einer Implantatlockerung wird klinisch und radiologisch gestellt. Lockerungssäume geringen Ausmaßes bleiben lange symptomlos. Ausgeprägte Implantatlockerungen verursachen vor allem Belastungs- und Bewegungsschmerzen. Beweisend für eine Implantatlockerung ist der radiologische Nachweis einer periprothetischen Knochenresorption sowie von Lockerungssäumen („radiolucent lines"), die mehr als 50 % aller Gruen-Zonen umfassen oder in den belasteten Zonen breiter als 2 mm sind. Diagnostisch bedeutend ist das Wandern von Prothesenkomponenten im Laufe der Zeit („Mi-

Schmerzen bei Belastung und bei abrupten Bewegungen sind Frühzeichen einer Prothesenlockerung.

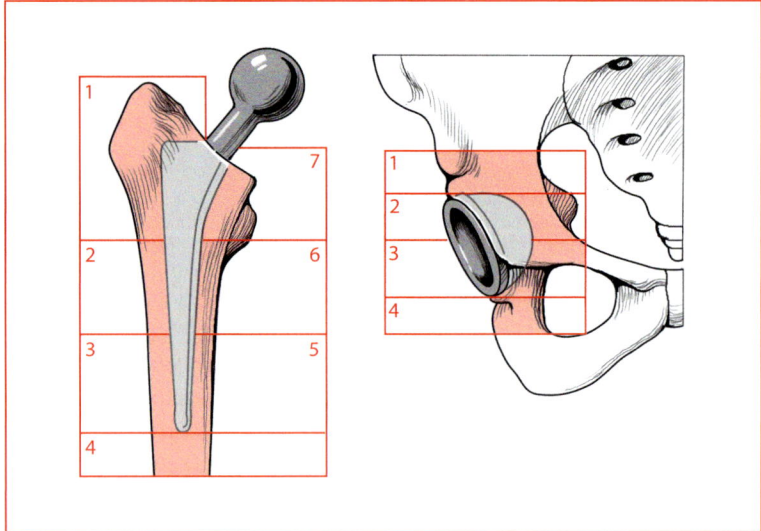

Abb. 8.9. Zonen der Prothesenlockerung nach Gruen

gration"). Eine Migration von > 5 mm spricht für eine Komponentenlockerung. Zusätzliche nützliche Untersuchungen sind die Knochenszintigraphie und die Computertomographie.

Behandlungsstrategie

Die kausale Behandlung besteht im Auswechseln der gelockerten Prothesenkomponenten. Die Indikation zu diesem Eingriff ergibt sich aus dem chronischen Belastungs- und Bewegungsschmerz und der radiologisch nachgewiesenen Lockerung bzw. Migration des Implantates. Lockerungen verursachen oft massive Osteolysen im angrenzenden Knochen und machen die Revisionsoperation zu einem schwereren und riskanteren Eingriff als die Erstimplantation. Häufig müssen Knochenallografts verwendet werden, um eine Verankerung des neuen Implantates zu erreichen.

Medikamentöse Therapie

Der frühe Einsatz von antiresorptiven Substanzen kann die Prothesenlockerung möglicherweise nicht verhüten, aber zumindest hinauszögern. Ist eine Prothesenimplantation geplant, so ist der *präventive Einsatz* dieser Substanzgruppen bei folgenden Situationen indiziert:

Zugrunde liegender M. Paget. Mit einer intravenösen oder oralen Bisphosphonattherapie kann der massiv gesteigerte Knochenumbau innerhalb von 3–6 Monaten normalisiert werden.

Zugrunde liegende systemische oder lokale Osteoporose. Eine Gabe von Bisphosphonaten über 4–12 Monate ermöglicht eine rasche präoperative Anhebung der Knochendichte. Postoperativ kann so eine stabilere und dauerhaftere Fixierung des Implantates erreicht werden.

Zugrunde liegender Vitamin-D-Mangel. Grundsätzlich sollte jeder Patient bereits vor Operation mit einer Basistherapie von täglich 1000 IE Vitamin D und 1000 mg Kalzium versorgt werden. Bei nachgewiesener Hypovitaminose D oder manifester Osteomalazie kann die Vitamin-D-Dosis für einige Monate auch auf täglich 2000 IE Vitamin D erhöht werden. Der Einsatz aktiver Vitamin-D-Metaboliten muss in Einzelfällen abgeklärt werden.

Zugrunde liegende entzündliche Gelenkerkrankungen. Durch Hemmung der Osteoklasten und Suppression von Entzündungsmediatoren kann die entzündlich bedingte, lokale Knochenresorption mit osteolytischen Läsionen reduziert werden.

Auch nach erfolgter Implantation bewirken Bisphosphonate eine Reduzierung des periprothetischen Knochenschwundes. Die inflammatorisch induzierte Osteoklastenaktivierung und damit die Knochenresorption können ebenfalls abgeschwächt werden.

Randomisierte Vergleichsstudien konnten nachweisen, dass der postoperative periprothetische Knochenschwund, gemessen 12 und 24 Monate nach Implantation mittels DXA-Messung, in der Gruppe mit einer 12-monatigen Einnahme einer antiresorptiven Substanz ab dem Zeitpunkt der Operation (Alendronat, Clodronat) signifikant geringer ausfällt. Am Ende des Beobachtungszeitraumes wurden ebenfalls signifikant geringere Migrationsbewegungen und Lockerungsraten der Prothesenkomponenten beobachtet. Weitere Studien müssen

Der frühe Einsatz von Bisphosphonaten kann die Prothesenlockerung nicht absolut verhindern, aber das Auftreten zeitlich hinausschieben.

aufzeigen, ob eine Einnahme von antiresorptiven oder osteoanabolen Substanzen langfristig die Standzeit von Implantaten verlängert und die Lockerungsrate senkt und ob bereits ein präoperativer Einsatz bei osteoporotischen Individuen sinnvoll ist.

Folgende *Behandlungsprotokolle* sind zu empfehlen. Auswahl der Substanz sowie Dosis und Intervall richten sich nach Alter, Geschlecht, Grundkrankheit und Umbauaktivität.

Alendronat	70 mg oral wöchentlich
Risedronat	35 mg oral wöchentlich
Raloxifen	60 mg täglich
Zoledronat	4 mg i.v. viertel- bis halbjährlich
Ibandronat	2–6 mg i.v. monatlich bis vierteljährlich

Zur Beurteilung des *Therapieerfolgs* dienen:

Neue DEXA-Geräte können die periprothetische Osteoporose messen und die Frage nach Bisphosphonatgabe beantworten.

► Schmerzintensität,
► Mobilität des Patienten,
► DXA-Knochendichtemessungen (LWS und Prothesenareal) im Verlauf,
► Röntgenbild im Verlauf,
► Knochenumbauparameter im Serum/Urin.

Frakturen – kein Grund zum Verzweifeln!

Gesellschaftspolitische Bedeutung

Osteoporose wird erst nach Auftreten von Frakturen klinisch symptomatisch, denn Knochenschwund alleine verursacht in der Regel weder Schmerzen noch Bewegungseinschränkung. Die überwiegende Zahl der osteoporosebedingten Frakturen betrifft postmenopausale Frauen und tritt nach einem Sturz auf. Mit steigendem Altersdurchschnitt der Bevölkerung wird auch die Zahl der osteoporotischen Frakturen stark zunehmen. Im Jahre 1996 belief sich die Zahl der Schenkelhalsfrakturen in Deutschland nach einer Hochrechnung auf 140 000 pro Jahr. Bis zum Jahr 2020 rechnet man mit mehr als einer Verdoppelung dieser Zahl. Alleine die Kosten der Schenkelhalsfrakturversorgung, die beim älteren Menschen immer mit einer Hospitalisierung verbunden ist, belaufen sich derzeit auf etwa 3 Milliarden EUR für Deutschland. Auch die Anzahl von Frakturen an anderen Skelettabschnitten wird weiter ansteigen.

Angesichts der ansteigenden Zahlen osteoporoseassoziierter Frakturen müssen geeignete Screening-Verfahren zur Früherkennung der Osteoporose, aber auch interdisziplinäre Ansätze zur Prävention und Behandlung von osteoporotischen Frakturen etabliert werden.

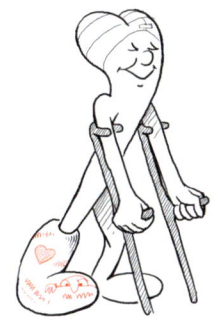

Wenn ein Patient eine Osteoporose-assoziierte Fraktur nach dem 40. Lebensjahr aufweist, so hat er ein 5faches Risiko für eine Hüftfraktur gegenüber einer Person ohne Fraktur.

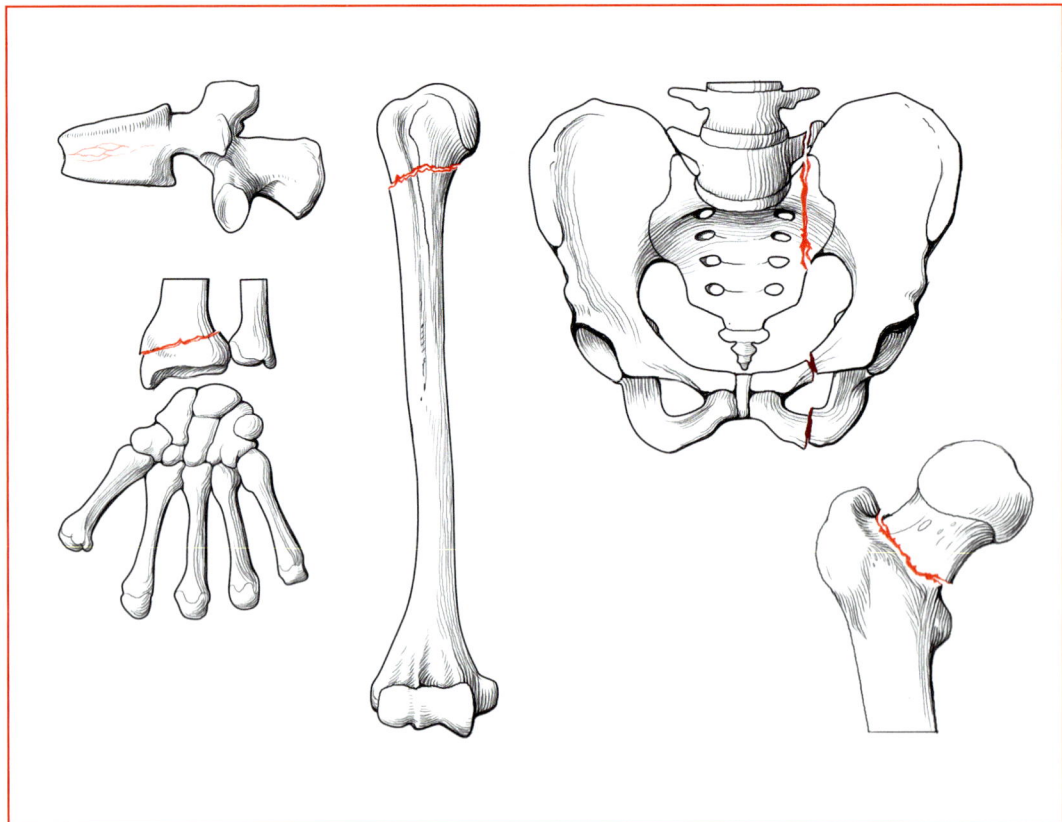

Abb. 9.1. Häufige Frakturlokalisationen bei manifester Osteoporose

Risikofaktoren

In der *OFELY-Studie* wurden sieben unabhängige *Risikofaktoren* für osteoporoseassoziierte Frakturen bei postmenopausalen Frauen identifiziert:

► vorausgegangene osteoporoseassoziierte Frakturen („fragility fractures"),
► niedrige Knochendichte,
► unzureichende körperliche Aktivität,
► verminderte Muskelkraft,

▶ Patient in hohem Lebensalter,
▶ Frakturnachweis bei der Mutter,
▶ Fallneigung in der Krankengeschichte.

Fünf wichtige Faktoren führen bei beiden Geschlechtern im Alter zu einer *verminderten Knochenstabilität* und einem erhöhten Frakturrisiko:

▶ verminderte Knochenmasse und Knochendichte,
▶ Störung der Mikroarchitektur des Knochens,
▶ Störung der Mineralisation („Osteoporomalazie"),
▶ gesteigerter und ungeordneter Knochenumbau („sekundärer Hyperparathyreoidismus"),
▶ erhöhte Sturzneigung.

Das Frakturrisiko hängt von der Knochenarchitektur und der Sturzneigung ab.

Ungefähr ein Drittel aller älterer Menschen fällt mindestens einmal pro Jahr, aber nur ungefähr 5 % aller Stürze verursachen Frakturen. Patienten mit einem niedrigen Body-Mass-Index (BMI) haben hierbei ein höheres relatives Frakturrisiko. Frakturen des Handgelenks resultieren gewöhnlich aus einem Sturz auf die ausgestreckte Hand. Auch die Fallrichtung spielt eine wichtige Rolle für Art und Lokalisation der Fraktur. Kraftübertragungen auf die Wirbelsäule oder die Rippen, z. B. durch Anheben schwerer Lasten, Springen oder Husten, führen zur Fraktur. Andere Faktoren wie degenerative Veränderungen der Bandscheiben und ungünstige Umverteilung des Körpergewichtes erhöhen die biomechanisch wirkenden Kräfte an der Wirbelsäule und steigern damit das Risiko für Wirbelkörperfrakturen. *Risikofaktoren für eine erhöhte Sturzneigung* älterer Menschen sind in Tabelle 9.1 zusammengefasst.

Frakturen des Handgelenks und der Wirbelkörper sind frühe Manifestationen der postmenopausalen Osteoporose, während Oberschenkelhalsfrakturen häufiger in den späten Stadien der senilen Osteoporose auftreten.

Das *Risiko* für 50-jährige Frauen und Männer (in Klammern), im Laufe ihres weiteren Lebens eine Fraktur zu erleiden, sind:

Proximaler Femur	18 %	(6 %)
Wirbelkörper	16 %	(5 %)
Distaler Radius	15 %	(3 %)
Andere Lokalisationen	40 %	(13 %)

Tabelle 9.1. Ursachen für eine erhöhte Sturzneigung bei älteren Menschen

Altersbedingte Beeinträchtigungen	Muskelschwäche
	Haltungsprobleme
	Gangstörungen
	Sehschwäche
	Verlängerte Reaktionszeiten
	Aufregung und Ängste
	Sturzangst
Spezifische Krankheiten und Medikamente	Zerebrovaskuläre Erkrankungen
	M. Parkinson
	Multiple Sklerose
	Arthritis
	Katarakt oder Netzhautdegeneration
	„Blackouts"
	Harninkontinenz
	Sedativa
	Antihypertensiva
	Übermäßiger Alkoholkonsum
Umwelteinflüsse	Schlechte Ausleuchtung
	Rutschiger oder unebener Boden
	Fehlende Haltegriffe im Bad
	Rutschige Vorleger und Teppiche
	Schlechtes Wetter
	Kabel oder Spielzeug auf dem Boden

Abb. 9.2. Altersabhängige Inzidenz osteoporoseassoziierter Frakturen

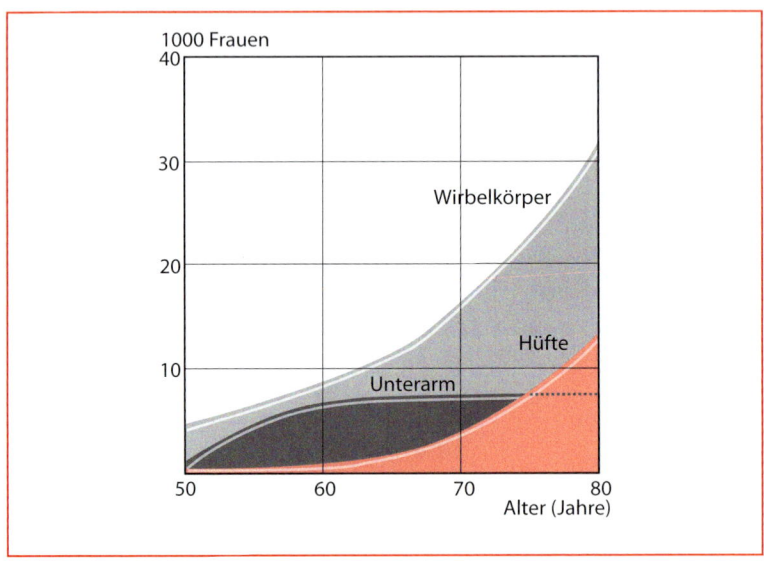

Tabelle 9.2. Risikofaktoren für osteoporosebedingte Frakturen

Nicht beeinflussbar	Frakturnachweis im Erwachsenenalter
	Frakturnachweis bei der Mutter
	Kaukasische Rasse
	Fortgeschrittenes Alter
	Weibliches Geschlecht
	Späte Menarche und frühe Menopause
	Demenz
	Schlechter Gesundheitszustand
Teilweise beeinflussbar	Zigarettenrauchen
	Niedriges Körpergewicht
	Östrogenmangel
	Testosteronmangel
	Vitamin-D-Mangel
	Ungenügende Kalziumzufuhr
	Übermäßiger Alkoholkonsum
	Sehstörungen
	Fallneigung
	Unzureichende körperliche Aktivität
	Glukokortikoidtherapie
	Bestimmte Medikamente

Tabelle 9.3. Ossäre und extraossäre Faktoren mit Einfluss auf das Frakturrisiko

Ossäre Faktoren: Erhöhte Knochenbrüchigkeit	Knochengeometrie
	Knochenarchitektur
	Knochendichte
	Knochenqualität
	(molekular bis mikroskopisch)
Extraossäre Faktoren: Erhöhtes Risiko für Traumen	Erhöhte Fallneigung
	Verminderte Sturzreflexe
	„Stolpersteine" im Umfeld

Management der osteoporoseassoziierten Fraktur

Prävention von Folgefrakturen – weltweit eine nicht genutzte Chance

Management der
manifesten Osteoporose –
eine neue Verantwortung
für den Unfallchirurgen!

Patienten mit osteoporosebedingten Frakturen werden nach der operativen Versorgung nur sporadisch mit effektiven Medikamenten weiter behandelt. In einer großen retrospektiven Kohortenstudie an mehr als 3 Millionen Frauen belegten Freedman et al. (2000) die ungenügende Versorgungssituation bezüglich der Diagnostik und Therapie der Osteoporose: mehr als 90 % der Frauen mit distaler Radiusfraktur (n = 1162) litten an Osteoporose, aber nur bei 3 % der Frauen wurde eine Knochendichtemessung (QCT oder DXA) veranlasst und nur 23 % bekamen ein zugelassenes Osteoporosemedikament verschrieben. Nur 3 % der Patienten mit distaler Radiusfraktur erhielten im Rahmen einer angezeigten Sekundärprävention eine effektive antiresorptive Therapie.

Daten aus den USA und aus England zeigen, dass auch Patienten mit hüftgelenksnahen Femurfrakturen auf dem Boden einer Osteoporose nur selten (1–14 %) nach Entlassung mit einem effektiven Medikament versorgt wurden – obwohl wir heute wissen, dass ein Patient mit einer hüftgelenksnahen Fraktur das sechsfache Risiko hat, erneut diesen Frakturtyp zu erleiden. Patienten mit Oberschenkelhalsfrakturen werden in Akut- und Rehakliniken nur unzureichend auf das Vorliegen einer zugrunde liegenden Osteoporose hingewiesen. So zeigte eine Nachbehandlung von 300 Patienten mit hüftgelenksnahen Frakturen im Zeitraum von 1997–2000 in Universitätskliniken in der Gegend von New York eine ernüchternde Bilanz: 13 % erhielten eine Kalziumsubstitution und nur 6 % eine antiresorptive Therapie. Die restlichen 81 % der Patienten wurden nach Frakturversorgung ohne adäquate Osteoporosetherapie entlassen. Allerdings konnten die Autoren eine langsame Verbesserung der Versorgungssituation in den letzten Jahren verzeichnen, mit Anstieg der verschriebenen antiresorptiven Therapie von 3 % im Jahre 1997 auf 12 % im Jahre 2000. Nach Follin et al. (2003) wurden nur 4 % der Frakturpatienten während des stationären Aufenthalts und 9 % nach der Entlassung ambulant auf Osteoporose untersucht. Etwa 75 % der Patienten mit Frakturen erhielten zu keinem Zeitpunkt eine osteoporosespezifische Therapie. Frauen wurden während des stationären Aufenthalts bevorzugt auf Osteoporose untersucht (21 % Frauen gegenüber 2 % Männer). Torgerson und Dolan (1998) fanden, dass nur Patienten mit osteoporosebedingten Wirbelfrakturen, nicht aber solche mit Oberschenkelhalsfrakturen mit antiresorptiven Medikamenten behandelt wurden. Immerhin traten bei 10 % unbehandelter Patienten mit osteoporoseassoziierten Frakturen innerhalb eines Jahres wieder Frakturen auf, innerhalb von 2 Jahren sogar 17–21 %.

In einem deutschen „Frakturregister" aus je 28 Akut- bzw. Rehakliniken wurden Daten zur chirurgischen und medikamentösen Therapie bei Aufnahme und Entlassung sowie nach 6 Monaten von 355 Patienten mit „low trauma" Oberschenkelhalsfrakturen (OSH-FX) erhoben. Die Auswertung belegt eine unzureichende Sekundärprävention nach OSH-FX, die durch die mit 7,4 % hohe Rate neuer Frakturen innerhalb von 6 Monaten unterstrichen wird. Bei 50 % dieser Patienten trat eine erneute OSH-Fraktur auf. Nur 7,3 % der Patienten erhielten bei Entlassung eine effektive Therapie mit Kalzium, Vitamin D und einem modernen Bisphosphonat oder Raloxifen. Nach einem Beobachtungszeitraum von 6 Monaten waren nur noch 1,4 % der registrierten Patienten mit einer effektiven Medikation versorgt. In einer kürzlich erschienenen Publikation zeigten Feldstein et al. (2003), dass sich die ungenügende Nachsorgesituation osteoporotischer Frakturen trotz klarer, auf „evidence based medicine" basierenden Richtlinien in den Jahren 1998 bis 2001 nicht verbessert hat. In einer Umfrage der Mayoklinik (Kaufman et al. 2003) erwiesen sich „lack of knowledge", „unwillingness" und „reluctance" der Kollegen als wesentliche Hemmschuhe, die erarbeiteten Richtlinien in der Praxis umzusetzen.

Richtlinien für die Nachsorge osteoporoseassoziierter Frakturen

Ziel orthopädisch-unfallchirurgischer Maßnahmen bei manifester Osteoporose sind rasche Mobilisation und Rückführung des Patienten in das gewohnte Alltagsleben. Der initialen Frakturversorgung folgt eine Reihe von diagnostischen und therapeutischen Maßnahmen, die der optimalen Frakturheilung und der Prävention weiterer Frakturen dienen. Für die Einleitung der nötigen Schritte kommt dem initial behandelnden Traumatologen eine Schlüsselrolle zu, dessen Empfehlungen von der weiterbehandelnden Rehabilitationsklinik und dem Hausarzt übernommen werden sollten.

Allgemeine Richtlinien für das Management osteoporotischer Frakturen sind:

Die Umsetzung der erarbeiteten Richtlinien zur Verhütung von Folgefrakturen setzt eine interdisziplinäre Zusammenarbeit der Unfallchirurgen und Hausärzte voraus!

▶ Rasche Frakturversorgung, um eine frühe Wiederherstellung der Mobilität zu erreichen und die Komplikationsrate niedrig zu halten.

▶ Ziel der konservativen und operativen Frakturversorgung ist die Herstellung einer möglichst raschen Übungs- und Belastungsstabilität.

▶ Eine der Hauptursachen für eine ungenügende Stabilisierung von Frakturen ist die eingeschränkte Frakturheilung des osteoporotischen Knochen.

▶ Antiresorptive Substanzen (Bisphosphonate und SERMs) beeinflussen die Frakturheilung und die biomechanischen Eigenschaften des Frakturkallus unwesentlich und können daher weiter verabreicht werden.

▶ Osteoanabole Substanzen (Teriparatid) bewirken eine rasche Erhöhung der Knochenmasse, einen Wiederaufbau der Knochenstruktur und damit eine Reduktion von Folgefrakturen.

▶ Zusätzlich sollten individuelle Trainingsprogramme zur Sturzprophylaxe eingeleitet werden.

▶ Von besonderer Bedeutung für den Therapieerfolg ist die Übernahme der eingeleiteten Therapie durch den weiterbehandelnden Arzt.

Frakturlokalisationen

Frakturen des proximalen Femurs, der Wirbelsäule, des Handgelenks und des proximalen Oberarmes sind die am häufigsten auftretenden osteoporoseassoziierten Frakturen. Mit zunehmendem Knochenschwund werden auch Frakturen im Bereich des Beckens und der Rippen beobachtet. Sozioökonomisch sind Frakturen des proximalen Femurs und der Wirbelkörper am folgenschwersten.

Frakturen des proximalen Femurs

Frakturen des proximalen Femurs verursachen die weitaus größten Kosten und sind für ungefähr 70 % der Gesamtkosten osteoporotischer Frakturen verantwortlich. Mehr als 150 000 Patienten erleiden jährlich in Deutschland eine Fraktur des proximalen Femurs. Die Versorgung proximaler Femurfrakturen ist Alltag jeder unfallchirurgischen Klinik. Trotz langjähriger Forschung und operativ-technischer Weiterentwicklungen muss man immer noch von einer *Problemfrak-*

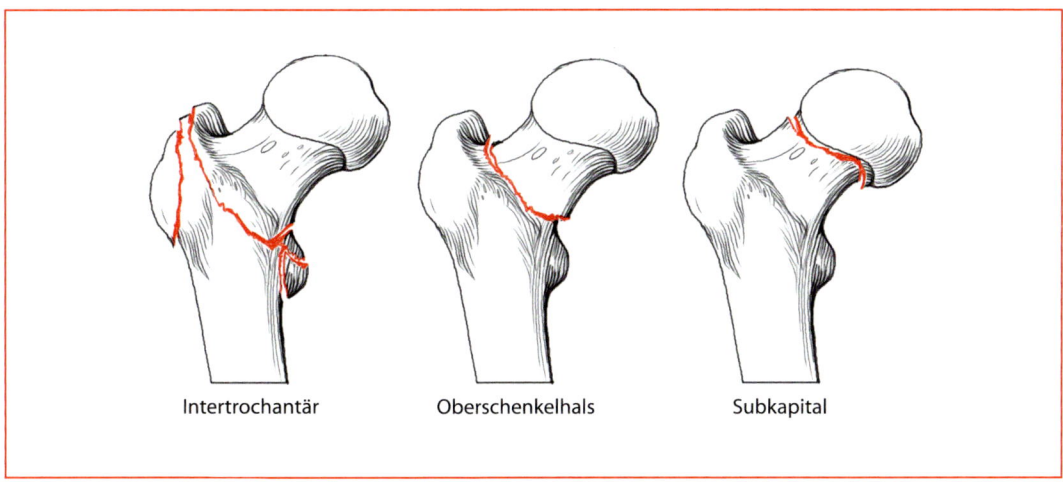

Intertrochantär   Oberschenkelhals   Subkapital

Abb. 9.3. Formen der proximalen Femurfraktur: pertrochantäre Fraktur (*links*), laterale und mediale Oberschenkelhalsfraktur (*Mitte und rechts*)

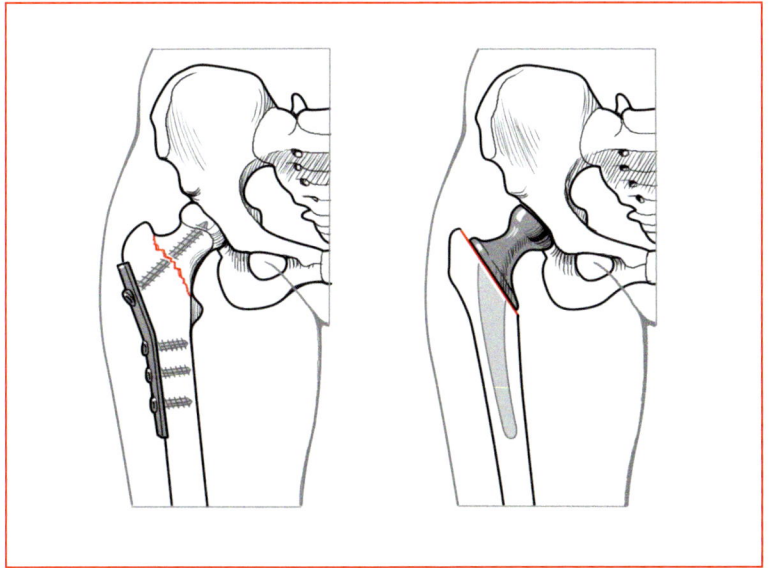

Abb. 9.4. Chirurgische Versorgung der Hüftfrakturen mittels „dynamischer Hüft-schraube" oder Hemialloarthroplastik

Hüftfrakturen sind mit die teuersten und folgeschwersten Frakturformen im Rahmen einer Osteoporose. 20% der Patienten mit Hüftfraktur sterben innerhalb eines Jahres an den Folgen einer Komplikation, 50% der Patienten werden pflegebedürftig oder sozial abhängig.

tur sprechen. Die rein operativ bedingte Komplikationsrate beträgt etwa 20 % und umfasst Implantatlockerung, Pseudarthrosen, Refrakturen und Femurkopfnekrosen.

Nahezu alle proximalen Femurfrakturen (97 %) werden jenseits des 50. Lebensjahres beobachtet, je nach Studie beträgt das Durchschnittsalter 75–82 Jahre. Ursache ist fast immer ein Sturz. Das Verhältnis Männer/Frauen wird mit 1:3,5 angegeben. Überdurchschnittlich häufig stammen Patienten mit hüftnahen Frakturen aus Altersheimen und anderen betreuten Einrichtungen. Eine 50-jährige Frau hat derzeit ein Risiko von etwa 15 %, im Laufe ihres weiteren Lebens eine proximale Femurfraktur zu erleiden.

Als *Risikofaktoren für eine proximale Femurfraktur* sind anzuführen:
▶ vorausgegangene Fraktur an irgendeiner Skelettregion,
▶ rezidivierende Stürze,
▶ fortgeschrittenes Alter,
▶ niedriges Körpergewicht,
▶ niedrige Knochendichte.

Am proximalen Femur werden drei *Frakturtypen* unterschieden:
▶ mediale und laterale Schenkelhalsfrakturen (56 %),
▶ pertrochantäre Femurfrakturen (42 %),
▶ subtrochantäre Femurfrakturen (2 %).

Diese Frakturtypen stellen beim älteren Menschen einen Notfall dar und müssen unverzüglich einer chirurgischen Therapie zugeführt werden. Eine verzögerte Frakturversorgung von 1–2 Tagen ist bereits mit einer postoperativ deutlich erhöhten Mortalitäts- und Komplikationsrate behaftet. Die Größe des Eingriffs sollte hierbei an den Allgemeinzustand und das Aktivitätsniveau des Patienten angepasst werden, um Operationszeit, Blutverlust und Stress für den Patienten zu minimieren.

Hüftkopferhaltende Verfahren sind bei jüngeren, aktiveren Patienten mit guter Knochenqualität anzustreben, falls eine wenig dislozierte Fraktur und keine vorbestehende Koxarthrose vorliegt. Der Eingriff ist dann innerhalb von sechs Stunden durchzuführen, wobei als Osteosynthese bei Schenkelhalsfrakturen meist eine „dynamische Hüftschraube" (DHS) oder eine Schraubenosteosynthese zur Anwendung kommt. Nur eingestauchte, nicht dislozierte mediale Schenkelhalsfrakturen können beim alten polymorphen Patienten primär konservativ behandelt werden.

Bei älteren Patienten mit bereits eingeschränkter Mobilität, schlechter Knochenqualität und komplizierten Frakturen ist die Indikation zum *endoprothetischen Ersatz* (Totalendoprothese oder bipolare Hemialloarthroplastik) großzügig zu stellen. Trochantäre Frakturen werden mittels einer DHS oder durch ein intramedulläres Schienungsverfahren (proximaler Femurnagel, Gammanagel) versorgt. Mögliche Komplikationen bestehen in einer Auslockerung des Osteosynthesematerials aus dem osteoporotischen Knochen, Pseudarthrosenbildung und einer avaskulären Nekrose des Hüftkopfes nach einer kopferhaltenden Operation.

Nach der Operation ist eine zügige Mobilisierung und Rückführung des Patienten in das Alltagsleben anzustreben. Die zahlreichen internistischen Begleiterkrankungen im hohen Alter sind vor allem für die hohe nichtoperativ bedingte Komplikationsrate verantwortlich.

Die große sozioökonomische Bedeutung der proximalen Femurfraktur, die für den Patienten häufig ein „life-event" darstellt, ergibt sich aus den folgenden Fakten:

▶ Ungefähr 25 % der Patienten mit Hüftfraktur sterben innerhalb des ersten Jahres nach der Fraktur.
▶ Nahezu 25 % der Patienten werden zum Pflegefall.
▶ Nahezu 50 % der Patienten erreichen nach einer proximalen Femurfraktur ihr früheres Aktivitätsniveau nicht mehr und sind in ihrer Lebensqualität eingeschränkt.

Wirbelkörperfrakturen

Wirbelkörperfrakturen sind die häufigsten osteoporotisch bedingten Frakturen und stellen angesichts des steigenden Altersdurchschnittes der Bevölkerung ein ernstes klinisches Problem dar. Sie werden bei etwa 10 % der Frauen über 55 Jahre gefunden, wobei die Häufigkeit auf über 40 % um das 80. Lebensjahr ansteigt. Am häufigsten betroffen ist die mittlere Brustwirbelsäule und der thorakolumbale Übergang. Folgen dieser Frakturen sind schwere Schmerzen mit Deformierungen der Wirbelsäule.

Nur etwa ein Drittel der Wirbelkörperfrakturen wird klinisch symptomatisch. Wirbelkörperfrakturen treten bevorzugt bei älteren Frauen auf, da hier vor allem ein Verlust des trabekulären Knochens auf-

Wirbelkörperfrakturen bleiben häufig unentdeckt, können aber auch schwerste Rückenschmerzen bis hin zum „Vernichtungsschmerz" verursachen.

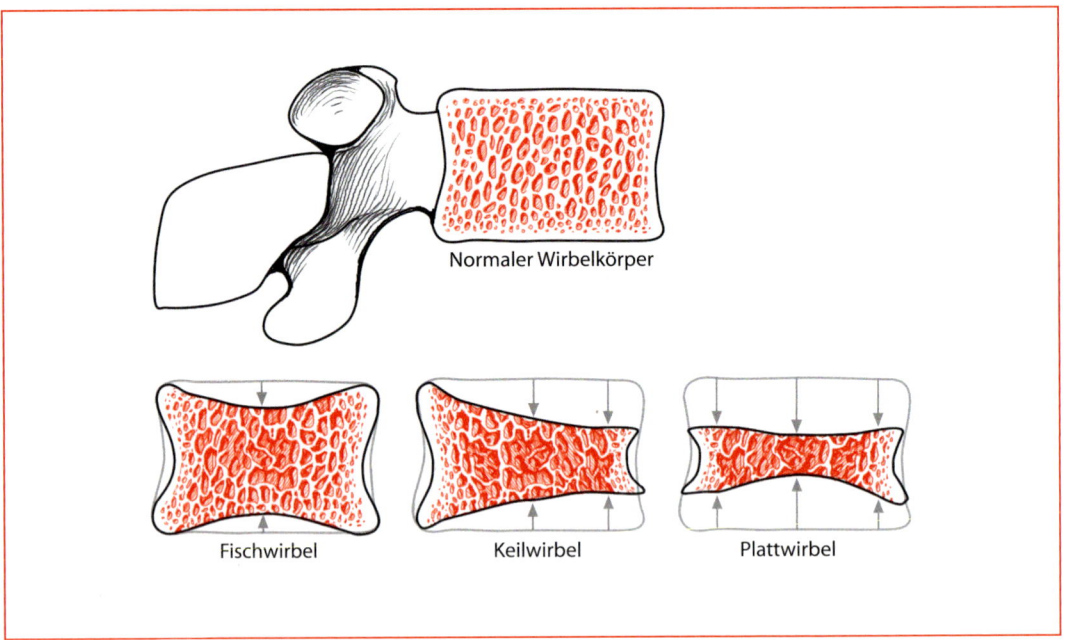

Abb. 9.5. Formen und Schweregrade der Wirbelkörperfrakturen

tritt. Der Anteil der kortikalen Hülle eines Wirbelkörpers zum Abfangen von Druckkräften beträgt hierbei nur etwa 10 %. Eine trabekuläre Rarefizierung des Wirbelkörpers führt zusammen mit einer im Alter fortschreitenden Degeneration der Zwischenwirbelsegmente zu einer verstärkten axialen Druckbelastung der Grund- und Deckplatten, welche nach Überschreiten eines kritischen Wertes zur Wirbelkörperfraktur führt. Obwohl die Mikrofrakturen mit Kallusbildung ausheilen können, führt ihre Akkumulation zu Kompressionsfrakturen mit Abnahme der individuellen Wirbelkörperhöhe. Eine Reduzierung der Wirbelkörperhöhe um 20 %, bzw. um 4 mm ist beweisend für eine vertebrale Kompressionsfraktur, die in der seitlichen Röntgenaufnahme der Wirbelsäule diagnostiziert werden kann.

Es werden *drei Frakturtypen* unterschieden:
▶ Die *bikonkave Wirbelkörperfraktur* mit Sinterung des zentralen Wirbelkörperbereichs, am häufigsten im Lumbalbereich zu finden.

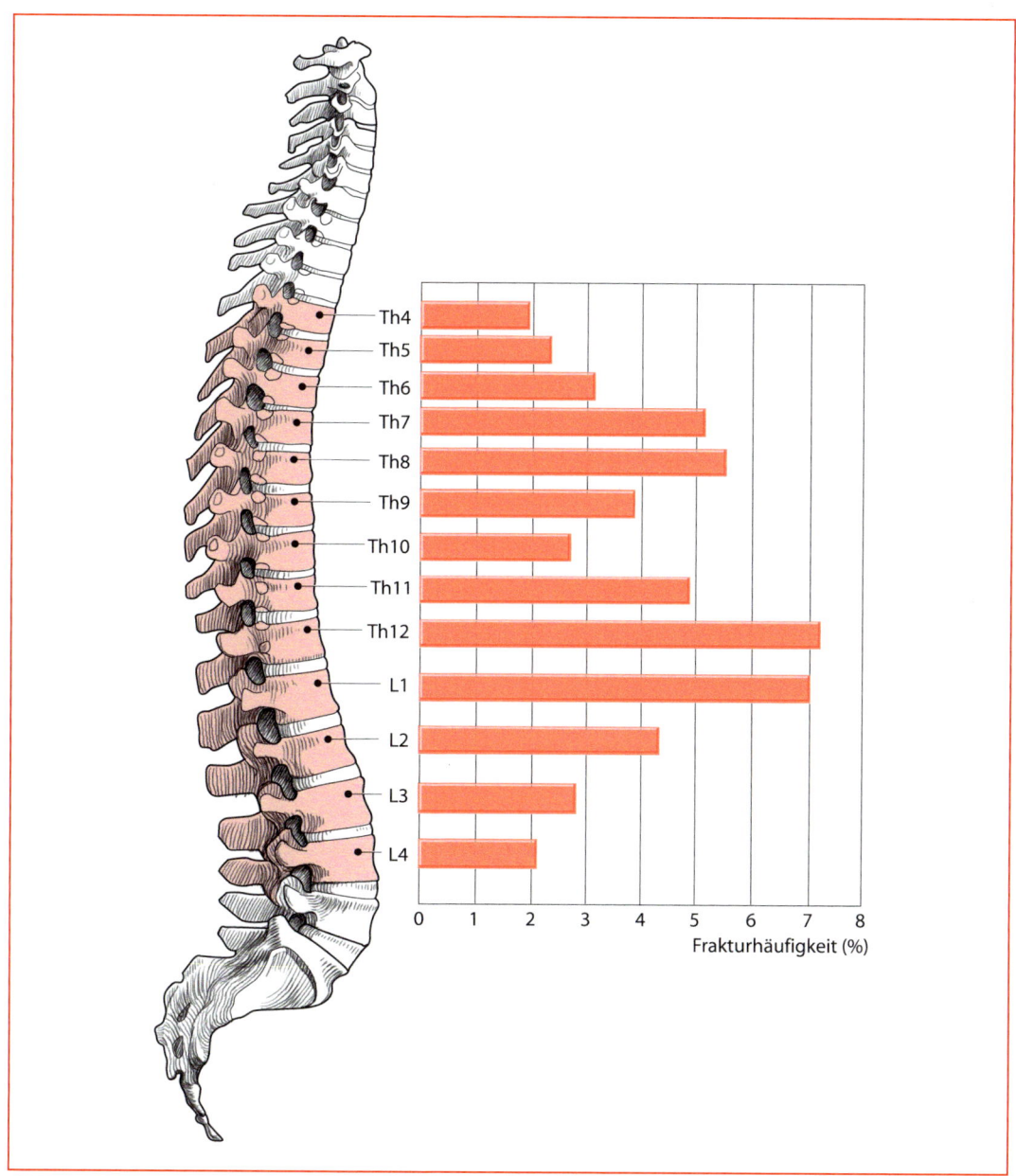

Abb. 9.6. Häufigkeiten der Wirbelkörperfrakturen in Abhängigkeit von der Höhe der Wirbel

▶ Die *Keilfraktur* mit Kollaps der anterioren Säule und einer weitgehend intakten posterioren Säule. Sie treten vorzugsweise im Bereich der mittleren BWS und des thorakolumbalen Übergangs auf.

▶ Die komplette *Kompressionsfraktur* mit Kollaps des gesamten Wirbelkörpers. Sie tritt ebenfalls vor allem in der mittleren BWS und im thorakolumbalen Übergang auf.

Zahlenmäßig tritt die Keilfraktur am häufigsten auf, gefolgt von den bikonkaven und den kompletten Kompressionsfrakturen. Frakturkombinationen sind im fortgeschrittenen Stadium typisch.

Häufigkeit: Osteoporotische Wirbelkörperfrakturen sind oft Folgen eines Sturzes, häufiger aber treten sie spontan als Folge eines minimalen Traumas auf (z.B. beim Husten, Verhebetrauma, Rumpfbeugung oder Drehung). Mehr als 50 % der Wirbelkörperfrakturen können keinem bestimmten Ereignis zugeordnet werden. Sie treten besonders häufig im thorakolumbalen Übergang (T10-L2) sowie in der Mitte des thorakalen Bereiches (T4-T10) auf. Dagegen sind Frakturen des oberen Anteils der Brustwirbelsäule (T1-T6) häufiger durch einen metastatischen Prozess oder im Rahmen eines multiplen Myeloms zu finden. Die MRT erlaubt in der Regel die Unterscheidung zwischen einer benignen und malignen Erkrankung, sie kann jedoch nicht zwischen einer traumatischen und osteoporotischen Fraktur unterscheiden.

Symptome der Wirbelkörperfrakturen sind sehr unterschiedlich. Die meisten Patienten sind nahezu schmerzfrei, während andere über schwerste, gürtelförmig ausstrahlende Schmerzen bis hin zum „Vernichtungsschmerz" klagen. Die Gründe für die Breite des Schmerzerlebnisses sind unbekannt. Neben wiederholt auftretenden trabekulären Mikrofrakturen, kyphotisch bedingter chronischer Überbelastung der Rückenmuskulatur, sekundärer Facettengelenkarthrose und neuraler Irritationen wird auch eine Dauerreizung des Wirbelkörperperiostes als Schmerzursache diskutiert. Obwohl viele Patienten bereits nach wenigen Monaten konservativer Therapie schmerzfrei werden, klagen andere Patienten auch nach Jahren über anhaltende, bei Belastung (z.B. Bücken, Aufstehen) auftretende Spannungsschmerzen. Zu einer Verstärkung dieser diffusen Spannungsschmerzen kann es beim Auftreten von erneuten Wirbelfrakturen kommen. Nur selten verursachen Wirbelkörperfrakturen neurologische Defizite, ähnlich denen einer Radikulopathie bei Bandscheibenschädigung.

Die Veränderungen der Körperform mit einer Verkürzung der Rumpfhöhe, einer Buckelbildung und Auftreten eines Osteoporose-

Multiple Wirbelkörperfrakturen verursachen eine Reduzierung der Körpergröße und eine Verunstaltung der Körperhaltung („Witwenbuckel").

bäuchleins führt neben einer pulmonalen und gastrointestinalen Funktionsbeeinträchtigung zu einem Verlust des Selbstwertgefühls und einer Einbuße der Lebensqualität. Die Langzeiteffekte von osteoporotischen Wirbelfrakturen, die früher als die anderen osteoporose-assoziierten Frakturen auftreten und mit einer erhöhten Morbidität und Mortalität gegenüber der Normalbevölkerung einhergehen, werden immer noch drastisch unterschätzt.

Die meisten symptomatischen osteoporotischen Wirbelkörperfrakturen können erfolgreich konservativ behandelt werden. Eine adäquate Schmerzmedikation sowie eine schmerzadaptierte krankengymnastische Nachbehandlung stellen die Säulen der konservativen Therapie dar. *Orthopädische Hilfsmittel* wie Korsetts, welche eine Aufrichtung und Stabilisierung der Wirbelsäule unterstützen, sollten möglichst nur kurzzeitig eingesetzt werden. Diese Orthesen können der anatomischen Situation des jeweiligen Trägers angepasst werden. Eine gezielte Wirbelsäulengymnastik stärkt die Rückenmuskulatur, verbessert die Schmerzsituation und senkt das Risiko weiterer Wirbelkörperfrakturen.

Ein Korsett sollte, wenn überhaupt, nur kurzzeitig eingesetzt werden.

Patienten, die auf eine konservative Therapie nicht ansprechen oder ein neurologisches Defizit entwickeln, sind problematisch. Es gilt, den Circulus vitiosus Osteoporose – Schmerz – Immobilisation und die daraus folgende Verschlimmerung der Osteoporose zu durchbrechen. Die zu diesem Zwecke entwickelten minimalinvasiven Operationstechniken der *Vertebroplastik und Kyphoplastik* stellen eine elegante und wirksame Methode zur inneren Stabilisierung des Wirbelkörpers mittels Zementinjektion dar. Bei der perkutanen Zementaugmentation wird ein röntgendichter, rasch aushärtender Polymethylmethacrylatzement über eine mittels Führungsdraht trans- oder parapedikulär eingebrachte Biopsiekanüle in den kollabierten Wirbelkörper injiziert. Ziel beider Techniken, die uni- oder multisegmental angewandt werden können, ist eine Wiederaufrichtung des Wirbelkörpers und eine Korrektur der kyphotischen Deformität. In Bauchlage wird der Patient in eine Extensionslage gebracht und der hochvisköse Zement direkt (Vertebroplastik) oder nach Aufblasen des intravertebral eingebrachten Ballons unter fluoroskopischer Kontrolle in die verbliebene trabekuläre Höhle injiziert (Kyphoplastik).

Vertebro- und Kyphoplastie – Methoden mit Zukunft und erfolgreich in geübter Hand! Sie sind bei frischen Wirbelkörperfrakturen besonders effektiv.

Die durchgeführten *Studien* berichten über eine erstaunlich rasche Besserung des Schmerzes und der Mobilität in etwa 80–90 % der Patientenkollektive bei beiden Techniken. Die besten klinischen Ergebnisse mit einer nahezu Wiederherstellung der ursprünglichen Wirbel-

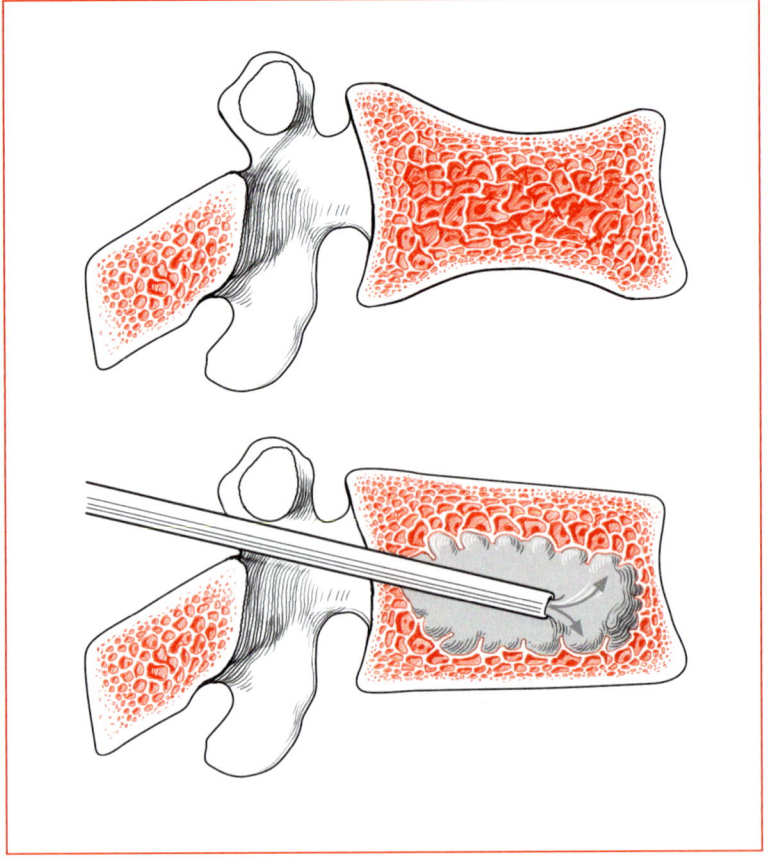

Abb. 9.7. Wiederaufrichten der Wirbelkörper durch Injektion von Knochenzement (Vertebro- oder Kyphoplastie)

körperhöhe und Korrektur der Kyphose werden erzielt, wenn die Operation innerhalb der ersten drei Monate nach Beschwerdebeginn erfolgt. Die überwiegende Zahl der Patienten stellt sich jedoch mit chronischen Schmerzen vor.

Noch liegen uns keine verlässlichen klinischen *Langzeitergebnisse* vor, ob der Wirbelkollaps und die kyphotische Deformität dauerhaft verhindert werden können. Interessant bleibt zu beobachten, ob es langfristig zu einem Rekollaps der augmentierten Wirbel und/oder zu sekundären Wirbelkörperanschlussfrakturen kommt. Es muss auch geklärt werden, ob multisegmentale Operationen bessere Ergebnisse liefern als uni- oder oligosegmentale Versteifungen.

Trotz der insgesamt selten auftretenden *Komplikationen* (Zementausfluss in die paravertebrale und Spinalkanalregion mit konsekutiven neurologischen Defiziten, Embolien und exotherme Zementeffekte) stellen beide Methoden in den Händen erfahrener Operateure sichere und minimalinvasive Techniken zur Behandlung von osteoporotischen Wirbelkörperfrakturen dar. Der hohe materielle Aufwand und die hohen Kosten der Methoden sind zu berücksichtigen.

Kontraindikationen bestehen bei fehlendem Zusammenhang zwischen den Beschwerden des Patienten und der radiologischen Läsion und bei infektiösen Prozessen. Kontrovers wird das Indikationsspektrum bei bereits vorbestehender neurologischer Symptomatik diskutiert.

Jeder Therapie von Wirbelkörperfrakturen muss die diagnostische Abklärung der Osteoporose mittels DXA-Messung folgen. Bei Diagnosesicherung muss eine *medikamentöse Therapie* mit Kalzium, Vitamin D und einer antiresorptiven oder osteoanabolen Substanz eingeleitet werden. Parallel dazu startet ein krankengymnastisches Trainingprogramm zur Sturzprävention. In der MORE-Studie konnte gezeigt werden, dass mit einer einjährigen Einnahme eines antiresorptiven Agens (Raloxifen) das relative Risiko für vertebrale Frakturen um etwa 68 % gesenkt werden kann. Auch extravertebrale Frakturen konnten unter Raloxifen signifikant reduziert werden.

Unterarmfrakturen

Die *distale Radiusfraktur* (auch Colles-Fraktur genannt nach dem irischen Chirurgen, der diesen Frakturtyp erstmals beschrieben hat) ist der häufigste Frakturtyp vor dem 75. Lebensjahr und kommt überwiegend bei Frauen um die Menopause vor. Hauptgrund hierfür ist der altersbedingte stärkere kortikale Knochenverlust bei Frauen. Haentjens et al. (2003) identifizierten die Colles-Fraktur als einen wichtigen prädiktiven Risikofaktor für das Auftreten einer zukünftigen Schenkelhalsfraktur für beide Geschlechter, speziell aber für Männer. Das relative Risiko (RR), nach einer vorausgegangenen distalen Radiusfraktur eine Schenkelhalsfraktur zu erleiden, beträgt für postmenopausale Frauen das 2Fache und für Männer über 50 Jahre sogar das 3,5Fache.

Jeder Unterarmfraktur sollte eine DEXA-Messung folgen, besonders bei 40- bis 60-jährigen Frauen.

Radiusfrakturen bedürfen einer Reposition sowie einer Nachbehandlung im Gips. Stark dislozierte Frakturen und Frakturen mit Gelenkbeteiligung müssen nach Reposition osteosynthetisch (Platten- oder Spickdrahtosteosynthese) versorgt werden. Die Nachbehandlung im Gips dauert etwa 6 Wochen, wobei in dieser Zeit aktive und passive Bewegungsübungen der Finger, der Hand, des Oberarmes und der Schulter durchgeführt werden sollten. Eine wichtige Komplikation stellt die Algodystrophie (M. Sudeck) dar (siehe Kap. 8). Bei einer stattgehabten Radiusfraktur bei Patienten zwischen dem 40. und 60. Lebensjahr sollte immer an das Vorliegen einer generalisierten Osteoporose gedacht und eine Knochendichtemessung durchgeführt werden.

Oberarmfrakturen

Die *subkapitale Humerusfraktur* ist die klassische osteoporosebedingte Oberarmfraktur, gefolgt von Humerusschaft- und suprakondyläre Frakturen, wobei Frauen dreimal häufiger betroffen sind als Männer. In nahezu allen Fällen ist die proximale Oberarmfraktur Folge eines Sturzes aus dem Gehen oder Stehen. Hauptrisikofaktoren, welche in Kombination das Risiko für eine proximale Oberarmfraktur um das bis zu sechsfache erhöhen, sind ein hohes Alter (> 80 Jahre), rezidivierende Stürze, stattgehabte osteoporoseassoziierte Frakturen und eine niedrige Knochendichte.

Die Mehrzahl der proximalen Oberarmfrakturen muss operativ versorgt werden. Einfache, wenig verschobene Frakturen können nach Reposition minimalinvasiv mit einer Spickdrahtosteosynthese oder mittels eines Marknagels stabilisiert werden. Oberarmkopfmehrfragmentfrakturen müssen mit winkelstabilen Plattenimplantaten oder sogar endoprothetisch versorgt werden. Nur wenig verschobene, eingestauchte subkapitale Oberarmfrakturen können adäquat konservativ mit einem Schlingenverband behandelt werden. Wegweisend ist nach jeder konservativen und operativen Versorgung der rechtzeitige Beginn mit einer frühfunktionellen Nachbehandlung, um eine Einsteifung des Schultergelenks zu verhindern. Das Auftreten einer proximalen Oberarmfraktur ist im weiteren Verlauf mit einem deutlich erhöhten relativen Risiko vergesellschaftet, eine osteoporoseassoziierte Fraktur an einer anderen typischen Prädilektionsstellen zu erleiden.

„Nachsorgeempfehlung bei osteoporoseassoziierten Frakturen"

Sehr geehrte Frau Kollegin, sehr geehrter Herr Kollege _____

Empfehlungen zur Therapie der Osteoporose nach Auftreten einer Fraktur

Der Frakturtyp Ihrer Patientin/Ihres Patienten ist mit großer Wahrscheinlichkeit auf eine zugrunde liegende Osteoporose zurückzuführen. Der Patient wurde über Risikofaktoren der Osteoporose, Sturzprävention, körperliche Aktivitäten und knochenfreundliche Ernährung aufgeklärt und mit Informationsmaterial versorgt.

Empfehlungen zur Verhütung weiterer osteoporoseassoziierter Frakturen:

- Aufnahme von mindestens 1000 mg Kalzium und 1000 IE Vitamin D täglich.
- Einstellen/vermeiden von Rauchen und exzessiven Alkoholkonsum.
- Sturzprophylaxe durch Muskel- und Koordinationstraining.
- Knochendichtemessung mittels der DXA-Methode an der LWS und Hüfte zur Diagnosestellung der Osteoporose innerhalb 2-4 Wochen nach Entlassung.
- Die Knochendichtemessung kann in Ihrer Nähe durchgeführt werden bei:

  Anschrift: _____

- Für die Behandlung einer manifesten/messtechnischen Osteoporose sind Raloxifen als Tagestablette, Alendronat und Risedronat als Wochentablette oder Parathormon als tägliche subkutane Injektion zugelassen.
- Für eine weitere detaillierte Beratung zur Festlegung der individuellen Therapie Ihres Patienten wenden Sie sich bitte an das nächste, mit uns kooperierende Osteoporosezentrum:

  Anschrift: _____

- Zur Beurteilung des Therapieerfolges und zur Verbesserung der Compliance des Patienten empfehlen wir eine Überprüfung und Nachuntersuchung nach 6 und 12 Monaten.
- Eine Verlaufskontrolle der Knochendichte ist in jährlichen Abständen zu empfehlen und regelt die Therapiedauer.
- Wir bitten um eine spätere Rückantwort bezüglich der diagnostischen Ergebnisse und des Therapieerfolges bei Ihrem Patienten.

Mit freundlichen kollegialen Grüßen

_____

(Name des Operateurs)

Abb. 9.8. Begleitformular für den abschließenden Arztbrief an den Hausarzt

- Bei allen Patienten mit einer „low trauma" Fraktur soll möglichst noch während des stationären Aufenthalts eine **Osteoporose diagnostisch abgeklärt** werden (Röntgen LWS in 2 Ebenen, DXA-Messung der Hüfte und/oder LWS, Ausschluss einer sekundären Variante).
- Bei frakturbedingten Schmerzen soll nach dem WHO-Stufenschema ein **Schmerztherapieplan** zur effizienten Behandlung aufgestellt und vom Hausarzt weitergeführt werden.
- Ein individuelles **Gymnastik-Programm** soll aufgestellt und eingeleitet werden zur Stärkung der Muskulatur, Verbesserung der Koordination und Senkung des Sturzrisikos.
- Alle Patienten sollen täglich 1000 IE Vitamin D und 1000 mg elementares Kalzium erhalten („1000er" Regel als **„Basistherapie"** lebenslang).
- Vor Entlassung des Patienten soll der Basistherapie ein **A-klassifiziertes Medikament** (Raloxifen als Tagestablette oder Alendronat oder Risedronat als Wochentablette) hinzugefügt und die Verträglichkeit getestet werden. Bei gastrointestinalen Beschwerden kann alternativ ein intravenöses stickstoffhaltiges Bisphosphonat (z.B. Pamidronat 30 mg oder Ibandronat 2 mg in vierteljährlichen, Zoledronat 4 mg in halbjährlichen Abständen) gegeben werden.
- Alternativ zu den antiresorptiven Medikamenten kann die osteoanabole Substanz **Teriparatid** 20 µg subkutan täglich mit einem Pen verabreicht werden. Die Zulassung für die manifeste Osteoporose der postmenopausalen Frau liegt vor.
- Nach Entlassung des Patienten soll die eingeleitete Therapie vom Hausarzt mindestens 1 Jahr fortgeführt und überwacht werden. **Jährliche DXA-Kontrolle** zur Beurteilung des Therapieerfolgs, Messung möglichst mit dem gleichen Gerät. Sind die Messwerte nach einem Jahr weiterhin im osteoporotischen Bereich (T-Score <−2,5 SD), wird die Fortführung der Therapie für ein weiteres Jahr empfohlen.

Abb. 9.9. Empfehlungen zur Behandlung der Osteoporose nach einer „low trauma" Fraktur. (Modifiziert und erweitert nach den „National Osteoporosis Foundation" guidelines)

Andere Frakturen

Sie umfassen Frakturen des Beckengürtels, der distalen Tibia oder Fibula, der Fußwurzelknochen und der Rippen. In all diesen Skelettarealen ist bevorzugt trabekulärer Knochen zu finden.

Literatur

Einführung

Weiterführende Bücher und Artikel sind hier am Ende des Textes zusammengefasst. Die aufgeführten 35 Bücher der letzten 10 Jahre enthalten Überblicke über die verschiedenartigsten Aspekte der Osteoporose. Ausführliche Referenzlisten sind aus den Büchern zu entnehmen.

Zusätzlich zu den vielen anderen Büchern über die Osteoporose, die hier nicht aufgeführt werden konnten, sind in der internationalen Literatur bereits eine „astronomische" Zahl von wissenschaftlichen Artikeln über alle Aspekte der Osteoporose erschienen. Diese sind im Internet verfügbar. Zum Beispiel haben allein die beiden Schlüsselwörter „osteoporosis therapy" über 1000 Zitate im Zeitraum „Januar bis Juli 2003" ergeben. Es ist daher unmöglich, alle Osteoporose-relevanten Artikel in diesem praktisch orientierten Buch zu berücksichtigen. Es wurde allerdings der Versuch unternommen, alle für die Textaussage des Buches und für die klinische Arbeit wichtigen Arbeiten zu zitieren und vor allem neueste Publikationen zu berücksichtigen. Diese Artikel sind nach den jeweiligen Kapiteln des Buches gelistet.

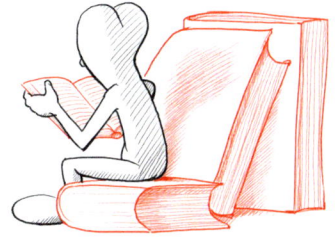

Literatur zum Thema „Osteoporose" – eine kaum mehr überschaubare Flut!

Bücher über Osteoporose

1. Avioli L (2000) The osteoporotic syndrome. Academic Press, San Diego
2. Avioli L, Krane S (1997) Metabolic bone disease and clinically related disorders. Academic Press, San Diego
3. Barlow D, Francis R, Miles A (2001) The effective management of osteoporosis. Aesculapius Medical Press, London, San Francisco, Sydney
4. Bartl R (2001) Osteoporose – Prävention, Diagnostik, Therapie. Thieme, Stuttgart, New York
5. Bartl R (2002) Osteoporose: Erfolgreich vorbeugen und gezielt behandeln. Südwest Verlag, München
6. Bartl R, Frisch B (1993) Biopsy of bone in internal medicine – An atlas and sourcebook. Kluwer Academic Publishers, Dordrecht, Boston, London
7. Bartl R, Frisch B (2002) Bisphosphonates for bones: Guidelines for treatment in all medical disciplines. Blackwell, Berlin
8. Bilezikian J, Raisz L, Rodan G (1996) Principles of bone biology. Academic Press, San Diego
9. Cummings S, Cosman F, Jamal S (2002) Osteoporosis: An evidence-based guide to prevention and therapy. American College of Physicians, Philadelphia
10. Eastell R, Baumann M, Hoyle N, Wieczorek L (eds) (2001) Bone markers, biochemical and clinical perspectives. Martin Dunitz, London
11. Favus MJ (ed) (1999) Primer on the metabolic bone diseases and disorders of mineral metabolism. Lippincott, Philadelphia
12. Fleisch H (2000) Bisphosphonates in bone disease. 4th edn, Academic Press, San Diego
13. Frisch B, Bartl R (1998) Biopsy interpretation of bone and bone marrow. Arnold, London
14. Geusens P (ed) (1998) Osteoporosis in clinical practice. Springer, Berlin, Heidelberg, New York, Tokio
15. Henderson JE, Goltzman D (eds) (2000) The osteoporosis primer. Cambridge University Press, Cambridge
16. Heuck A (1997) Radiologie der Knochen- und Gelenkerkrankungen. Thieme, Stuttgart
17. Hodgson S (2003) Mayo Clinic on osteoporosis. Mayo Clinic, Rochester
18. Hosking D, Ringe J (2000) Treatment of metabolic bone disease – management strategy and drug therapy. Martin Dunitz, London
19. Kleerekoper M, Siris E, McClung M (eds) (1999) The bone and mineral manual. Academic Press, London
20. Marcus R, Feldman D, Kelsey J (eds) (1996) Osteoporosis. Academic Press, San Diego
21. Martin B, Burr D, Sharkey N (eds) (1998) Skeletal tissue mechanics. Springer, Berlin, Heidelberg, New York, Tokio
22. Meunier PJ (1998) Osteoporosis: diagnosis and management. Martin Dunitz, London
23. McIlwain H, Bruce D (1999) The osteoporosis cure. Avon Books, New York
24. Marcus R (1996) Osteoporosis. Academic Press, San Diego
25. Mundy G (1999) Bone remodelling and its disorders. 2nd edn, Martin Dunitz, London
26. Notelovitz M (1999) Osteoporosis: prevention, diagnosis and management. Professional Communications, Caddo

27. Orwoll E (ed) (1999) Osteoporosis in men. Academic Press, San Diego
28. Riggs B, Melton L (1995) Osteoporosis Etiology, Diagnosis and Management. 2nd ed, Lippincott-Raven, Philadelphia
29. Ringe J (2003) Osteoporose Dialog. Thieme, Stuttgart
30. Ringe J, Meunier P (1996) Osteoporotic fractures in the elderly. Thieme, Stuttgart
31. Rosen C, Glowacki J, Bilzikian J (eds) (1999) The aging skeleton. Academic Press, San Diego
32. Rubens R, Mundy G (eds) (2000) Cancer and the skeleton. Martin Dunitz, London
33. Seibel M, Stracke H (1997) Metabolische Osteopathien. Schattauer, Stuttgart
34. Wolff J (1986) The law of bone remodelling. Springer, Berlin, Heidelberg, New York, Tokio
35. Woolf A (1994) Osteoporosis. Martin Dunitz, London

Ausgewählte Artikel aus Zeitschriften, geordnet nach Kapiteln

1 Einführung

1. Browner W, Pressman A, Nevitt M, Cummings S (1996) Mortality following fractures in older women. The Study of Osteoporotic Fractures. Arch Intern Med 156:521-525
2. Hollon M, Larson E, Koepsell T, Downer A (2003) Direct-to-consumer marketing of osteoporosis drugs and bone densitometry. Ann Pharmacother 37:976–981
3. Johnell O (2003) Economic implication of osteoporotic spine disease: cost to society. Eur Spine J 12:168–169
4. Kado D, Browner E, Palermo L et al. (1999) Vertebral fractures and mortality in older women: a prospective study. Arch Intern Med 159:1215-1220
5. Klift M, Laet C, Coebergh J et al. (2003) Bone mineral density and the risk of breast cancer: the Rotterdam study. Bone 32:211–216
6. Levy P, Levy E, Audran M et al. (2002) The cost of osteoporosis in men: the French situation. Bone 30:631–636
7. Lippuner K, von Overbeck J, Perrelet R et al. (1997) Incidence and direct medical costs of hospitalisations due to osteoporotic fractures in Switzerland. Osteoporosis Int 7:414–425
8. Philips S, Fox N, Jacobs J, Wright E (1988) The direct medical costs of osteoporosis of American women aged 45 and older. Bone 9:217-219
9. Richmond J, Aharonoff G, Zuckerman J, Koval K (2003) Mortality risk after hip fracture. J Orthop Trauma 17:2–5
10. Saw S-M, Hong C-Y, Lee J etal. (2003) Awareness and health beliefs of women towards osteoporosis. Osteoporos Int 14:595-601
11. Schürch MA, Rizzoli R, Mermillod B et al. (1996) A prospective study on socioeconomic aspects of fracture of the proximal femur. J Bone Miner Research 11:1935–1942

2 Biologie

1. Ahlborg H, Johnell O, Turner C et al. (2003) Bone loss and bone size after menopause. Engl J Med 349:327–334
2. Ammann P, Rizzoli R (2003) Bone strength and its determinants. 14 (Suppl3): 13–18
3. Banse X (2002) When density fails to predict bone strength. Acta Orthop Scand 73 (Suppl 303):2–53
4. Bauer D (2003) HMG CoA reductase inhibitors and the skeleton: a comprehensive review. Osteoporos Int 14:273–282
5. Boivin G, Meunier P (2003) The mineralisation of bone tissue: a forgotten dimension in osteoporosis research. Osteoporos Int 14 (Suppl3):19–24
6. Bone C, Einhorm T (2003) Overview of osteoporosis: pathophysiology and determinants of bone strength. Eur Spine J 12:90–96
7. Bonewald L (2003) Osteocyte biology. Curr Opin Orthop 14:311–316
8. Bouxsein M (2003) Bone quality: where do we go from here? Osteoporos Int 14:118–127
9. Boyle W, Simonet W, Lacey D (2003) Osteoclast differentiation and activation. Nature 423:337–341
10. Brumsen C, Papapoulos S, Lentjes E et al. (2002) A potential role for the mast cell in the pathogenesis of idiopathic osteoporosis in men. Bone 31:556–561
11. Buckalter J, Glimcher M, Cooper R, Recker R (1995) Bone biology: Part I: Structure, blood supply, cells, matrix and mineralisation. J Bone Joint Surg 77A:1256–1275
12. Burr D (2002) The contribution of the organic matrix to bone's material properties. Bone 31:8–11
13. Currey J (2003) Perspective: How well are bones designed to resist fracture. J Bone Miner Res 18:591–598
14. Donahue H (2000) Gap junctions and biophysical regulation of bone cell differentiation. Bone 26:417–422
15. Flier J (2002) Is brain sympathetic to bone? Nature 420:619–622
16. Frank G (2003) Role of estrogen and androgen in pubertal skeletal physiology. Med Pediatr Oncol 41:217–221
17. Harada S, Rodan G (2003) Control of osteoblast function and regulation of bone mass. Nature 423:349–355
18. Manolagas S (2000) Birth and death of bone cells: Basic regulatory mechanisms and implications for the pathogenensis and treatment of osteoporosis. Endocrine Reviews 21:115–137
19. Mukherjee A, Shalet S (2003) Growth hormone replacement therapy (GHRT) in children and adolescents: skeletal impact. Med Pediatr Oncol 41:235–242
20. Onley R (2003) Regulation of bone mass by growth hormone. Med Pediatr Oncol 41:228–234
21. Orwell E (2003) Men, bone and estrogen: unresolved issues. Osteoporos Int 14:93–98
22. Reid R (2003) Bisphosphonates: new indications and methods of administration. Curr Opin Rheumatol 15:458–463
23. Seaman E (2003) Reduced bone formation and increased bone resorption: rational targets for the treatment of osteoporosis. Osteoporos Int 14 (Suppl3):2–8

24. Seeman E (2003) Periosteal bone formation – a neglected determinant of bone strength. N Engl J Med 349:320–323
25. Takeda S, Elefteriou F, Levasseur R et al. (2002) Leptin regulates bone formation via the sympathetic nervous system. Cell 111:305–317
26. Turner C (2002) Biomechanics of bone: determinants of skeletal fragility and bone quality. Osteoporos Int 13:97–104
27. Turner C (2002) Mechanotransduction in skeletal cells. Curr Opin Orthop 13:363–367
28. Young M (2003) Bone matrix proteins: their function, regulation, and relationship to osteoporosis. Osteoporos Int 14 (Suppl3):35–42
29. Zaidi M, Blair H, Moonga B et al. (2003) Osteoclastogenesis, bone resorption, and osteoclast-based therapeutics. J Bone Miner Res 18:599–609
30. Zaidi M, Moonga B, Sun l et al. (2003) Understanding osteoclast formation and function: implications for future therapies for osteoporosis. Curr Opin Orthop 14:341–350

3 Definition

1. Ahlborg H, Johnell O, Turner C et al. (2003) Bone loss and bone size after menopause. Engl J Med 349:327–334
2. Bouxsein M (2003) Bone quality: where do we go from here? Osteoporos Int 14:118–127
3. Chavassieux P, Arlot M, Reda C, Wei L, Yates A, Meunier P (1997) Histomorphometric assessment of the long-term effects of alendronate on bone quality and remodeling in patients with osteoporosis. J Clin Invest 1000:1475–1480
4. Currey J (2003) Perspective: How well are bones designed to resist fracture. J Bone Miner Res 18:591–598
5. Epstein S, InzerilloA, Caminis J, Zaidi M (2003) Review: Disorders associated with acute rapid and severe bone loss. J Bone Miner Res 18:2083-2094
6. Manolagas S (2000) Birth and death of bone cells: Basic regulatory mechanisms and implications for the pathogenensis and treatment of osteoporosis. Endocrine Reviews 21:115–137
7. Port L, Center J, Briffa K et al. (2003) Osteoporotic fracture: missed opportunity for intervention. Osteoporos Int 14:780–784
8. Sherman P (2003) Osteoporosis and young women. Curr Opin Orthop 14:440–444
9. Stone K, Seeley D, Lui L et al. (2003) BMD at multiple sites and risk of fracture of multiple types: long-term results from the study of osteoporotic fractures. J Bone Miner Res 18:1947–1954
10. Turner C (2002) Biomechanics of bone: determinants of skeletal fragility and bone quality. Osteoporos Int 13:97–104
11. Van Staa T, Leufkens H, Cooper C (2002) Does a fracture at one site predict later fractures at other sites? A british cohort study. Osteoporos Int 13:624–629
12. Van Staa T, Leufkens H, Cooper C (2002) The epidemiology of corticosteroid-induced osteoporosis: a meta-analysis. Osteoporos Int 13:777–787
13. Young M (2003) Bone matrix proteins: their function, regulation, and relationship to osteoporosis. Osteoporos Int 14 (Suppl3):35–42

14. Zaidi M, Blair H, Moonga B et al. (2003) Osteoclastogenesis, bone resorption, and osteoclast-based therapeutics. J Bone Miner Res 18:599–609
15. Zaidi M, Moonga B, Sun l et al. (2003) Understanding osteoclast formation and function: implications for future therapies for osteoporosis. Curr Opin Orthop 14:341–350

4 Risikofaktoren

1. Ahlborg H, Johnell O, Turner C et al. (2003) Bone loss and bone size after menopause. Engl J Med 349:327–334
2. Ammann P, Rizzoli R (2003) Bone strength and its determinants. 14 (Suppl3): 13–18
3. Biolo G, Heer M, Narici M, Strollo F (2003) Microgravity as a model of ageing. Curr Opin Clin Nutr Metab Care 6:3–7
4. Bone C, Einhorn T (2003) Overview of osteoporosis: pathophysiology and determinants of bone strength. Eur Spine J 12:90–96
5. Chapurlat R, Bauer D, Nevitt M et al. (2003) Incidence and risk factors for a second hip fracture in elderly women. The study of osteoporotic fractures. Osteoporos Int 14:130–136
6. Chapuy M, Arlot M, Duboeuf F et al. (1992) Vitamin D3 and calcium to prevent hip fractures in elderly women. N Engl J Med 327:1637–1642
7. Charles P (1992) Calcium absorption and calcium bioavailability. J Intern Med 231:161–168
8. Cohen A, Shane E (2003) Osteoporosis after solid organ and bone marrow transplantation. Osteoporos Int 14:617–630
9. Cummings S (1996) Treatable and untreatable risk factors for hip fracture. Bone 18:165–167
10. Cummings S, Black D, Rubin S (1989) Lifetime risks of hip, Colles´ or vertebral fracture and coronary heart disease among white postmenopausal women. Arch Intern Med 149:2445–2449
11. Ettinger M (2003) Aging bone and osteoporosis: strategies for preventing fractures in the elderly. Arch Intern Med 163:2237–2246
12. Fitzpatrick L, Heaney R (2003) Got soda? J Bone Miner Res 18:1570–1571
13. Fleisch H (2001) Can bisphosphonates be given to patients with fractures? J Bone Miner Res 16:437–440
14. Frank G (2003) Role of estrogen and androgen in pubertal skeletal physiology. Med Pediatr Oncol 41:217–221
15. Gerdhem P, Obrant K (2002) Effects of cigarette-smoking on bone mass as assessed by dual-energy X-ray absorptiometry and ultrasound. Osteoporos Int 13:933–936
16. Gerdhem P, Akesson K, Obrant K (2003) Effect of previous and present physical activity on bone mass in elderly women. Osteoporos. Int 14:208–212
17. Gourlay M, Richy F, Reginster J (2003) Strategies for the prevention of hip fractures. Am J Med 115:309–317
18. Gregg E, Pereira M, Caspersen C (2000) Physical activity, falls, and fractures among older adults: a review of the epidemiologic evidence. J Am Geriatr Soc 48:883–893

19. Grisso J, Kelsey J, Strom B et al. (1991) Risk factors for falls as a cause of hip fracture in women. N Engl J Med 324:1326–1331
20. Haentjens P, Autier P, Collins J et al. (2003) Colles fracture, spine fracture, and subsequent risk of hip fracture in men and women. J Bone Joint Surg 85A:1936–1943
21. Hughes-Fulford M, Tjandrawinata R, Fitzgerald J et al. (1998) Effects of microgravity on osteoblast growth. Gravit Space Biol Bull 11:51–60
22. Kemmler W, Engelke K, Weineck J et al. (2003) The Erlangen fitness osteoporosis prevention study: a controlled exercise trial in early postmenopausal women with low bone density-first-year results. Arch Phys Med Rehabil 84:673–682
23. Klift M, Laet C, Coebergh J et al. (2003) Bone mineral density and the risk of breast cancer: the Rotterdam study. Bone 32:211–216
24. Krall E, Dawson-Hughes B (1991) Smoking and bone loss among postmeenopausal women. J Bone Miner Res 6:331-338
25. Kudlacek S, Freudenthaler O, Weissboeck H et al. (2003) Lactose intolerance: a risk factor for reduced bone mineral density and vertebral fractures? J Gastroenterol 37:1014–1019
26. Lips P (2001) Vitamin D deficiency and secondary hyperparathyroidism in the elderly: consequences for bone loss and fractures and therapeutic implications. Endocrine Reviews 22:477–501
27. McGartland C, Robson P, Murray L et al. (2003) Carbonated soft drink consumption and bone mineral density in adolescence: the Northern Ireland Young Hearts Project. J Bone Miner Res 18:1563–1569
28. Perese E, Perese K (2003) Health problems of women with severe mental illness. J Am Acad Nurse Pract 15:212–219
29. Ralston S (2003) Genetic determinants of susceptibility to osteoporosis. Curr Opin Pharmacol 3:286–290
30. Recker R, Hinders S, Davies K et al. (1996) Correcting calcium nutritional deficiency prevents spine fractures in elderly women. J Bone Miner. Res 11:1961–1966
31. Rehman O, Lane N (2003) Effect of glucocorticoids on bone density. Med Pediatr Oncol 41:212–216
32. Reid I, Ames R, Evans M, Gamble G, Sharpe S (1995) Long-term effect of calcium supplementation on bone loss and fracture in postmenopausal women: a randomized controlled trial. Am J Med 98:331–335
33. Richmond J, Aharonoff G, Zuckerman J, Koval K (2003) Mortality risk after hip fracture. J Orthop Trauma 17:2–5
34. Richy F, Bousquet J, Eherlich G et al. (2003) Inhaled corticosteroid effects on bone in asthmatic and COPD patients: a quantitative systematic study. Osteoporos Int 14:179–190
35. Sambrook P, Kotowicz M, Nash P et al. (2003) Prevention and treatment of glucocorticoid-induced osteoporosis: a comparison of Kalzitriol, vitamin D plus calcium and alendronate plus calcium. J None Miner Res 18:919–924
36. Schuh T, Lyles K (2003) Osteoporosis considerations in the frail elderly. Curr Opin Rheumatol 15:481–486
37. Shabat S, Gepstein R, Mann G et al. (2003) The second hip fracture – an analysis of 84 elderly patients. J Orthop Trauma 17:613–617
38. Siebler T, Shalet S, Robson H. (2002) Effects of chemotherapy on bone metabolism and skeletal growth. Horm Res 58 (Suppl1):80–85

39. Sinake M (2003) Critical appraisal of physical rehabilitation measures after osteoporotic vertebral fracture. Osteoporos Int 14:773–779

40. Sirola J, Kröger H, Honkanen R et al. (2003) Smoking may impair the bone protective effects of nutritional calcium: a population-based approach. J Bone Miner Res 18:1036–1042

41. Smith I, Dowsett M (2003) Aromatase inhibitors in breast cancer. N Engl J Med 348:2431–2442

42. Smith S, Heer M (2002) Calcium and bone metabolism during space flight. Nutrition 18:849–852

43. Sowers M, Crutchfield M, Jannausch M et al. (1991) A prospective evaluation of bone mineral changee in pregnancy. Obstet Gynecol 77:841-845

44. Stone K, Seeley D, Lui L et al. (2003) BMD at multiple sites and risk of fracture of multiple types: long-term results from the study of osteoporotic fractures. J Bone Miner Res 18:1947–1954

45. Van Staa T, Leufkens H, Cooper C (2002) Does a fracture at one site predict later fractures at other sites? A british cohort study. Osteoporos Int 13:624–629

46. Van Staa T, Leufkens H, Cooper C (2002) The epidemiology of corticosteroid-induced osteoporosis: a meta-analysis. Osteoporos Int 13:777–787

47. Verrotti A, Greco R Latini G et al. (2002) Increased bone turnover in prepubertal, pubertal and postpubertal patients receiving carbamazepine. Epilepsia 43:1488–1492

48. Women's Health Initiative Group (2002) Risks and benefits of estrogen plus progestin in healthy postmenopausal women. JAMA 288:321–333

5 Diagnostik

1. Ahlborg H, Johnell O, Turner C et al. (2003) Bone loss and bone size after menopause. Engl J Med 349:327–334

2. Banse X (2002) When density fails to predict bone strength. Acta Orthop Scand 73 (Suppl 303):2–53

3. Bartl R, Bartl C, Mutschler W (2003) Diagnostik und Therapie der Osteoporose: Strategie für eine effiziente Prävention von Folgefrakturen. Unfallchirurg 106:526–541

4. Baur A, Stäbler A, Arbogast S et al. (2002) Acute osteoporotic and neoplastic vertebral compression fractures: fluid sign at MR imaging. Radiology 225:730–735

5. Bone C, Einhorm T (2003) Overview of osteoporosis: pathophysiology and determinants of bone strength. Eur Spine J 12:90–96

6. Damilakis J, Papadokostakis G, Perisinakis K et al. (2003) Can radial bone mineral density and quantitative ultrasound measurements reduce the number of women who need axial density skeletal assessment? Osteoporos Int 14:688–693

7. Eddy D, Johnston C, Cummings S et al. (1998) Osteoporosis: review of the evidence for prevention, diagnosis, treatment, and cost-effectiveness analysis. Osteoporos Int 8:7–80

8. Follin S, Black J, McDermott M (2003) Lack of diagnosis and treatment of osteoporosis in men and women after hip fracture. Pharmacotherapy 23:190–198

9. Harper K, Weber T (1998) Secondary osteoporosis. Diagnostic considerations. Endocrinol Metab Clin North Am 27:325–348

10. Johnell O, Oden A, De Laet C et al. (2002) Biochemical markers and the assessment of fracture probability. Osteoporos Int 13:523–526
11. Johnell O, Kannus P, Obrant K et al. (2001) Management of the patient after an osteoporotic fracture: guidelines for orthopedic surgeons. Acta Orthop Scand 72:325–330
12. Kanis J, Black D, Cooper C et al. (2002) A new approach to the development of assessment guidelines for osteoporosis. Osteoporos Int 13:527–536
13. Kullenberg R, Falch J (2003) Prevalence of osteoporosis using bone mineral measurements at the calcaneus by dual X-ray and laser (DXL). Osteoporos Int 14:823–827
14. Lane J, Gardner M, Lin J et al. (2003) The aging spine: new technologies and therapeutics for the osteoporotic spine. Eur Spine J 12:147–154
15. Marshall D, Johnell O, Wedel H et al. (1996) Meta-analysis of how well measures of bone mineral density predict occurrence of osteoporotic fractures. Br Med J 312:1254–1259
16. Mattson J, Cerutis D, Parrish L (2002) Osteoporosis: a review and its dental implication. Compend Contin Educ Dent 23:1001–1004
17. O'Gradaigh D, Debiram I, Love S et al. (2003) A prospective study of discordance in diagnosis of osteoporosis using spine and proximal femur bone densitometry. Osteoporos Int 14:13–18
18. Stone K, Seeley D, Lui L et al. (2003) BMD at multiple sites and risk of fracture of multiple types: long-term results from the study of osteoporotic fractures. J Bone Miner Res 18:1947–1954
19. Szulc P, Delmas P (2001) Biochemical markers of bone turnover in men. Calcif Tissue Int 69:229–230
20. Taguchi A, Sanada M, Krall E et al. (2003) Relationship between dental panoramic radiographic findings and biochemical markers of bone turnover. J Bone Miner Res 18:1689–1694

6 Prävention

1. Aharonoff G, Dennis M, Elshinawy A et al. (2003) Circumstances of falls causing hip fractures in the elderly. J Orthop Trauma 17:22–26
2. Ammann P, Rizzoli R (2003) Bone strength and its determinants. 14 (Suppl3):13–18
3. Chapuy M, Arlot M, Duboeuf F et al. (1992) Vitamin D3 and calcium to prevent hip fractures in elderly women. N Engl J Med 327:1637–1642
4. Charles P (1992) Calcium absorption and calcium bioavailablility. J Intern Med 231:161–168
5. Dawson-Hughes B, Harris S, Krall E, Dallal G (1997) Effect of calcium and vitamin D supplementation on bone density in men and women 65 years of age or older. N Engl J Med 337:1437–1443
6. Einhorn T, Bonnarens F, Burstein A (1986) The contributions of dietary protein and mineral to the healing of experimental fractures: a biomechanical study. J Bone Joint Surg Am 68:1389–1395
7. Ettinger M (2003) Aging bone and osteoporosis: strategies for preventing fractures in the elderly. Arch Intern Med 163:2237–2246
8. Fitzpatrick L, Heaney R (2003) Got soda? J Bone Miner Res 18:1570–1571

9. Gerdhem P, Obrant K (2002) Effects of cigarette-smoking on bone mass as assessed by dual-energy X-ray absorptiometry and ultrasound. Osteoporos Int 13:933–936

10. Gerdhem P, Akesson K, Obrant K (2003) Effect of previous and present physical activity on bone mass in elderly women. Osteoporos. Int 14:208–212

11. Gourlay M, Richy F, Reginster J (2003) Strategies for the prevention of hip fractures. Am J Med 115:309–317

12. Gregg E, Pereira M, Caspersen C (2000) Physical activity, falls, and fractures among older adults: a review of the epidemiologic evidence. J Am Geriatr Soc 48:883–893

13. Kannus P, Parkkari J, Niemi s et al. (2000) Prevention of hip fracture in elderly people with use of a hip protector. N Engl J Med 343:1506–1513

14. Katzman D (2003) Osteoporosis in anorexia nervosa: a brittle future? Curr Drug Target CNS Neurol Disord 2:11–15

15. Kemmler W, Engelke K, Weineck J et al. (2003) The Erlangen fitness osteoporosis prevention study: a controlled exercise trial in early postmenopausal women with low bone density-first-year results. Arch Phys Med Rehabil 84:673–682

16. Kudlacek S, Freudenthaler O, Weissboeck H et al. (2003) Lactose intolerance: a risk factor for reduced bone mineral density and vertebral fractures? J Gastroenterol 37:1014–1019

17. Lips P (2001) Vitamin D deficiency and secondary hyperparathyroidism in the elderly: consequences for bone loss and fractures and therapeutic implications. Endocrine Reviews 22:477–501

18. Lips P, Graafmans W, Ooms M, et al. (1996) Vitamin D supplementation and fracture incidence in elderly persons. A randomized placebo-controlled trial. Ann Intern. Med. 124:400–406

19. McGartland C, Robson P, Murray L et al. (2003) Carbonated soft drink consumption and bone mineral density in adolescence: the Northern Ireland Young Hearts Project. J Bone Miner Res 18:1563–1569

20. Melton L, Heaney R (2003) Osteoporosis: Too much medicine? Or too little? Bone 32:327–331

21. Ralston S (2003) Genetic determinants of susceptibility to osteoporosis. Curr Opin Pharmacol 3:286–290

22. Recker R, Hinders S, Davies K et al. (1996) Correcting calcium nutritional deficiency prevents spine fractures in elderly women. J Bone Miner. Res 11:1961–1966

23. Rehman O, Lane N (2003) Effect of glucocorticoids on bone density. Med Pediatr Oncol 41:212–216

24. Reid I, Ames R, Evans M, Gamble G, Sharpe S (1995) Long-term effect of calcium supplementation on bone loss and fracture in postmenopausal women: a randomized controlled trial. Am J Med 98:331–335

25. Richy F, Bousquet J, Eherlich G et al. (2003) Inhaled corticosteroid effects on bone in asthmatic and COPD patients: a quantitative systematic study. Osteoporos Int 14:179–190

26. Sambrook P, Kotowicz M, Nash P et al. (2003) Prevention and treatment of glucocorticoid-induced osteoporosis: a comparison of Kalzitriol, vitamin D plus Kalzium and alendronate plus calcium. J None Miner Res 18:919–924

27. Schuh T, Lyles K (2003) Osteoporosis considerations in the frail elderly. Curr Opin Rheumatol 15:481–486

28. Sirola J, Kröger H, Honkanen R et al. (2003) Smoking may impair the bone protective effects of nutritional calcium: a population-based approach. J Bone Miner Res 18:1036–1042

29. Smith I, Dowsett M (2003) Aromatase inhibitors in breast cancer. N Engl J Med 348:2431–2442

30. Smith S, Heer M (2002) Calcium and bone metabolism during space flight. Nutrition 18:849–852

31. Women´s Health Initiative Group (2002) Risks and benefits of estrogen plus progestin in healthy postmenopausal women. JAMA 288:321–333

7 Therapie

1. Bagger Y, Tankó L, Alexandersen P et al. (2003) Alendronate has a residual effect on bone mass in postmenopausal Danish women up to 7 years after treatment withdrawal. Bone 33:301–307

2. Barrett-Connor J, Grady D, Sashegyi A et al. (2002) Raloxifene and cardiovascular events in osteoporotic postmenopausal women. Four-year results from the MORE (Multiple Outcomes of Raloxifene Evaluation) randomized trial. JAMA 287:847–857

3. Bartl R (2002) Osteoporose: Was ist gesichert in der Therapie? Internist 43:1529–1543

4. Bartl R, Bartl C, Mutschler W (2003) Diagnostik und Therapie der Osteoporose: Strategie für eine effiziente Prävention von Folgefrakturen. Unfallchirurg 106:526–541

5. Bauer D (2003) HMG CoA reductase inhibitors and the skeleton: a comprehensive review. Osteoporos Int 14:273–282

6. Black D, Greenspan S, Ensrud K et al. (2003) The effects of parathyroid hormone and alendronate alone or in combination in postmenopausal osteoporosis. N Engl J Med 349:1207–1215

7. Black D, Thompson D, Bauer D et al. (2000) Fracture risk reduction with alendronate in women with osteoporosis: The Fracture Intervention Trial. J Clin Endocrinol Metab 85:4118–4124

8. Black D, Cummings S, Karpf D et al. (1996) Randomised trial of effect of alendronate on risk of fracture in women with existing vertebral fractures. Lancet 348:1535–1541

9. Black L, Jones C, Falcone J (1983) Antagonism of estrogen action with a new benzothiophene derived antiestrogen. Life Sci 32:1031–1036

10. Bone H, Adami S, Rizzoli R et al. (2000) Weekly administration of alendronate: rationale and plan for clinical assessment. Clinical Therapeutics 22:15–28

11. Borah B, Dufresne T, Chmielewski P et al. (2002) Risedronate preserves trabecular architecture and increases bone strength in vertebra of ovariectomized minipigs as measured by three-dimensional microcomputed tomography. J Bone Miner Res 17:1139–1147

12. Brumsen C, Hamdy N, Papapoulos S (1997) Long-term effects of bisphosphonates on the growing skeleton. Studies of young patients with severe osteoporosis. Medicine 76:266–283

13. Cauley J, Norton L, Lippman M et al. (2001) Continued breast cancer risk reduction in postmenopausal women treated with raloxifene: 4-year results from the MORE trial. Breast Cancer Research and Treatment 65:125–134
14. Chapuy M, Arlot M, Duboeuf F et al. (1992) Vitamin D3 and calcium to prevent hip fractures in elderly women. N Engl J Med 327:1637–1642
15. Chavassieux P, Arlot M, Reda C, Wei L, Yates A, Meunier P (1997) Histomorphometric assessment of the long-term effects of alendronate on bone quality and remodeling in patients with osteoporosis. J Clin Invest 1000:1475–1480
16. Chesnut C, Silverman S, Andriano K et al. (2000) A randomized trial of nasal spray salmon calcitonin in postmenopausal women with established osteoporosis: the prevent recurrence of osteoporotic fractures study. Am J Med 109:267–276
17. Chesnut C, McClung M, Ensrud K et al. (1995) Alendronate treatment of the postmenopausal osteoporotic women: effect of multiple dosages on bone mass and bone remodeling. Am J Med 99:144–152
18. Cranney A, Guyatt G, Griffith L et al. (2002) IX: Summary of meta-analyses of therapies for postmenopausal osteoporosis. Endocrine Reviews 23:570–578
19. Cummings S, Eckert S, Krueger K et al. (1999) The effect of raloxifene on risk of breast cancer in postmenopausal women. JAMA 281:2189-2197
20. Cummings S, Black D Thompson D et al. (1998) Effect of alendronate on risk of fracture in women with low bone density but without vertebral fractures. JAMA 280:2077–2082
21. Dawson-Hughes B, Harris S, Krall E, Dallal G (1997) Effect of calcium and vitamin D supplementation on bone density in men and women 65 years of age or older. N Engl J Med 337:1437–1443
22. Dempster D, Cosman F, Kurland E et al. (2001) Effects of daily treatment with parathyroid hormone on bone microarchitecture and turnover in patients with osteoporosis: a paired biopsy study. J Bone Miner. Res 16:1846–1853
23. Ettinger B, Black D, Mitlak B et al. (1999) Reduction of vertebral fracture risk in postmenopausal women with osteoporosis treated with raloxifene. Results from a 3-year randomised clinical trial. JAMA 282:637–645
24. Finkelstein J, Hayes A, Hunzelman J et al. (2003) The effects of parathyroid hormone, alendronate, or both in men with osteoporosis. N Engl J Med 349:1216–1226
25. Fleisch H (2003) Bisphosphonates in osteoporosis. Eur Spine J 12:142–146
26. Freedman K, Kaplan F, Bilker w et al. (2000) Treatment of osteoporosis: are physicians missing an opportunity? J Bone Joint Surgery 82:1063–1070
27. Gandrud L, Cheung J, Daniels M, Bachrach L (2003) Low-dose intravenous pamidronate reduces fractures in childhood osteoporosis. Pediatr Endocrinol Metab 16:887–892
28. Glasebrook A, Short L, Cole H et al. (1995) Regulation of serum IL-6 by raloxifene in an OVX rat model. Bone 16:99S
29. Glorieux F, Bishop N, Plotkin H et al. (1998) Cyclical administration of pamidronate in children with severe osteogenesis imperfecta. N Engl J Med 339:947–952
30. Grady D (2003) Postmenopausal hormones – therapy for symptoms only. N Engl J Med 348:1835–1837
31. Haguenauer D, Welch V, Shea B et al. (2000) Fluoride for the treatment of postmenopausal osteoporotic fractures: a meta-analysis. Osteoporos Int 11:727–738

32. Harris S, Watts N, Genant G et al. (1999) Effects of risedronate treatment on vertebral and nonvertebral fractures in women with postmenopausal osteoporosis. JAMA 282:1344–1352

33. Häuselmann H, Rizzoli R (2003) A comprehensive review of treatments for postmenopausal osteoporosis. Osteoporos Int 14:2–12

34. Heinemann D (2000) Osteoporosis. An overview of the National Osteoporosis Foundation clinical practice guide. Geriatrics 55:31–36

35. Hilner B, Ingle J, Chelbowski R, et al. (2003) American Society of Clinical Oncology 2003 update on the role of bisphosphonates and bone health issues in women with breast cancer. Clin Oncol 21:4042–4057

36. Hochberg M, Greenspan S, Wasnich R et al. (2002) Changes in bone density and turnover explain the reduction in incidence of nonvertebral fractures that occur during treatment with antiresorptive agents. J Clin Endocrinol Metab 87:1586–1592

37. Hornby SB, Evans G, Hornby SL et al. (2003) Long-term zoledronic acid treatment increases bone structure and mechanical strength of long bones of ovarectomized adult rats. Calcif Tissue Int 72:519–527

38. Hosking D, Chilvers C, Christiansen C et al. (1998) Prevention of bone loss with alendronate in postmenopausal women under 60 years of age. N Engl J Med 338:485–492

39. Jiang Y, Zhao J, Mitlak B et al. (2003) Recombinant human parathyroid hormone (1–34)) [teriparatide] improves both cortical and cancellous bone structure. J Bone Miner Res 18:1932–1941

40. Kanis J, Black D, Cooper C et al. (2002) A new approach to the development of assessment guidelines for osteoporosis. Osteoporos Int 13:527–536

41. Khosla S (2003) Parathyroid hormone plus alendronate – a combination that does not add up. N Engl J Med 349:1277–1279

42. Liberman U, Weiss S, Bröll J et al. for the Alendronate Phase III Osteoporois Treatment Study Group (1995) Effect of oral alendronate on bone mineral density and the incidence of fractures in postmenopausal osteoporosis. N Engl J Med 333:1437–1443

43. Lips P (2001) Vitamin D deficiency and secondary hyperparathyroidism in the elderly: consequences for bone loss and fractures and therapeutic implications. Endocrine Reviews 22:477–501

44. Lips P, Graafmans W, Ooms M, et al. (1996) Vitamin D supplementation and fracture incidence in elderly persons. A randomized placebo-controlled trial. Ann Intern. Med. 124:400–406

45. Marcus R, Wong M, Heath H et al. (2002) Antiresorptive treatment of postmenopausal osteoporosis: comparison of study designs and outcomes in large clinical trials with fracture as an endpoint. Endocrine Reviews 23:16–37

46. Maricic M, Aachi J, Meunier P et al. (2000) Raloxifene 60 mg/day has effects within 12 months in postmenopausal osteoporosis treatment and prevention studies. Arthritis Rheum 43 (Suppl 9):197–201

47. Marie P (2003) Optimizing bone metabolism in osteoporosis: insight into the pharmacologic profile of strontium ranelate. Osteoporos Int 14 (Suppl 3):9–12

48. Masud T, Mulcahy B, Thompson AV et al. (1998) Effects of cyclical etidronate combined with calcitrol versus cyclical etidronate alone on spine and femoral neck bone mineral density in postmenopausal osteoporotic women. Ann Rheum Dis 57:346–349

49. McClung M, Wasnich R, Recker R et al. (2004) Oral daily ibandronate prevents bone loss in early postmenopausal women without osteoporosis. J Bone Miner Res 19:11-18

50. McClung M, Eastell R, Benhamouu L et al. (2001) Risedronate reduces hip fractures in elderly postmenopausal women. N Engl J Med 344:333–340

51. Melton L, Heaney R (2003) Osteoporosis: Too much medicine? Or too little? Bone 32:327–331

52. Migliaccio S, Anderson J (2003) Isoflavones and skeletal health: are these molecules ready for clinical application? Osteoporos Int 14:361–368

53. Minne H, Pfeifer M (2003) Evidenzbasierte Therapie der Osteoporose. Dtsch Med Wochenschr 128:931–934

54. Mosca L, Barrett-Connor E, Wenger N et al. (2001) Design and methods of the Raloxifene Use for The Heart (RUTH) study. Am J Cardiol 88:392–395

55. Mukherjee A, Shalet S (2003) Growth hormone replacement therapy (GHRT) in children and adolescents: skeletal impact. Med Pediatr Oncol 41:235–242

56. Neer R, Arnaud C, Zanchetta J et al. (2001) Effect of parathyroid hormone (1–34) on fractures and bone mineral density in postmenopausal women with osteoporosis. N Engl J Med 344:1434–1441

57. Nordin C (2003) Should the treatment of osteoporosis be more selective? Osteoporos Int 14:99–102

58. Orwoll E (2003) Men, bone and estrogen: unresolved issues. Osteoporos Int 14:93–98

59. Orwoll E, Ettinger M, Weiss S et al. (2000) Alendronate for the treatment of osteoporosis in men. N Engl J Med 343:604–610

60. Pasco J, Henry M, Sanders K et al. (2004) Beta-adrenergic blockers reduce the risk of fracture partly by increasing bone mineral density: Geelong Osteoporosis Study. J Bone Miner Res 19:19-24

61. Peter C, Cook W, Nunamaker D et al. (1996) Effect of alendronate on fracture healing and bone remodeling in dogs. J Orthop Res 14:74–79

62. Pfeifer M, Lehmann R, Minne H (2001) Die Therapie der Osteoporose aus dem Blickwinkel einer auf Evidenz basierenden Medizin. Med Klin 96:270–280

63. Pols H, Felsenberg D, Hanley D, et al. (1999) Multinational, placebo-controlled, randomized trial of the effects of alendronate on bone density and fracture risk in postmenopausal women with low bone mass: results of the FOSIT study. Osteoporos Int 9:461–468

64. Rao R, Singrakhia M (2003) Current concepts review: painful osteoporotic vertebral fracture. J Bone Joint Surg 85:2010–2022

65. Ravn P, Neugebauer G, Christiansen C (2002) Association between pharmacokinetics of oral ibandronate and clinical response in bone mass and bone turnover in women with postmenopausal osteoporosis. Bone 30:320–324

66. Reginster J, Meunier P (2003) Strontium ranelate phase 2 dose-ranging studies: PREVOS and STRATOS studies. Osteoporos Int 14 (Suppl3):56–65

67. Reginster J, Minne H, Sorensen O et al. (2000) Randomized trial of the effects of risedronate on vertebral fractures in women with established postmenopausal osteoporosis. Osteoporos Int 11:83–91

68. Reid I, Brown J, Burckhardt P et al. (2002) Intravenous zoledronic acid in postmenopausal women with low bone mineral density. N Engl J Med 346:653–661

69. Reid I, Ames R, Evans M, Gamble G, Sharpe S (1995) Long-term effect of calci-

um supplementation on bone loss and fracture in postmenopausal women: a randomized controlled trial. Am J Med 98:331–335

70. Reid R (2003) Bisphosphonates: new indications and methods of administration. Curr Opin Rheumatol 15:458–463

71. Ringe J, Nickelsen T (2003) Rekonstruktion osteoporotischen Knochengewebes mit Teriparatid. Arzneimitteltherapie 21:194–199

72. Ringe J, Dorst A, Faber H et al. (2003) Three-monthly ibandronate bolus injection offers favourable tolerability and sustained efficacy advantage over two years in established corticosteroid-induced osteoporosis. Rheumatology 42: 743–749

73. Rodan G, Martin T (2000) Therapeutic approaches to bone diseases. Science 289:1508–1514

74. Roschger P, Rinnerthaler S, Yates J et al. (2001) Alendronate increases degree and uniformity of mineralisation in cancellous bone and decreases the porosity in cortical bone of osteoporotic women. Bone 29:185–191

75. Rosen C, Bilezikian J (2001) Anabolic therapy of osteoporosis. J Clin Endocrinol Metab 86:957–964

76. Rosen C, Black D, Greenspan S (2004) Perspective: Vignettes in osteoporosis: a road map to successful therapeutics. J Bone Miner Res 19:3-10

77. Rubin M., Cosman F, Lindsay R, Bilezikian J (2002) The anabolic effect of parathyroid hormone. Osteoporos Int 13:267–277

78. Saag K, Emkey R, Schnitzer T et al. (1998) Alendronate for the treatment of glucocorticoid-induced osteoporosis. N Engl J Med 339:292–299

79. Sambrook P, Kotowicz M, Nash P et al. (2003) Prevention and treatment of glucocorticoid-induced osteoporosis: a comparison of calcitriol, vitamin D plus calcium and alendronate plus calcium. J None Miner Res 18:919–924

80. Santini D, Vespasiani G, Vincenti B (2003) The antineoplastic role of bisphosphonates: from basic research to clinical evidence. Ann Oncol 14:1468–1476

81. Sato M, Glasebrook A, Bryant H (1994) Raloxifene: a selective estrogen receptor modulator. J Bone Miner Metab 12:9–20

82. Scrammel B (1999) Alendronate prevents periprosthetic bone loss – 2 year results. J Bone Mineral Res 14 (Suppl1):341

83. Seaman E (2003) Reduced bone formation and increased bone resorption: rational targets for the treatment of osteoporosis. Osteoporos Int 14 (Suppl3):2–8

84. Siminoski K, Fitzgerals A, Flesch G et al. (2000) Intravenous pamidronate for treatment of reflex sympathetic dystrophy during breast feeding. J Bone Miner Res 15:2052–2055

85. Stakkestad J, Benevolenskaya L, Stepan J et al. (2003) Intravenous ibandronate injections given every three months: a new treatment option to prevent bone loss in postmenopausal women. Ann Rheum Dis 62:969–975

86. Thiébaud D, Burckhardt P, Kriegbaum H et al. (1997) Three monthly intravenous injections of ibandronate in the treatment of postmenopausal osteoporosis. Am J Med 103:298–307

87. Tonino R, Meunier P, Emkey R et al. (2000) Skeletal benefits of alendronate: 7-year treatment of postmenopausal osteoporotic women. J Clin Endocrinol Metab 85:3109–3115

88. Torgenson D, Bell-Seyer S (2001) Hormone replacement therapy and prevention of nonvertebral fractures: a meta-analysis of randomized trials. JAMA 285:2891–2897

89. Van Schoor N, Devillé W, Bouter L et al. (2002) Acceptance and compliance with external hip protectors: a systematic review of the literature. Osteoporos Int 13:917–924

90. Watts N, Harris S, Genant H et al. (1990) Intermittent cyclical etidronate treatment of postmenopausal osteoporosis. N Engl J Med 323:73–79

91. Women´s Health Initiative Group (2002) Risks and benefits of estrogen plus progestin in healthy postmenopausal women. JAMA 288:321–333

92. Yang N, Hardicar S (1994) Estrogen receptor: two ligands, two transcription pathways. J Bone Miner Res 9:144

93. Yang N, Bryant H, Hardicar S et al. (1996) Estrogen and raloxifene stimulate transforming growth factor-β3 gene expression in rat bone: a potential mechanism for estrogen- or raloxifene-mediated bone maintenance. Endocrinology 137:2075–2084

94. Yang N, Hardicar S, Kim J, Sato M (1993) Raloxifene, an „anti-estrogen" stimulates the effects of estrogen on inhibiting bone resorption through regulating TGFβ3 expression in bone. J Bone Miner Res 8:118

95. Zaidi M, Moonga B, Sun l et al. (2003) Understanding osteoclast formation and function: implications for future therapies for osteoporosis. Curr Opin Orthop 14:341–350

96. Zuckerman S, Bryan N (1996) Inhibition of LDL oxidation and myeloperoxidase-dependent tyrosyl radical formation by the selective estrogen receptor modulator raloxifene (LY139481 HCI). Atherosclerosis 126:65–75

8 Sonderformen

1. Bailey D (1997) The Saskatchewan pedriatic bone mineral accrual study: bone mineral acquisition during the growing years. Int J Sports Med 18 (Suppl3):191–194

2. Bauer TW, Schils J (1999) The pathology of total joint arthroplasty – I. Mechanisms of implant fixation. Skeletal Radiol 28:423–432

3. Bauer TW, Schils J (1999) The pathology of total joint arthroplasty – II. Mechanisms of implant failure. Skeletal Radiol 28:483–497

4. Borderi M, Farneti B, Tampellini L et al. (2002) HIV-1, HAART and bone metabolism. New Microbiol 25:375–384

5. Brumsen C, Hamdy N, Papapoulos S (1997) Long-term effects of bisphosphonates on the growing skeleton. Studies of young patients with severe osteoporosis. Medicine 76:266–283

6. Cohen A, Shane E (2003) Osteoporosis after solid organ and bone marrow transplantation. Osteoporos Int 14:617–630

7. Cummings S, Black D, Rubin S (1989) Lifetime risks of hip, Colles´ or vertebral fracture and coronary heart disease among white postmenopausal women. Arch Intern Med 149:2445–2449

8. Epstein S, InzerilloA, Caminis J, Zaidi M (2003) Review: Disorders associated with acute rapid and severe bone loss. J Bone Miner Res 18:2083-2094

9. El-Shinnawi U, El-Tantawy S (2003) The effect of alendronate sodium on alveolar bone loss in periodontitis (clinical trial). J Int Acad Periodontol 5:5–10

10. Emkey R, Delmas P, Goemaere S et al. (2003) Changes in bone mineral density

following discontinuation of alendronate therapy of glucocorticoid-treated patients: a retrospective, observational study. Arthritis Rheum 48:1102–1108

11. Finkelstein J, Hayes A, Hunzelman J et al. (2003) The effects of parathyroid hormone, alendronate, or both in men with osteoporosis. N Engl J Med 349:1216–1226

12. Follin S, Black J, McDermott M (2003) Lack of diagnosis and treatment of osteoporosis in men and women after hip fracture. Pharmacotherapy 23:190–198

13. Frank G (2003) Role of estrogen and androgen in pubertal skeletal physiology. Med Pediatr Oncol 41:217–221

14. Gandrud L, Cheung J, Daniels M, Bachrach L (2003) Low-dose intravenous pamidronate reduces fractures in childhood osteoporosis. Pediatr Endocrinol Metab 16:887–892

15. Glorieux F, Bishop N, Plotkin H et al. (1998) Cyclical administration of pamidronate in children with severe osteogenesis imperfecta. N Engl J Med 339:947–952

16. Glowacki J, Hurwitz S, Thornhill T et al. (2003) Osteoporosis and vitamin-D deficiency among postmenopausal women with osteoarthritis undergoing total hip arthroplasty. J Bone Joint Surg Am. 85A:2371–2377

17. Goodship A, Lawes T, Green J. et al. (1999) Bisphosphonates can inhibit mechanically related loosening of hip prostheses. J Bone Joint Surg (Br) 81-B: Supp III

18. Gourlay M, Richy F, Reginster J (2003) Strategies for the prevention of hip fractures. Am J Med 115:309–317

19. Gruen T, McNeice G, Amstutz H (1979) „Modes of failure" of cemented stem-type femoral components: a radiographic analysis of loosening. Clin Orthop 141:17–27

20. Haentjens P, Autier P, Collins J et al. (2003) Colles fracture, spine fracture, and subsequent risk of hip fracture in men and women. J Bone Joint Surg 85A:1936–1943

21. Harper K, Weber T (1998) Secondary osteoporosis. Diagnostic considerations. Endocrinol Metab Clin North Am 27:325–348

22. Hartman C, Hochberg Z, Shamir R (2003) Osteoporosis in pediatrics. IMAJ 5:509–515

23. Hennings TH (2000) Prophylaxe des periprothetischen Knochenschwundes durch frühen postoperativen Einsatz von Alendronat – Randomisierte, prospektive, kontrollierte 12-Monate follow-up Studie. Osteologie 9:(Suppl1):75

24. Hilding M, Ryd L, Toksvig-Larsen S, Aspenberg P (2000) Clodronate prevents prosthetic migration: a randomized radiostereometric study of 50 total knee patients. Acta Orthop Scand 71:553–557

25. Hofman S (1999) Bone marrow oedema in transient osteoporosis, reflex sympathetic dystrophy and osteonecrosis. EFORT 4:138–151

26. Iwase M, Kim KJ, Kobayashi et al. (2002) A novel bisphosphonate inhibits inflammatory bone resorption in a rat osteolysis model with continuous infusion of polyethylene particles. J Orthop Res 20:499–505

27. Katzman D (2003) Osteoporosis in anorexia nervosa: a brittle future? Curr Drug Target CNS Neurol Disord 2:11–15

28. Kerner J, Huiskes R, van Lenthe GH et al. (1999) Correlation between pre-operative periprosthetic bone density and post-operative bone loss in THA can be explained by strain-adaptive remodelling. J Biomech 32:695–703

29. Key L, Ries W, Madyastha P, Reed F (2003) Juvenile osteoporosis: recognizing the risk. J Pediatr Endocrinol Metab 16 (Suppl3):683–686

30. Köck F, Borisch N, Koester B, Grifka J (2003) Das komplexe regionale Schmerz-syndrom Typ I (CRPS I): Ursachen, Diagnostik und Therapie. Orthopäde 32:418–431
31. Kudlacek S, Freudenthaler O, Weissboeck H et al. (2003) Lactose intolerance: a risk factor for reduced bone mineral density and vertebral fractures? J Gastro-enterol 37:1014–1019
32. Levy P, Levy E, Audran M et al. (2002) The cost of osteoporosis in men: the French situation. Bone 30:631–636
33. Mandelin J, Li T-F, Liljeström M et al. (2003) Imbalance of RANKL/RANK/OPG system in interface tissue in loosening of total hip replacement. J Bone Joint Surg 85-B:1196–1201
34. Marcus R, Wong M, Heath H et al. (2002) Antiresorptive treatment of postme-nopausal osteoporosis: comparison of study designs and outcomes in large clinical trials with fracture as an endpoint. Endocrine Reviews 23:16–37
35. Melton III J, Rajkumar V, Khosla S et al. (2004) Fracture risk in monoclonal gammopathy of undetermined significance. J Bone Miner Res 19:25-30
36. Mukherjee A, Shalet S (2003) Growth hormone replacement therapy (GHRT) in children and adolescents: skeletal impact. Med Pediatr Oncol 41:235–242
37. Nakashima A, Yorioka N, Tanji C et al. (2003) Bone mineral density may be re-lated to atherosclerosis in hemodialysis patients. Osteoporos. Int 14:369–373
38. Orwoll E, Ettinger M, Weiss S et al. (2000) Alendronate for the treatment of osteoporosis in men. N Engl J Med 343:604–610
39. Perese E, Perese K (2003) Health problems of women with severe mental illness. J Am Acad Nurse Pract 15:212–219
40. Rauch F, Plotkin H, Zeitlin L, Glorieux F (2003) Bone mass, size and density in children and adolescence with osteogenesis imperfecta: effect of intravenous pamidronate therapy. J Bone Miner Res 18:610–614
41. Rehman O, Lane N (2003) Effect of glucocorticoids on bone density. Med Pedi-atr Oncol 41:212–216
42. Reid R (2003) Bisphosphonates: new indications and methods of administrati-on. Curr Opin Rheumatol 15:458–463
43. Richy F, Bousquet J, Eherlich G et al. (2003) Inhaled corticosteroid effects on bone in asthmatic and COPD patients: a quantitative systematic study. Osteo-poros Int 14:179–190
44. Ringe J, Dorst A, Faber H et al. (2003) Three-monthly ibandronate bolus injec-tion offers favourable tolerability and sustained efficacy advantage over two years in established corticosteroid-induced osteoporosis. Rheumatology 42: 743–749
45. Ringe J, Faber H, Dorst A (2001) Alendronate treatment of established primary osteoporosis in men: results of a 3-year prospective study. J Clin Endocrinol Metab 86:5252–5255
46. Saag K, Emkey R, Schnitzer T et al. (1998) Alendronate for the treatment of glu-cocorticoid-induced osteoporosis. N Engl J Med 339:292–299
47. Santini D, Vespasiani G, Vincenti B (2003) The antineoplastic role of bisphos-phonates: from basic research to clinical evidence. Ann Oncol 14:1468–1476
48. Schwartz A, Sellmeyer D, Ensrud K et al. (2001) Older women with diabetes have an increased risk of fracture: a prospective study. J Clin Endocrinol Metab 86:32-38

49. Scrammel B (1999) Alendronate prevents periprosthetic bone loss – 2 year results. J Bone Mineral Res 14 (Suppl1):341
50. Sherman P (2003) Osteoporosis and young women. Curr Opin Orthop 14:440–444
51. Siebler T, Shalet S, Robson H. (2002) Effects of chemotherapy on bone metabolism and skeletal growth. Horm Res 58 (Suppl1):80–85
52. Siminoski K, Fitzgerals A, Flesch G et al. (2000) Intravenous pamidronate for treatment of reflex sympathetic dystrophy during breast feeding. J Bone Miner Res 15:2052–2055
53. Smith I, Dowsett M (2003) Aromatase inhibitors in breast cancer. N Engl J Med 348:2431–2442
54. Sudeck P (1902) Über die akute (trophoneurotoxische) Knochenatrophie nach Entzündungen und Traumen der Extremitäten. Deutsch Med Wochenschr 28:336–342
55. Szulc P, Delmas P (2001) Biochemical markers of bone turnover in men. Calcif Tissue Int 69:229–230
56. Taguchi A, Sanada M, Krall E et al. (2003) Relationship between dental panoramic radiographic findings and biochemical markers of bone turnover. J Bone Miner Res 18:1689–1694
57. Van Staa T, Leufkens H, Cooper C (2002) The epidemiology of corticosteroid-induced osteoporosis: a meta-analysis. Osteoporos Int 13:777–787
58. Verrotti A, Greco R Latini G et al. (2002) Increased bone turnover in prepubertal, pubertal and postpubertal patients receiving carbamazepine. Epilepsia 43:1488–1492
59. Wallach S, Cohen S, Reid D et al. (2000) Effects of risedronate treatment on bone density and vertebral fracture in patients on corticosteroid therapy. Calcif Tissue Int 67:277–285
60. Watts N, Harris S, Genant H et al. (1990) Intermittent cyclical etidronate treatment of postmenopausal osteoporosis. N Engl J Med 323:73–79
61. Weber T, Drezner M (2001) Effect of alendronate on bone mineral density in male idiopathic osteoporosis. Metabolism 50:912–915

9 Frakturen

1. Aharonoff G, Dennis M, Elshinawy A et al. (2003) Circumstances of falls causing hip fractures in the elderly. J Orthop Trauma 17:22–26
2. Bachmann D (2003) Osteoporotic patient: what to do after fixing the fracture. Curr Opin Orthop 14:445–449
3. Bagger Y, Tankó L, Alexandersen P et al. (2003) Alendronate has a residual effect on bone mass in postmenopausal Danish women up to 7 years after treatment withdrawal. Bone 33:301–307
4. Bartl R (2003) Management der manifesten Osteoporose – eine neue Verantwortung für den Unfallchirurgen! Unfallchirurg 106:525
5. Bartl R, Bartl C, Mutschler W (2003) Diagnostik und Therapie der Osteoporose: Strategie für eine effiziente Prävention von Folgefrakturen. Unfallchirurg 106:526–541

6. Bestehorn K, Raspe H, Götte S et al. (2002) Berücksichtigung der Osteoporose bei der Therapie nicht-vertebraler Frakturen – Pilotstudie zum FX-Register. (2002) Zeitschr. Rheumatol. 61 (Suppl.1):80

7. Bestehorn K, Zink A, Dreher R et al. (2002) Pharmakotherapie bei postmenopausaler Osteoporose. Analyse der Versorgungssituation. Z. ärztl. Fortbild. Qual.sich. 96:699–704

8. Brody B, Dickey N, Ellenberg S et al. (2003) Is the use of placebo controls ethically permissible in clinical trials of agents intended to reduce fractures in osteoporosis? J Bone Miner Res 18:1105–1109

9. Chapurlat R, Bauer D, Nevitt M et al. (2003) Incidence and risk factors for a second hip fracture in elderly women. The study of osteoporotic fractures. Osteoporos Int 14:130–136

10. Cho T, Gerstenfeld L, Barnes G, Einhorn T (2003) Cytokines and fracture healing. Current Opinion in Orthopaedics 12:403–408

11. Cree M, Juby A, Carriere K (2003) Mortality and morbidity associated with osteoporosis drug treatment following hip fracture. Osteoporos. Int 14:722–727

12. Currey J (2003) Perspective: How well are bones designed to resist fracture. J Bone Miner Res 18:591–598

13. Ettinger M (2003) Aging bone and osteoporosis: strategies for preventing fractures in the elderly. Arch Intern Med 163:2237–2246

14. Feldstein A, Nichols G, Elmer P et al. (2003) Older women with fractures: patients falling through the cracks of guideline – recommended osteoporosis screening and treatment. J Bone Joint Surg 85A:2294–2302

15. Fleisch H (2001) Can bisphosphonates be given to patients with fractures? J Bone Miner Res 16:437–440

16. Follin S, Black J, McDermott M (2003) Lack of diagnosis and treatment of osteoporosis in men and women after hip fracture. Pharmacotherapy 23:190–198

17. Franck H, Boszczyk B, Bierschneider M, Jaksche H (2003) Interdisciplinary approach to balloon kyphoplasty in the treatment of osteoporotic vertebral compression fractures. Eur Spine J 12:163–167

18. Freedman K, Kaplan F, Bilker W et al. (2000) Treatment of osteoporosis: are physicians missing an opportunity? J Bone Joint Surg 82A:1063–1070

19. Gardner M, Flik K, Mooar P et al. (2002) Improvement in the undertreatment of osteoporosis following hip fracture. J Bone Joint Surgery 84:1342–1348

20. Götte S, Dittmar K (2001) Epidemiologie und Kosten der Osteoporose. Orthopäde 30:402–404

21. Gourlay M, Richy F, Reginster J (2003) Strategies for the prevention of hip fractures. Am J Med 115:309–317

22. Grados F, Depriester C, Cayrolle G et al. (2000) Long-term observations of vertebral osteoporotic fractures treated by percutaneous vertebroplasty. Rheumatology 39:1410–1414

23. Haentjens P, Autier P, Collins J et al. (2003) Colles fracture, spine fracture, and subsequent risk of hip fracture in men and women. J Bone Joint Surg 85A: 1936–1943

24. Heinemann D (2000) Osteoporosis. An overview of the National Osteoporosis Foundation clinical practice guide. Geriatrics 55:31–36

25. Johnell O, Kannus P, Obrant K et al. (2001) Management of the patient after an osteoporotic fracture: guidelines for orthopedic surgeons. Acta Orthop Scand 72:325–330

26. Juby A, De Geus-Wenceslau C (2002) Evaluation of osteoporosis treatment in seniors after hip fracture. Osteoporos Int 13:205–210
27. Kamel H, Hussain M, Tariq S et al. (2000) Failure to diagnose and treat osteoporosis in elderly patients hospitalized with hip fracture. Amer J Med 109:326–328
28. Kanis J, Johnell O, Oden A et al. (2001) Ten year probabilities of osteoporotic fractures according to BMD and diagnostic thresholds. 12:989–995
29. Kannus P, Parkkari J, Niemi s et al. (2000) Prevention of hip fracture in elderly people with use of a hip protector. N Engl J Med 343:1506–1513
30. Kaufman J, Bolander M, Bunta A et al. (2003) Barriers and solutions to osteoporosis care in patients with a hip fracture. J Bone Joint Surg 85A:1837–1843
31. Kemmler W, Engelke K, Weineck J et al. (2003) The Erlangen fitness osteoporosis prevention study: a controlled exercise trial in early postmenopausal women with low bone density-first-year results. Arch Phys Med Rehabil 84:673–682
32. Lane J, Gardner M, Lin J et al. (2003) The aging spine: new technologies and therapeutics for the osteoporotic spine. Eur Spine J 12:147–154
33. Martin A, Sornay-Rendu E, Chandler J et al. (2002) The impact of osteoporosis on quality-of-life: theOFELY cohort. Bone 31:32-36
34. Namkung-Matthai H, Appleyard R, Jansen J et al. (2001) Osteoporosis influences the early period of fracture healing in a rat osteoporotic model. Bone 28:80–86
35. Nguyen TV, Center JR, Sambrook PN et al. (2001) Risk factors for proximal humerus, forearm, and wrist fractures in elderly men and women: The Dubbo Osteoporosis Epidemiology Study. Am J Epidemiol 153;6:587–95
36. Rao R, Singrakhia M (2003) Current concepts review: painful osteoporotic vertebral fracture. J Bone Joint Surg 85:2010–2022
37. Schuh T, Lyles K (2003) Osteoporosis considerations in the frail elderly. Curr Opin Rheumatol 15:481–486
38. Schürch MA, Rizzoli R, Mermillod B et al. (1996) A prospective study on socioeconomic aspects of fracture of the proximal femur. J Bone Miner Research 11:1935–1942
39. Scrammel B (1999) Alendronate prevents periprosthetic bone loss – 2 year results. J Bone Mineral Res 14 (Suppl1):341
40. Shabat S, Gepstein R, Mann G et al. (2003) The second hip fracture – an analysis of 84 elderly patients. J Orthop Trauma 17:613–617
41. Torgerson D, Dolan P (1998) Prescribing by general practitioners after an osteoporotic fracture. Ann Rheum Dis 57:378–379
42. Van Staa T, Leufkens H, Cooper C (2002) Does a fracture at one site predict later fractures at other sites? A british cohort study. Osteoporos Int 13:624–629

OSTEOPOROSE – Wie diagnostiziere ich richtig?

Diagnostisches Ziel
▶ Osteoporose ist eine klinische Diagnose, die Knochendichtemessung stellt nur einen nützlichen Parameter!

Diagnostische Schlüsselfragen
▶ Wie hoch ist die Knochenmasse?
▶ Liegen bereits Frakturen/Deformierungen vor?
▶ Sind die Veränderungen noch reversibel?
▶ Ist eine Osteomalazie ausgeschlossen?
▶ Welches Risikoprofil liegt vor?
▶ Liegt eine andere Krankheit zugrunde?

Krankengeschichte
▶ Familiäre Osteoporose-Belastung?
▶ Rücken-, Kreuz- und Gelenkschmerzen?
▶ Vorbestehende Frakturen?
▶ Östrogensubstitution bereits eingeleitet?
▶ Knochenschädigende Krankheiten/Medikamente?
▶ Erstellen eines Risikoprofils

Körperliche Untersuchung
▶ **Körpergröße** und deren Abnahme (> 4 cm)
▶ Statik und Körperhaltung
▶ Bewegungseinschränkungen
▶ Rundrücken und andere WS-Deformierungen
▶ Muskeltonus und Muskelverspannungen
▶ „Steh- und Gehversuch", Reflexsituation
▶ Zeichen einer sekundären Osteoporose?

Laboruntersuchung (Blut)
▶ **Blutbild, BSG, GPT, Glukose, Kreatinin**
▶ **Ca, Ph, aP**
▶ (Vitamin D, PTH, TSH, Testosteron)

Bildgebung (Knochendichtemessung)
▶ **Röntgen LWS** in 2 Ebenen (BWS, HWS): Wirbeleinbrüche = „manifeste Osteoporose", Aortenkalk?
▶ **DXA LWS und Hüfte:** von der WHO vorgeschriebene Methode zur Diagnosestellung einer Osteoporose (Standard), sehr strahlenarm, gleichzeitige Messung von LWS und Hüfte.

T-Werte	>–1 SD	Normalbefund
	–1,0 bis –2,5 SD	Osteopenie
	<–2,5 SD	Osteoporose

▶ QCT nur bei Patienten mit schweren degenerativen Veränderungen der LWS. Peripheres QCT nur zur Beurteilung des peripheren Skelettes geeignet.
▶ US Ferse oder Phalangen als „screening" geeignet. Erlaubt eine Einschätzung des Frakturrisikos, nicht aber die Diagnose einer Osteoporose.
▶ MRT zur Abklärung sekundärer Osteoporosen.
▶ Skelettszintigramm zur Frakturdiagnostik.

Knochenmarker
▶ **CrossLaps** (Abbauprodukt des Knochenkollagens), Blutabnahme nüchtern zwischen 8.00–10.00 Uhr. Beurteilt die Dynamik des Knochenabbaus („turnover"). Für kurzfristiges Monitoring und zur Frage der Tabletten-Einnahmetreue des Patienten wichtig!
▶ (Desoxypyridinolin im 24 Std.-Urin)

Knochen-/Knochenmarkbiopsie
▶ Zur Abklärung einer Osteomalazie, einer malignen Grundkrankheit oder einer Mastozytose.

Prof. Dr. med. Reiner Bartl
Leiter des Bayerischen Osteoporose-Zentrums
Klinikum der Universität München – Grosshadern
81366 München, Anmeldung Tel: 7095-3003
Tel: 089 7095-2514 oder -3133, Fax: -6133
E-mail: Reiner.Bartl@med.uni-muenchen.de
Internet: www.Osteologie-online.de

OSTEOPOROSE – Wie therapiere ich erfolgreich?

Therapeutisches Ziel
▶ Erreichen einer positiven Knochenbilanz
▶ Erhöhung der Knochenfestigkeit mit Reduktion des Frakturrisikos

Therapeutische Schlüsselfragen
▶ Reicht die Basistherapie aus?
▶ Welche Schmerztherapie ist sinnvoll?
▶ Ist eine Hormontherapie anzuraten?
▶ Wann ist Raloxifen vorteilhaft?
▶ Wann sind Bisphosphonate einzusetzen?
▶ Welches Bisphosphonat ist vorzuziehen?
▶ Sind Therapiekombinationen sinnvoll?
▶ Wie kontrolliere ich den Therapieerfolg?
▶ Welche Therapiedauer ist ausreichend?

Basistherapie
▶ So früh wie möglich und konsequent beginnen!
▶ Körperliche Aktivität und Wirbelsäulen-Gymnastik
▶ Stopp den Knochenräubern (Rauchen!)
▶ Die Sturzgefahr reduzieren!
▶ Insgesamt 1000 mg Kalzium/d und 1000 IE Vitamin D/d („1000er-Regel")

Schmerztherapie
▶ Physikalische Therapie
▶ Peripher wirkende Analgetika
▶ Nichtsteroidale Antiphlogistika (**Cox-2-Hemmer**)
▶ **Opioide** kurzzeitig bei Frakturschmerz
▶ Aminobisphosphonate i.v. monatlich

Hormontherapie
▶ **Östrogen/Gestagen** (HRT) postmenopausal und nur bei Wechselbeschwerden! Kontraindikationen ausschließen und Aufklärungsgespräch über Risiken! Viele Patientinnen brechen die HRT innerhalb von 3 Jahren ab!
▶ **Testosteron** (i.m., Pflaster, Gel) bei Männern mit Mangel (vorher PSA bestimmen!)

Bisphosphonattherapie

▶ **Alendronat 70 mg** oder **Risedronat 35 mg** als „Wochentablette".
▶ **Alendronat 10 mg** oder **Risedronat 5 mg** als „Tagestablette".
▶ Orale Bisphosphonate genau nach Vorschrift einnehmen.
▶ Bisphosphonate stets mit Vitamin D und Kalziumgabe!
▶ Kontraindikationen sind Schwangerschaft und Stillzeit.
▶ Bisphosphonate auch bei Männern mit Osteoporose.
▶ Bei oralen Einnahmeproblemen Aminobisphosphonat i.v. alle 3 Monate (noch keine Zulassung bei Osteoporose).

Raloxifentherapie

▶ **Raloxifen 60 mg/d** oral, bei postmenopausalen Frauen.
▶ Keine Einnahmeprobleme, gut verträglich, Patientin muss nicht nüchtern sein!
▶ Raloxifen stets mit Vitamin D und Kalziumgabe!
▶ Zusatznutzen an Brust und kardiovaskulärem System.

Parathormontherapie

▶ Bei manifester Osteoporose postmenopausaler Frauen osteoanabole Therapie mit Teriparatid 20 µg subkutan täglich möglich.

Andere Therapien

▶ Etidronat, Fluoride oder Kalzitonin sind nicht mehr zu empfehlen.
▶ Aktives Vitamin D nur bei Nieren- oder Leberkrankheiten.

Behandlungsstrategie

▶ **Stufe 1: Basistherapie – der Patient ist gefordert:** mit Bewegung, Ernährung, Lebensstil, Kalzium und Vitamin D. DXA-Kontrolle jährlich. Falls weiterer Abfall der Knochendichte:
▶ **Stufe 2: Medikamentöse Therapie – der Arzt ist gefordert: Raloxifen, Alendronat oder Risedronat:** falls die Basistherapie nicht ausreicht oder bereits eine Osteoporose vorliegt, konsequenter Einsatz eines der 3 A-klassifizierten Medikamente („evidence based medicine"). DXA-Kontrolle jährlich. Therapiedauer 1–4 Jahre, je nach Schweregrad. **Teriparatid** als Alternative bei manifester Osteoporose zum Wiederaufbau der Knochenstruktur, auch anschließend an Raloxifentherapie. Therapiedauer bis zu 18 Monaten. Konsequente medikamentöse Therapie vor allem nach operativer/konservativer Versorgung von Osteoporose-assoziierten Frakturen zur Verhütung von Folgefrakturen!

Sachverzeichnis

T

U

V